AF179912

Hakomi

Ron Kurtz

Hakomi

Eine körperorientierte Psychotherapie

Mit einem Vorwort von Halko Weiss

Aus dem Amerikanischen übersetzt
von Karin Petersen, Berlin

G. P. PROBST VERLAG
Lichtenau/Westfalen

Hinweis für Leser: Standards der klinischen Praxis und Behandlungsverfahren ändern sich im Laufe der Zeit, und keine Technik oder Empfehlung kann in jedem Fall und unter allen denkbaren Umständen als garantiert ungefährlich und wirksam bezeichnet werden. Das vorliegende Buch ist als Informationsquelle für Psychotherapeuten gedacht und kann keine adäquate Ausbildung und/oder klinische Supervision ersetzen. Weder der Verlag noch der Autor kann die absolute Zutreffendheit, Wirksamkeit oder Angemessenheit irgendeiner konkreten Empfehlung in jeder Hinsicht garantieren. Autor und Verlag übernehmen keine Verantwortung für Verluste oder Schädigungen, die angeblich durch Informationen oder Empfehlungen aus diesem Buch entstanden sind.

Für die Inhalte der im Buch angegebenen externen Webseiten übernehmen wir trotz sorgfältiger inhaltlicher Prüfung keinerlei Haftung. Für die Inhalte dieser Seiten sind ausschließlich deren Betreiber verantwortlich.

Die Originalausgabe (»BODY-CENTERED PSYCHOTHERAPY: The Hakomi Method«) ist bei LifeRhythm, Mendocino, CA/USA erschienen.

Übersetzung aus dem amerikanischen Englisch: Karin Petersen, Berlin
Umschlaggestaltung: Mareile Gropengießer, Paderborn
Coverfoto: © Uryadnikov Sergey – stock.adobe.com
Satz: SpaceType, Köln
Druck & Bindung: mediaprint solutions, Paderborn
Gedruckt in Deutschland

ISBN 978-3-944476-38-4

Bibliographische Information der Deutschen Nationalbibliothek
Die Deutsche Nationalbibliothek verzeichnet diese Publikation in der Deutschen Nationalbibliografie; detaillierte bibliografische Daten sind im Internet über *http://dnb.d-nb.de* abrufbar.

Inhalt

TEIL III: DIE METHODE

Für Terry und Lily
Swami Rama und Meher Baba:
Lehrer der Liebe

Dank

Ich möchte meinen Dank all jenen aussprechen, die bei der Entstehung dieses Buches geholfen haben, aber da ich der lückenlosen Ganzheit der natürlichen Welt nicht gerecht werden kann, werde ich hier nur einige von ihnen erwähnen. Für all die Jahre, die wir zusammen in Liebe gelernt und gelehrt haben, danke ich Cedar Barstow, Dyrian Benz, Lucky Del Prince, Ute Dobiasch, John Eisman, Helga Engel-Holzapfel, Richy Heckler, Morgan Holford, Greg Johanson, Amina Knowlan, Roland Kopp, Pat Ogden, Devi Records, Rainer Scheunemann, Jim Schulman, Martin Schulmeister und Halko Weiss. Und schließlich danke ich auch meinen Schülerinnen und Schülern.

Der Name Hakomi

Im Sommer 1980 kam eine Handvoll Menschen zusammen, um die in diesem Buch geschilderte Arbeit zu studieren und ein Institut zu gründen, für das ein passender Name gefunden werden mußte. Wir versuchten es mit einem Brainstorming, aber die Folge war, daß wir uns jedesmal verrannten. Schließlich hatte David Winters einen Traum. In diesem Traum überreichte ich ihm ein Blatt Papier mit den Worten »Hakomi-Therapie«. Damals war das Wort für uns noch ohne Bedeutung, aber David meinte, es könne von den amerikanischen Ureinwohnern stammen. Er begab sich in achtstündiger Fahrt nach Hause und suchte das Wort in Nachschlagewerken. Tatsächlich entdeckte er, daß es von den Hopi-Indianern stammte, manchmal auch »hakimi« geschrieben wurde und zwei Bedeutungen hat, die eng miteinander verbunden sind. In der zeitgemäßen Übertragung heißt Hakomi »Wer bist du?«. Die frühere Bedeutung lautete: »Wie ist deine Beziehung zu diesen vielen Welten?« Das paßte perfekt. Wir übernahmen das Wort. Inzwischen habe ich von weiteren Bedeutungen und möglichen Bedeutungen gehört – im Chinesischen (universell, ehrfürchtiges Lachen) und im Hebräischen (dies ist mein ...ort, Existenz, werden, einrichten). 1981 fuhr ich nach Südcolorado, um Großvater David von der Hopi-Nation aufzusuchen und ihn um Rat in bezug auf Davids Traum und die Benutzung des Hopi-Wortes für unser Institut zu befragen. Ich verfehlte ihn um wenige Stunden. Ich machte keinen weiteren Versuch, aber jetzt, wo dieses Buch veröffentlicht wird, habe ich das Gefühl, mich noch einmal zu ihm auf den Weg machen zu müssen.

Vorwort von Halko Weiss

Was macht die Hakomi-Methode zu einem einzigartigen Verfahren? Einzigartig ist etwas, das einmalig ist, ohne Beispiel, ein Weg, der vorher noch nicht beschritten wurde – so das Wörterbuch. In diesem Sinne kreiert die von Ron Kurtz entwickelte Form der Psychotherapie etwas Neues, denn sie stellt das aus dem Buddhismus entnommene Prinzip der Achtsamkeit in den Mittelpunkt des Verfahrens und baut die Strategien und Techniken der Therapie um die Achtsamkeit herum. Alles, was Hakomi-Therapeuten tun, orientiert sich an der Essenz und Wirkweise dieser aus dem Osten kommenden Form der Bewusstseinsentwicklung, auch wenn diese hier durch psychotherapeutische Vorgehensweisen erweitert wurde.

In den letzten Jahrzehnten, deutlich später als Kurtz sie so zu nutzen begann, hat die Achtsamkeit massiven Einfluss auf die gegenwärtige Psychotherapie gewonnen. Ja, sie definiert sogar die »dritte Welle« der Verhaltenstherapie und wird auch sonst von Therapeuten vieler Schulen mit offenen Armen angenommen (Anderssen-Reuster 2011; Wallace 2008; Harrer & Weiss 2015). Dabei wird sie häufig in deren bereits bestehende Methodik eingearbeitet.

Und genau darin verbirgt sich der entscheidende Unterschied zum Ansatz, der in diesem Buch beschrieben wird. Denn wenn man die bereits seit langer Zeit im Westen entwickelten Therapieformen mit der buddhistischen Geisteshaltung mischt, sind problematische Kompromisse nötig, da das ursprüngliche psychotherapeutische Vorgehen einschließlich seiner Geisteshaltung und Interventionsformen dabei bestehen bleiben. Die westliche Psychotherapie ist zum Beispiel auf die Diagnose von »Störungen« ausgerichtet und auf Strategien, diese zu beseitigen. Das betrifft sowohl klassische klinische Theorien, z. B. zu »affektiven Störungen«, als auch Ansätze wie die Bioenergetik, wenn sie z. B. von einem »blockierten Energiefluss« spricht. Die buddhistische Philosophie und Psychologie hingegen ist für den Westen revolutionär und in gewisser Weise sogar unvereinbar mit dessen Weltsicht. Sie begegnet allem mit endloser Neugierde und fragt sich, was wirklich ist – nicht, wie man die Dinge gerne hätte oder wie man denkt, wie sie sein sollten. In dieser Haltung gibt es keine vorbestimmten Ziele. Wenn man sich den Menschen radikal achtsam annähert, geht man davon aus, dass sowieso nichts so bleiben will, wie es ist, und jedes Wesen auf Veränderung drängt. Wohin, weiß niemand, nicht einmal der Klient selber. Aber – so verspricht es die Hakomi-Methode – es kann ein Raum geschaffen werden, und zwar mit Hilfe des Bewusstseins, in dem Veränderungen leicht, ohne bestimmte angestrebte Lösungen und ohne großen Energieaufwand wie von alleine entstehen.

Dies ist der Kern des Weges, den Kurtz seit den 1960er Jahren gesucht hat. Dieser Weg hat mit seiner Entdeckung der Achtsamkeit begonnen und setzte sich in der Begegnung mit den damals revolutionären Neuerungen in der Psychotherapie fort – mit Fritz Perls, Will Schutz, Carl Rogers, Al Pesso, Moshe Feldenkrais etc. All das im wilden und kreativen Durcheinander San Franciscos der Hippie-Dekade. Für den nicht nur psychologisch und philosophisch, sondern auch naturwissenschaftlich vorgebildeten Ron Kurtz bargen die östlichen Perspektiven so fundamentale Einsichten, dass sie schließlich sein ganzes Werk charakterisierten.

Die Hakomi-Methode hat sich dann über 20 Jahre auf diesem Hintergrund weiterentwickelt und ist erwachsen geworden (Weiss et al. 2015). Dabei haben andere wissenschaftliche Entwicklungen der Postmoderne, wie die Systemtheorie und die Neurobiologie ihre Sichtweise und ihr Vorgehen mitgeprägt, insbesondere deren Teile, die mit dem Verständnis der Achtsamkeit harmonisieren. Auch der menschliche Körper war für Kurtz als Feld der Selbstwahrnehmung und des Lernens von entscheidender Bedeutung (Marlock et al. 2015). Während der Körper einen integralen Bestandteil achtsamer Meditation bildet, steht er im Westen nur am Rande des psychotherapeutischen Mainstreams. Vor allem über die Achse Gindler-Reich-Lowen wurde er als tragendes Medium therapeutischer Arbeit erhalten und gerettet.

Das vorliegende Buch entstand im Laufe der 1980er Jahre, nachdem das Hakomi Institute am Anfang des Jahrzehnts gegründet worden war. Aufbauend auf Transkripten von Vorträgen und Kommentaren in Workshops und Trainings, sowie mit der Hilfe seines damaligen Teams, wuchsen und verfeinerten sich die Texte von einer Fassung zur nächsten. Nun liegt sie wieder in der Form vor, wie sie sich bis 1990 entwickelt hatte.

Der Kern der Methode spiegelt sich in ihren Grundsätzen wider: »Einheit« (Ganzes aus Teilen), »Achtsamkeit«, »Gewaltlosigkeit«, »Organizität« und »Körper-Geist-Einheit«. Kurtz und sein Team teilten die Sichtweise, dass keine Methode »wertneutral« sei und dass es gut ist, die in ihr enthaltenen Werte explizit zu machen. Dadurch kann man ein Vorgehen besser hinterfragen. Den Hakomi-Therapeuten wird zudem geholfen, sich zu orientieren, und den Kurs zu halten, den die Methode vorschlägt und praktikabel macht. Denn aus den Grundsätzen entstehen all die Strategien, Methoden und Techniken, die speziell für eine Arbeit in Achtsamkeit entwickelt wurden. Dabei spielen Themen eine große Rolle, die den Seinszustand der Therapeuten, die Kunst der genauen Beobachtung, das Verständnis von »Folgen« und »Führen«, die zeitliche Organisation einer Sitzung usw., ebenso betreffen wie auch Details der Sprachführung, der Funktion von Fragen und den Aufbau von »Experimenten«. Ein zentraler Punkt liegt selbstverständlich im Vorgehen, Menschen in ihren Transformationsprozessen zu unterstützen: wie, und in welchem Bereich der Psyche und des Körpers, geschieht Veränderung und Entwicklung »wie von alleine«, und wie können dafür optimale Bedingungen geschaffen werden?

Als entscheidende Voraussetzung wird dabei die therapeutische Beziehung verstanden, ein Fokus, der sich in der Forschung zur Effektivität von psychotherapeutischen Methoden als zentral erwiesen hat. Allerdings wurden bisher kaum Trainingsmethoden entwickelt, um förderliche therapeutische Beziehungsqualitäten zu kultivieren. Auch für diese Seite der Therapie bietet die Tradition der Achtsamkeit gestaltende Impulse (Hick & Bien 2009).

In ihrer Anmutung wirkt die Methode schlicht und direkt, doch dieser Eindruck täuscht. Ihr gesamtes Gebäude ist sehr komplex und es braucht viel Zeit, sie zu erlernen. Dabei gehen auch die Therapeuten häufig durch einen intensiven Wandlungsprozess, der viele der impliziten Annahmen in Frage stellt, die uns Menschen im Westen formen.

Heute wird die Hakomi-Methode von zwei schwesterlich verbundenen Organisationen in aller Welt gelehrt: vom Hakomi Institute, Inc., in Boulder, Colorado, mit seinen international verteilten Tochterinstituten, die sich speziell der beruflichen Fortbildung von Psychotherapeuten widmen; und vom Hakomi Educational Network, das von Ron Kurtz in seinen letzten Lebensjahren sehr gefördert wurde, und sich zum Ziel macht, die

Qualitäten einer achtsam-unterstützenden Beziehung allen Menschen zugänglich zu machen, nicht nur Therapeuten.

Ich hoffe sehr, dass es mit diesem Buch gelingt, weiterhin Menschen für einen Weg zu inspirieren, der vom Geist jahrtausender Jahre alter Weisheit getragen, und von Generation zu Generation weitergegeben wurde; und der schließlich in der modernen westlichen Psychologie so ein fruchtbares Echo ausgelöst hat. Dieser Weg stellt das menschliche Bewusstsein in den Mittelpunkt. Er würdigt und schützt in besonderer Weise die Eigenheit der Klienten und Patienten. Aus heutiger Sicht setzt er auf das Prinzip der inneren Selbstorganisation und verzichtet auf unnötige Einmischung von außen. Der sogenannte »Widerstand« wird als eine von therapeutischer Seite eingebrachte Dynamik verstanden. Stattdessen stehen die achtsame Beobachtung und die Erforschung des Tatsächlichen im Mittelpunkt, und zwar im wohlwollenden und annehmenden Geist der buddhistischen Tradition.

Mit meinen besten Wünschen an die Leserinnen und Leser,

Halko Weiss

Referenzen

Anderssen-Reuster, U. (Hrsg.) (2011). *Achtsamkeit in Psychotherapie und Psychosomatik.* Stuttgart: Schattauer (2. Aufl.).

Harrer, M. E. & Weiss, H. (2015). *Wirkfaktoren der Achtsamkeit und wie sie die Psychotherapie verändern und bereichern.* Stuttgart: Schattauer.

Hick, S. F. & Bien, T. (Hrsg.) (2009). *Achtsamkeit in der therapeutischen Beziehung.* Freiburg: Arbor.

Marlock, G. & Weiss, H., with Young, C. & Soth, M. (2015). *Handbook of Body Psychotherapy and Somatic Psychology.* Berkeley: North Atlantic Books.

Wallace, B. A. (2008). *Die Achtsamkeitsrevolution: Aktivieren Sie die Kraft der Konzentration.* Frankfurt: O. W. Barth/S. Fischer Verlag.

Weiss, H., Johanson, G. & Monda, L. (2015) (eds.). *Hakomi: Mindfulness Centered Somatic Psychotherapy. A Comprehensive Guide to Theory and Practice.* New York: Norton. Deutsche verkürzte Ausgabe: (2019). *Hakomi – Achtsamkeitszentrierte Körperpsychotherapie.* Stuttgart: Klett-Cotta.

Vorwort

Der zentrale Prozeß in der Psychologie ist das sich entfaltende Wachstum des Bewußtseins, und aus einem bestimmten Blickwinkel betrachtet, ist dieser Prozeß zentral für das menschliche Leben, die gesamte Geschichte und die Evolution des Kosmos überhaupt. Aus dem Ozean der Atome sind unermeßlich viele Lebewesen aufgetaucht. Ihre Fähigkeit, zu erschaffen und neu zu erschaffen, zeugt von Weisheit, dem Bewußtsein für das eigene Selbst und dem bindenden Gesetz des Flusses von Geschick und Mißgeschick. Mit jeder weiteren Entfaltung des Schauspiels, sei sie kosmisch oder persönlich, wächst das Bewußtsein – als zentraler Spieler, als Seinsgrund, in den wenigen kurzen Stunden der Psychotherapie, in jedem einzelnen Leben, das reich ist an Erfahrung, oder auf dem Hintergrund der unendlichen Weite von Zeit und Raum, vor dem die Galaxien ihre Parade halten.

Psychotherapie bringt die Funktionen von Geist und Körper und die Anforderungen der äußeren Welt in eine zweckmäßige Harmonie. Mit ihrer schwungvollen, reichen Sprache, der Präzision und Behutsamkeit ihrer Techniken, ihrer Anteilnahme, ihrer Macht, Wissen zu vermitteln, und der herzzerreißenden Schönheit ihrer köstlichsten Momente ist sie beides, hohe Kunst und uralte Wissenschaft. Sie zu lernen und zu leben ist für mich ein großes Gottesgeschenk. Ich möchte dieses Geschenk mit der ganzen Welt teilen.

Das vorliegende Buch repräsentiert meine Bemühungen der letzten zehn Jahre, meine Arbeit an andere weiterzugeben. Ich versuche hier kontinuierlich jeden Aspekt, den ich entdeckt habe, sowohl mir selbst als auch den Leserinnen und Lesern klarzumachen: Grundsätze, Richtlinien, Beziehung, Muster, Techniken, Methode – und damit die gesamte Struktur der Arbeit zu vermitteln, so, wie ich sie im Augenblick sehe. Mein inneres Wachstum hält an, deshalb kann dieses Buch nicht vollständig sein. Mein Blick geht bereits darüber hinaus, zu den Welten von Ordnung und Chaos und den Grundsätzen der Heuristik, wie Emanuel Peterfreund sie weiterentwickelt hat.

Ich habe versucht bewußt zu machen, was ich anfangs nur intuitiv und vage empfand. Nicht, um dem Ganzen die Kunst zu nehmen, sondern um anderen zu helfen, kunstvoll damit umzugehen.

Dieses Buch wurde im Mai 1989 auf dem Land in der Nähe von Ashland, Oregon, beendet.

Ron Kurtz

TEIL I

Der Kontext

Wenn also der Schuh paßt,
vergessen wir den Fuß,

wenn der Gürtel paßt,
vergessen wir den Bauch,

Wenn's im Herzen stimmt,
vergessen wir alles Für und Wider.

— Chuangtse

Einleitung

Die Grundsätze und die Methode hervorgerufener Erfahrungen

Unser gewöhnliches Bewußtsein ist nicht »natürlich«, sondern etwas Erworbenes. Damit wurden uns sowohl viele nützliche Fähigkeiten als auch viele ungesunde Quellen für nutzloses Leiden gegeben.

— Charles Tart

Evokation: Neuschaffung durch Imagination oder Erinnerung.

— Webster's II New Riverside Dictionary

Du kannst nicht machen, was du willst,
solange du nicht weißt, was du tust.

— Moshé Feldenkrais

Vor fünfzigtausend Jahren war es sicher leicht, Absolutist zu sein. Es war unwahrscheinlich, daß wir jemandem begegneten, der ganz anders aussah, gekleidet war, ganz anders sprach oder dachte als wir oder alle anderen Menschen, die wir kannten. Heutzutage ist es ein Leichtes, jemanden oder etwas zu finden, der oder das anders ist als wir. Und die Unterschiede sind verblüffend. Unendlich viele halbnackte afrikanische Menschen verhungern in ihrem ausgedörrten Land, nur zwei Flugstunden entfernt von den Jachten, die im Hafen von Monaco vor Anker liegen. Und zu Hause in Toledo oder Taschkent schauen wir uns all das im Fernsehen an.

Da die Welt so klein geworden ist, dürften Absolutisten heute schwere Zeiten haben. (Und wie immer, machen sie auch allen anderen Menschen das Leben schwer.) Nach Jahrtausenden, in denen unsere Entwicklung langsam und relativ isoliert verlief, erleben wir eine forcierte, potentiell explosive Verschmelzung tief verwurzelter, widersprüchlicher Ideen, Sitten, Gesetze und Sprachen. Aus einer globalen Perspektive betrachtet, ist das Leben überall auf der Welt geprägt von Spannungen und Unterschiedlichkeiten. Diese Spannungen, an denen Millionen von Menschen zugrunde gehen, erschöpfen die natürlichen Ressourcen der Welt. Es ist eine Zeit der Veränderung. Eine Zeit für Relativisten, Generalisten und ganzheitliche Denker, für Menschen, die die Vielfältigkeit lieben; eine Zeit, um die Schönheit des Ganzen zu sehen und in den vielen Aspekten des Lebens einen Sinn zu finden, mit dem wir alle übereinstimmen können.

Solche Menschen gibt es fast auf jedem Gebiet – in der Philosophie, Wissenschaft, Medizin und Theologie. Es geht eine Revolution von ihnen aus, und wir befinden uns mittendrin. Sie bieten uns etwas Neues – nicht unsere übliche Art des Wissens, Seins und Tuns, sondern eine Vision, die in den Brennpunkt unserer Aufmerksamkeit gerät, eine »zweite Sprache«, die wir gerade erst erlernen. Das neue Paradigma verleugnet die Vergangenheit nicht. Im Gegenteil, sein bedeutendster Beitrag besteht darin, Vergangenheit und Gegenwart zusammenzubringen und der großen Vielfalt unserer ererbten Weisheiten einen gemeinsamen Sinn zu verleihen. Ein verständliches »spirituell/philosophisches/wissenschaftliches System« entsteht. Es ist unvollständig und beginnt gerade erst, uns zu beeinflussen. Wohin wir uns auch wenden mögen, wir haben unser Ziel mit Sicherheit noch nicht erreicht. Aber die Reise hat trotzdem begonnen, und die Richtung zeichnet sich deutlich ab.

Hakomi als Methode einer Therapie von Körper und Geist beruht auf einer Reihe von Grundsätzen, die diese Revolution oder das, was oft als Paradigmenwechsel bezeichnet wird, widerspiegeln. Hakomi-Arbeit läßt sich von diesen Grundsätzen inspirieren und bringt sie zum Ausdruck. Unsere Methoden und Techniken, die Verbindungen, die wir mit unseren Klienten und Klientinnen und untereinander eingehen – das alles ist Ausdruck dieser Grundsätze, zugeschnitten auf die jeweiligen Aufgaben und momentanen Phasen der Arbeit. Sie beziehen sich auf Ganzheit, Einheit und ein partizipatorisches Universum, auf das Miteinander, auf die Natur von Lebewesen und ihre Unterschiedlichkeit im Vergleich zum Reich des rein Materiellen, Mechanischen. Sie beinhalten die Realität des Bewußtseins und seines Stellenwertes in der Therapie sowie die Effektivität von Gewaltlosigkeit. Sie sind das »Dharma« von Hakomi, die Quelle seiner Weisheit, Klarheit und Macht. Diese Grundsätze bilden den Kern der Arbeit und eine Zuflucht für Therapeutinnen und Therapeuten, die die Orientierung verloren haben.

Mein primäres Anliegen als Hakomi-Lehrer besteht darin, meinen Schülerinnen und Schülern diese Grundsätze so zu vermitteln, daß sie danach arbeiten können. Denn die Grundsätze sind eine Welt für sich. Sie sind es, die dafür sorgen, daß ihre Arbeit integer und effektiv ist. Ich lade meine Schüler ein und ermutige sie, diese Grundsätze zu einem kontinuierlichen Bestandteil ihres Lebens und ihrer Arbeit zu machen und zuzulassen, so daß sie jeden Aspekt ihres Prozesses durchdringen: ihr Lernen, ihre persönliche Entwicklung und ihre therapeutische Praxis. Das heißt, sie betreffen sowohl die Entwicklung zum ganzen menschlichen Wesen als auch die therapeutische Arbeit; sie beziehen sich auf das gesamte Universum, auf das Braten eines kleinen Fisches oder auf die Begegnung mit einer anderen menschlichen Seele.

Hakomi hat seine eigenen Vorstellungen von Menschen. Menschen sind lebendige Wesen und unterscheiden sich damit ganz grundsätzlich von Maschinen. Wir sind Systeme, die sich selbst organisieren, selbst erschaffen und selbst erhalten. Wir heilen. Das gilt für Maschinen nicht. Wir betrachten Menschen also als sich selbst organisierende Systeme, die psychologisch um einen Kern von zentralen Erinnerungen, Überzeugungen und Bildern organisiert sind. Dieses innere Material bildet den Kern dessen, was wir aus unserem Leben gemacht haben. Es erzeugt und bewahrt unsere Selbstbilder sowie die Vorstellungen, die wir von unserer Welt kulturell annehmen. Es steuert unsere Wahrnehmungen und unser Handeln. Dieses Kernmaterial kommt in all den Gewohnheiten und Einstellungen zum Ausdruck, die uns als Individuum ausmachen. Unsere Gefühle, unser Handeln und unsere Wahrnehmungen werden kontinuierlich von ihm beeinflußt, und es kreist um bestimmte zentrale Themen: Sicherheit und Zugehörigkeit; Unterstützung, Liebe und Wertschätzung; Freiheit und Verantwortung; Offenheit und Ehrlichkeit; Kontrolle, Macht, Sexualität, Gemeinschaft und die sozialen und kulturellen Regeln. Diese Themen sind das tägliche Material der therapeutischen Arbeit.

Hakomi ist eine Methode, die durch die Arbeit mit dem Kernmaterial und den Wechsel von Kernüberzeugungen Menschen dazu verhilft, ihre Art des Umgangs mit der Welt zu verändern. Es ist eine transformierende

Methode, die einem generellen Ablauf folgt: Als erstes arbeiten wir daran, eine Beziehung mit maximaler Sicherheit aufzubauen und das Unbewußte zur Mitarbeit einzuladen. Auf der Grundlage dieser Beziehung helfen wir dem Klienten, sich darauf zu konzentrieren, wie er seine Erfahrungen organisiert, und ermöglichen ihm, diesen Ablauf nachzuvollziehen. Der Großteil unseres Verhaltens ist Gewohnheit und wird von unserem Kernmaterial automatisch organisiert. Wenn wir also die Organisation unserer Erfahrung untersuchen, befassen wir uns mit dem Einfluß dieses Kernmaterials. Meistens ist es von hier zum direkten Kontakt mit zentralen Gefühlen, Überzeugungen und Erinnerungen nur noch ein kleiner Schritt.

Um die Organisation von Erfahrung zu untersuchen, begeben wir uns in einen Bewußtseinszustand, der als *innere Achtsamkeit* bezeichnet wird. Über innere Achtsamkeit sind viele Bücher geschrieben worden; sie ist ein zentrales Element sämtlicher transpersonaler Traditionen, die uns bekannt sind. Innere Achtsamkeit ist ein bestimmter Bewußtseinszustand, charakterisiert durch ein entspanntes Wollen, die Hingabe an das und die Akzeptanz dessen, was im Augenblick geschieht; eine sanfte, kontinuierlich bewahrte Konzentration darauf, die Aufmerksamkeit nach innen zu richten, eine erhöhte Sensibilität sowie die Fähigkeit, die Bewußtseinsinhalte zu beobachten und zu benennen. Innere Achtsamkeit ist selbstreflektierend. Ich bezweifle, daß irgendeine andere Spezies, mit der möglichen Ausnahme von Walen, Delphinen und Menschenaffen, in der Lage ist, innerlich achtsam zu sein. Aber auch wenn wir Menschen diese Fähigkeit haben, scheinen wir sie nicht allzu oft zu benutzen. Wenn wir sie anwenden, können wir relativ leicht Informationen über uns gewinnen. In der Psychotherapie ist nichts so wirksam wie innere Achtsamkeit.

Im Zustand der inneren Achtsamkeit entwickeln und benutzen Therapeut und Klient gemeinsam hervorgerufene (oder auch aufgerufene) Erfahrungen. Wenn der Klient zu verstehen gibt, daß er bereit ist, übt der Therapeut einen »externen Einfluß« auf diesen ruhigen Zustand der Selbstbeobachtung aus. Das kann ein Satz über ein Schlüsselthema des Klienten sein, ein Bild, eine Berührung oder ein Geräusch. Es kann aber auch sein, daß dem Klienten oder der Klientin vorgeschlagen wird, etwas zu sagen oder zu tun – beispielsweise eine deutliche, langsame Bewegung durchzuführen. Solange der Klient imstande ist, seine Reaktionen zuzulassen und wahrzunehmen, ist diese Methode hilfreich.

Der Klient könnte zum Beispiel langsam einen Arm heben, um real oder in der Phantasie einen anderen Menschen zu berühren, während er dabei die so erzeugte Erfahrung kontinuierlich untersucht. Vielleicht bemerkt der Klient an irgendeinem Punkt der Armbewegung, daß er Angst hat. Eine flüchtige und schnelle Bewegung, wie sie vor allem in alltäglichen Situationen üblich ist (z. B. eine Dose aus dem Regal nehmen), würde diese Angst nicht auslösen. Die innere Achtsamkeit ist es, die diese Reaktion ermöglicht – das langsame Handeln, die Selbstbeobachtung und die Konzentration auf die *Erfahrung* (statt sich mit dem Inhalt der Dose zu beschäftigen oder über ein Kochrezept nachzudenken). Die Angst hängt wahrscheinlich mit Erinnerungen und Überzeugungen zusammen, die sich auf die Hinwendung zu anderen Menschen beziehen. Wenn der Klient bereit ist, folgt auf das Auslösen der Angst (oder andere wachgerufene Erfahrungen) der Übergang zum Durcharbeiten.

Das Durcharbeiten ist ein zustandsbezogener Prozeß, denn auch das Kernmaterial, vor allem die kernorganisierten Erinnerungen, sind zustandsbezogen. Es gibt drei verschiedene Zustände, mit denen wir arbeiten: innere Achtsamkeit, starke Emotionen, Kindbewußtsein. Für jeden Zustand verwenden wir andere Methoden.

Die grundlegende Methode besteht darin, eine Beziehung aufzubauen, in deren Rahmen der Klient innere Achtsamkeit entwickelt, im Zustand dieser inneren Achtsamkeit Erfahrungen aufrufen und die ausgelösten Erfahrungen durcharbeiten kann. Alles, was wir darüber hinaus tun, steht im Dienste dieses primären Prozesses.

Um Erfahrungen hervorzurufen, bauen wir innere Achtsamkeit auf. Wenn Erfahrungen wachgerufen worden sind, arbeiten wir diese durch. Beim Durcharbeiten nutzen wir die ausgelösten Erfahrungen als Hilfe für den Klienten, zu verstehen und sich zu verändern. Unsere sämtlichen Methoden und Techniken sind aufeinander abgestimmt, um diesen simplen Ablauf zu verwirklichen. Wir bauen eine sichere, heilsame Beziehung auf, damit innere Achtsamkeit möglich wird. Wir nutzen innere Achtsamkeit, um Sensibilität zu fördern. Wir sind auf Sensibilität aus, um tief gehen und Erfahrungen auslösen zu können, die unsere emotionalen Kerneinstellungen und Kernüberzeugungen widerspiegeln.

Diese Methoden sind in den unterschiedlichsten therapeutischen Situationen angemessen und wirksam, bei der Arbeit mit Paaren und Familien ebenso wie bei Bewegung und Körperarbeit. Die Methode selbst ist allgemein und umfassend, entfaltet ihr volles Potential aber vor allem im Bereich des persönlichen und transpersonalen Wachstums. Am wirksamsten ist sie, wenn wir uns verbindlich darauf einlassen, über unsere persönlichen Grenzen – über die »ungesunden Quellen nutzlosen Leidens« – hinauszugehen und der Person, die wir sind und sein können, vollen Ausdruck zu verleihen.

Solches Wachstum ist schwierig. Kernmaterial geht tief; die organisierten Überzeugungen werden hartnäckig festgehalten und entschlossen verteidigt. Jeder Versuch, Veränderungen zu erzwingen, ist mit Sicherheit zum Scheitern verurteilt. Wir können Menschen nicht mit Worten davon überzeugen, ihre lang gehegten und fest verwurzelten Auffassungen über das Leben und die eigene Person loszulassen. Die Organisation unserer Überzeugungen bestimmt, wie wir unser Leben leben. Wie persönliche Mythen geben sie unserem Verhalten Energie und eine Richtung. Sie schützen uns vor Verlust und Schmerz. Solch ein Schutz wird nicht leicht aufgegeben. Sie können einer Klientin vielleicht logische Gründe dafür liefern, daß sie sich sicher fühlen kann, liebenswert ist oder anderes mehr. Sie können ihr sagen, daß niemand es auf sie abgesehen hat und daß es dumm ist, etwas anderes zu glauben. Die Tatsachen können offensichtlich sein, selbst für die Klientin. Und wenn Sie behutsam und mitfühlend genug vorgehen, um jede Atmosphäre der Konfrontation zu vermeiden, stimmt die Klientin Ihnen vielleicht sogar zu. Aber noch während sie das tut, bricht ihr der Schweiß aus. Ihr klappern weiterhin die Zähne, und sie weigert sich nach wie vor, ihre Wohnung zu verlassen. Intellektuell begreift die Klientin vielleicht, daß Sie recht haben. Sie kann sogar sagen: »Ja, natürlich. Ich stimme Ihnen völlig zu. Es gibt wirklich nichts zu befürchten.« Aber ihr Körperausdruck und ihr Verhalten sagen nur allzu deutlich: »Es ist doch so! Es ist doch so!« Über den Intellekt gewinnen wir keinen Zugang zu Kernmaterial, wohl aber über innere Achtsamkeit und Hervorrufen. Aus diesem Grund arbeiten wir mit nicht-alltäglichen Bewußtseinszuständen.

Jeder von uns organisiert sich, um der Welt auf seine Weise zu begegnen. Wir verleihen dem, was wir von der Welt empfangen, unsere einzigartige, persönliche Bedeutung. Wie ein Glockenspiel im Wind, erzählen die ausgelösten Töne mehr über das Instrument als über den Wind. Aufgerufene Erfahrungen sagen mehr über uns als über die Umstände, durch die sie wachgerufen werden. Zwei Menschen können in ein und derselben Situation völlig unterschiedliche, ja sogar gegensätzliche Erfahrungen machen. Erfahrungen spiegeln die innere Organisation eines Menschen wider, seine Erinnerungen und Überzeugungen sowie die Selbstbilder und Weltanschauungen, die die gesamte Erfahrung organisieren. Wenn wir im Zustand innerer Achtsamkeit Erfahrungen hervorrufen, bewegen wir uns dicht auf den Kern zu. Nur ein, zwei Schritte, eine Frage, eine Geste, ein etwas längeres Verweilen bei der Erfahrung, und wir sind dort.

Menschen halten aufgerufene Erfahrungen in den seltensten Fällen für spekulativ. Sie akzeptieren sie sofort als real und bedeutsam. Erfahrungen lassen sich nicht so leicht bezweifeln. Theorien können vielleicht in Frage gestellt werden, aber Erfahrungen nicht. Therapeut und Klient diskutieren nicht darüber, was wahr sein oder wie alles angefangen haben könnte, es sei denn, der therapeutische Prozeß ist aus der Bahn geraten. Beide sind mit dem beschäftigt, was im Augenblick geschieht. Das Kernmaterial formt kontinuierlich und aktiv die augenblickliche Erfahrung. Es agiert und wird greifbar. Durch die besondere Arbeit der Therapie kann es für das Bewußtsein verfügbar gemacht und hier auf der Grundlage eines umfassenderen Selbstgefühls erforscht, verstanden, in Frage gestellt und revidiert werden.

Veränderung ohne Gewalt

... jeder Akt des Wissens bringt eine Welt hervor.

— H. Maturana & F. Varela

Wahre Liebe ist kein Spiel von Wankelmütigen und Schwachen.
Sie wird geboren aus Stärke und Verstehen.

— Meher Baba

Hakomi ist eine gewaltlose Psychotherapie, ein Weg, Menschen zu Veränderungen zu verhelfen, der zuläßt, daß Weisheit und heilende Kraft sich in jedem von uns entfalten können. Um gewaltlos zu arbeiten, müssen wir die Vorstellung fallenlassen, daß wir es sind, die Klienten zu Veränderungen bewegen, und müssen jede Tendenz aufgeben, uns ihre Erfolge zuzuschreiben. Das bedeutet nicht, daß wir passiv bleiben; Gewaltlosigkeit ist nicht inaktiv. Wir können arbeiten, ohne Gewalt auszuüben oder Vorstellungen und Methoden anzuwenden, die gewalttätig sind. Die Frage lautet dann: Wenn wir keine Gewalt anwenden, wie gehen wir dann vor? Wie können wir am Prozeß der Veränderung teilnehmen, ohne dem anderen unsere Pläne aufzudrängen oder uns als Helden aufzuspielen, und sei es noch so subtil? Ich denke darüber folgendes: Wir wollen nicht nur am Wachstum, sondern an der Evolution des Klienten teilhaben, an dem Prozeß, in dem er sich auf sein ganzes Potential als menschliches Wesen zubewegt. C. G. Jung hat einmal gesagt, daß der Patient nicht geheilt wird, sondern ständig in Bewegung bleibt. Unsere Arbeit als Therapeutin oder Therapeut besteht darin, den Klienten darin zu unterstützen, immer weiterzugehen und alles loszulassen, was ihm den Weg verstellt. Wir sind da, um Klienten zu helfen, sich auf ihre Möglichkeiten zuzubewegen; wir sind da, wenn sie darum kämpfen, sich ihr volles menschliches Potential zu erarbeiten; und wir sind da, wenn sie dieses Potential entfaltet haben. Das ist eine ganz besondere Arbeit. Bei diesem Prozeß ist Gewalt nicht nur sinnlos, sondern richtet unweigerlich Schaden an.

Jede Evolution geht ohnehin mit einem gewissen Druck einher. Der Lauf des Wassers bietet uns dafür ein einfaches Modell. Wenn man einen Wasserhahn langsam aufdreht, kommt das Wasser zunächst als sanfter, klarer Strom herausgeflossen. Die Wassermenge, die durch den Hahn fließt, reicht nicht aus, um Turbulenzen zu erzeugen. Wenn der Druck zunimmt, kann das Wasser nicht mehr auf gewohnte Weise durch die Leitung fließen. Es muß sich den Druckverhältnissen anpassen, und das tut es auch – es sprudelt. Aufgrund des Sprudelns kann mehr Wasser durch die Röhre fließen. Sprudeln ist ein komplexerer und dynamischerer Ablauf als der einfache, klare Fluß zu Anfang. In den Begriffen der Systemtheorie würde es heißen, der Fluß ist einer höheren Komplexität gewichen. Seine Evolution ist vorangeschritten.

In der Evolution von Lebewesen existiert eine Bereitschaft, ein Warten, wie bei dem Samen, der Tag für Tag wartet. Feuchtigkeit und Wärme werden zu Signalen, zur Aufforderung und zum Versprechen, die nötige Nahrung zu liefern. »Komm!«, sagen sie, »Sei das, was du sein kannst. Jetzt. Ich bin hier. Komm!« Samen kennen den endlosen Kreislauf der Jahreszeiten. Sie keimen, werden zu Pflanzen, blühen und säen sich wieder aus. Bei ihrer evolutionären Reise durch die verschiedenen Wachstumsphasen kennen sie jeden Ruf und sind immer bereit, ihm zu folgen. Der Kreislauf bedeutet Erfüllung.

Die Evolution ist ein Akt des Mutes. Der Same hat nur das Versprechen, das Signal. Sein Keimen ist ein Akt des Glaubens, ein Sprung ins Ungewisse. Der Sämling muß seine starke, schützende Hülle verlassen und sich weiter hervorwagen. Das ist eine verletzliche und gefährliche Zeit. Wenn die Umstände sich ändern, ist der Same verloren. Wachstum und Veränderung scheinen unausweichlich – dem würde ich zustimmen. Offensichtlich müssen wir diesem Prozeß folgen. Trotzdem tun einige Menschen das nicht. Und für diejenigen, die sich dazu entschließen, ist es eine Entscheidung für das Leben, die Mut erfordert – vor allem dann, wenn der Schmerz früheren Versagens sich mit der Person verwoben hat, die sie sind.

Der Charakter ist gehemmtes Wachstum. Etwas war bereit, aber die Umstände stimmten nicht. Das Vertrauen und das Gefühl von Erfülltsein konnten sich niemals entwickeln oder wurden beschnitten, bevor sie eine Chance zur Entfaltung hatten. Die Unterstützung fehlte. Das Versprechen wurde gebrochen. Und jetzt, Jahre später, kommt der Patient in die Therapie. Vielleicht fühlt er eine neue Bereitschaft. Oder er ahnt sie, dicht unter der Oberfläche, ohne sie bereits bewußt wahrzunehmen. Mag sein, daß das Versprechen neu geboren wurde, eine neue Aufforderung ist da, eine neue Reife.

Das also scheinen die Voraussetzungen zu sein: Bereitschaft, die Erinnerung an den Schmerz, die Chance zu wachsen. Wie nehmen wir daran teil, ohne Gewalt, ohne Druck, nur mit unserer Anteilnahme, unserer Weisheit und der Wahrhaftigkeit unseres Menschseins? Indem wir für Wärme und Verständnis sorgen, indem wir eine angemessene Umgebung schaffen, in der Mut und Verletzlichkeit sich erneut hervorwagen können. Indem wir die Aspekte der Klientin oder des Klienten erkennen, die reif zum Wachsen sind, und dieses Reifen ermutigen und unterstützen. Und schließlich kommen uns Gnade und Magie zur Hilfe und die simple Autorität des Zeugen, der die Dinge beim Namen nennt.

Wenn wir keine Gewalt anwenden wollen, müssen wir unsere Fähigkeit nutzen, auf den richtigen Moment zu warten, zu erkennen, was hier in diesem Augenblick wächst und bereit ist, sich auszudrücken. In der Therapie ist das die höchste Fähigkeit: jeden Augenblick als den zu erkennen, der er sein kann. Auf der simpelsten Ebene heißt das, etwas zu bemerken (vielleicht die leichte Veränderung im Tonfall der Stimme, ein Feuchtwerden der Augen) und zu benennen: »Sie sind traurig, nicht wahr?« Dieses Wissen und Benennen ermöglicht es dem Klienten, sich für die Tränen, das Gefühl und die Selbsterkenntnis zu öffnen, die er vielleicht zurückgehalten hätte, wären sie unerwähnt geblieben. Etwas Wichtiges und Schmerzliches wäre zurückgesunken in das Schattenreich, unausgesprochen und ungesehen. Sanft zu benennen, was hier und jetzt real ist, es einfach auszusprechen, ohne zu argumentieren oder etwas beweisen zu wollen, ist keine Gewalt. Es ist ein weises und taktvolles Nutzen der Energie des Augenblicks. Es ruft etwas wach, was im Klienten wahr ist. Und das ist Magie – etwas wecken, indem wir es beim Namen nennen. Darin liegt die Autorität der Wahrheit, einer Wahrheit, die ohne Hintergedanken ausgesprochen wird, mit keinem anderen Beweggrund als dem, präsent zu sein und zu bezeugen, was geschieht.

Indem wir präsent sind und Dinge beim Namen nennen, nehmen wir auf vielen Ebenen an dem Prozeß des Klienten teil. Wir können aussprechen, was für uns wahr ist, und das kann selbst die Augenblicke betreffen, in denen wir erkennen, daß wir uns unserer Aufgabe nicht gewachsen fühlen. Auch das wird den Prozeß des Reifens fördern. Wir können aber nicht nur die Erfahrung des Augenblicks benennen, sondern ein ganzes Leben anerkennen. Oder wir können »aus dem System springen« und aussprechen, was zwischen uns und der Klientin in einer bestimmten Sitzung oder einer ganzen Reihe von Sitzungen passiert. Wird die Wahrheit mitfühlend in Worte gefaßt, lädt sie zur Antwort ein und heißt Erinnerungen und Gefühle willkommen. Jedes wahre Benennen verleiht dem ganz besonderen Augenblick, auf den es sich bezieht, neue Möglichkeiten. »Jeder Akt des Wissens bringt eine Welt hervor.«

In einem Teil seines Inneren kennt der Patient diese Wahrheit bereits, kennt die Zurückhaltung ebenso wie die Sehnsucht weiterzugehen. Weil wir diese Wahrheit mit Liebe gesehen und ausgesprochen haben, kann der Klient anders damit umgehen. Vielleicht hat er die Wahrheit früher vor jedem versteckt, auch vor sich selbst. In der Therapie wird sie zur Evolution. Energien, die das Selbst begrenzten, werden freigesetzt und können zu neuen Erfahrungen anregen.

Das Benennen ist nur ein Einfluß von vielen auf unserem sanften Weg. Unsere Liebe, das Mitgefühl und der Respekt, die wir dem anderen entgegenbringen, schaffen ebenfalls eine angemessene Umgebung für seine Entfaltung. Wenn wir Klienten bitten, innerlich achtsam zu sein, bitten wir um ihre Verletzlichkeit, ihre Offenheit für alles, was ans Licht treten wird. Vielleicht lassen sie damit zum ersten Mal die schützende Hülle fallen. Innere Achtsamkeit ist sowohl durch Passivität als auch durch Offenheit geprägt, sie bringt eine tiefere Sensibilität mit sich und ist bereits ein kleiner Akt des Mutes für sich. Um Klienten zu innerer Achtsamkeit zu verhelfen, müssen wir uns sicher, unterstützend und liebevoll verhalten. Wir müssen ein Seelengefährte oder eine Seelengefährtin sein, zugewandt und hilfsbereit, um den Weg für weitere, noch mutigere Akte zu bereiten. Denn über die Verletzlichkeit der inneren Achtsamkeit hinaus gibt es noch die Verletzlichkeit des Kindes. Dieses Kind leidet und ist entmutigt. Es ist voll von Erinnerungen an Verluste und Niederlagen, voller Schmerzen über seine Isolation und voller erstarrter Konflikte. Wenn wir diese Dinge benennen, dann mit einem Herzen, das um diese Last und die zukünftigen Herausforderungen an diesen Menschen weiß.

Wenn der Klient bei einer Therapeutin oder einem Therapeuten Weisheit und Anteilnahme findet, antwortet sein Unbewußtes. Das innere Kind möchte brennend gerne verstehen, möchte wissen, was real ist und was es tun kann, damit sein Schmerz einen Sinn ergibt. In solchen Augenblikken voller Intensität, stiller Erwartung und Bereitschaft sind tiefgreifende Veränderungen möglich. In diesen Momenten treten die Bedürfnisse, Fragen und Möglichkeiten des Kindes wieder zutage. Das Wachstum entfacht sich erneut. Ein verlorener Teil des Selbst wird gefunden und an seinen rechtmäßigen Platz zurückgestellt. Nach einer langen, stillen Reise ist ein Mitglied der Familie nach Hause gekommen. Die Belohnung für all diese schwierige und schmerzliche Arbeit besteht darin, von einem tiefen inneren Ort aus zu wissen, wie man zu diesem Augenblick gelangt ist – und wie man weitergehen wird.

Nichts von alledem ist Gewalt. Oder es ist eine andere Form von Gewalt, Teil der elementaren und durchdringenden Verbundenheit allen Lebens, des ständigen Geburtsprozesses des Lebens, seiner Süße, seiner Wahrheit und überfließenden Liebe, mächtiger als ganze Welten und das Vorübergehen der Zeit.

1

Die Organisation der Erfahrung

Wenn du als Werkzeug lediglich einen Hammer hast,
sieht jedes Problem wie ein Nagel aus.

— Abraham Maslow

... eine der Schlußfolgerungen, von der die fortschrittlichste Forschung der Quantenphysik sich leiten läßt, ist, daß wir das Universum so wahrnehmen – das heißt messen, beschreiben und erklären –, daß es auf eine fundamentale und signifikante Weise eine Widerspiegelung unseres Geistes ist.

— Edward T. Clark, Jr.

Die Psychotherapie ist oft als »Redekur« bezeichnet worden. In den letzten Jahrzehnten hat sich die Art dieses Redens einschneidend verändert. Die Psychotherapie war meistens ein Reden über ... Über Gefühle, Beziehungen, die Vergangenheit oder was immer der Klient besprechen wollte. In dieser Hinsicht unterschied sie sich nicht sehr von jedem anderen Gespräch. Sie war eine Unterhaltung, und Unterhaltungen wie diese, bei denen Menschen über sich und ihre Erfahrungen sprechen, sind oft eine Hilfe. Es hilft uns, wenn wir anderen unsere schmerzlichen Erinnerungen mitteilen. Aber dieses Reden kann auch ein langer, langsamer und wenig hilfreicher Prozeß sein, weil wir nicht immer tiefere Themen berühren. Es ist nicht direkt auf die gegenwärtige Erfahrung bezogen.

Die Konzentration auf die augenblickliche Erfahrung, vor allem den emotionalen Ausdruck, kam später und zwar mit der reichianischen Therapie, mit Psychodrama, Gestalt, Encounter und allem, was darauf folgte. An diesem Punkt bewegte sich die Psychotherapie vom bloßen Reden über

Erfahrungen weitgehend dahin, diese Erfahrungen tatsächlich zu machen. Die Klienten gingen vom Reden zur Arbeit über. Und Ziel dieser Arbeit war, in den Körper zu kommen, in die Sinne, weg vom Kopf und von Theorien. Statt ständig nur zu reden, wollten sie sich in die Erfahrung hineinbegeben.

Diese Entwicklung fand vor allem in den sechziger Jahren statt und war Teil des großen Sprungs in die Lebendigkeit, die das Motto dieses Jahrzehnts war. Lebendig sein hieß vor allem, Erfahrungen zu machen. Am Esalen-Institut lautete der Schlachtruf: Tu's doch! Hör auf, nur darüber zu reden. Tu es! Erzähle mir nichts über deinen Ärger, zeig ihn mir. Schrei und schlag um dich und mach Krach! Geh voll hinein! Lebe ihn! Genug mit der Energieverschwendung des ewigen tödlichen Geschwätzes. Bring Leben da hinein! Bring deine Energie in Gang! Tu es! – Die Folge war, daß die Dinge in Bewegung gerieten, abenteuerliche Dinge wie Reisen nach Indien, der Kauf von alten Bussen, ein Leben auf der Straße, Experimente mit Drogen, neue sexuelle Erfahrungen und so weiter. Diese Zeit war zu heftig und lebendig, um sie nur als Experiment zu bezeichnen. Ja, sie war auch das, hatte aber außerdem das Gefühl und den Geschmack des absoluten Abenteuers. Als Perls den Menschen sagte, sie sollten ihre Bewegungen oder den Ausdruck ihrer Stimme übertreiben, arbeitete er daran, das Erlebnis zu vertiefen, zu Gefühlen zu gelangen, eine lebendige Erfahrung zu machen und vom Reden wegzukommen. Die Methode bestand darin, jeden Versuch von »Kopftrips« zu verhindern. Und sie funktionierte. Sie schenkte der Welt wundervolle neue Möglichkeiten der psychotherapeutischen Arbeit.

Der Übergang zu Erfahrungen war auch eine Hinwendung zur Gegenwart, in der Erfahrungen stattfinden. Beim Encounter lautete eine der Regeln: Sprich über das, was hier und jetzt, in dieser Zeit, in diesem Raum geschieht. Bleib in der Gegenwart! Auch in der Gestalttherapie bestand die Aufgabe darin, im Hier und Jetzt zu bleiben. (Ebenso wie es in der Psychoanalyse darum ging, frei zu assoziieren.) Das lief auf folgende Anweisungen hinaus: Geh in die Erfahrung hinein, bleibe dabei, übertreibe sie und lerne von ihr! Und erwarte nicht, daß ich dir etwas davon abnehme. – Das war ein eindeutiger Bruch mit dem alten Modell.

In den achtziger Jahren trieben die fortschrittlichsten Therapien wie Feldenkrais und Neurolinguistisches Programmieren (NLP) diesen Wechsel noch um einen weiteren Schritt voran: In ihren Therapien ging es nicht nur um die Erfahrung, sondern – was noch wichtiger ist – um die *Organisation* der Erfahrung. Während wir meditieren, erforschen wir beispielsweise, wie die Dinge im Fluß des geistigen Lebens aufeinanderfolgen und wie der Verstand Erfahrungen zusammensetzt. Bei diesen neuen Formen der Arbeit machen wir immer noch Erfahrungen, aber wir leben sie nicht nur. Wir untersuchen auch, wie Erfahrungen organisiert sind. Wir erforschen die Systeme, die Erfahrungen gestalten. Das Ziel dieser neuen Therapie besteht darin, die Ereignisse zu berühren und zu begreifen, die den Erfahrungsfluß selbst erzeugen und am Leben erhalten. Und wir tun dies, weil wir die Art und Weise, wie wir unsere sämtlichen Erfahrungen organisieren, umwandeln möchten. Eine solche Therapie ist transformativ.

In einer Untersuchung über herausragende Therapeutinnen und Therapeuten wie Milton Erickson, Virginia Satir und andere fand man heraus, daß diese von bestimmten gemeinsamen Annahmen ausgehen. Am meisten überrascht hat mich die Einstellung, daß gar kein reales Problem existiert. Der Klient hat vielleicht das Gefühl, Probleme zu haben, aber der Meistertherapeut »weiß«, daß kein Problem vorhanden ist. Warum ist das so? Die Antwort lautet: Es ist ein schöner Tag, und es steht nichts an, was zu bewältigen wäre. Während ein Mensch das genießt, macht ein anderer schreckliche Zeiten durch. Das liegt nicht an dem Tag, sondern daran, was jeder der beiden daraus macht, also an der Organisation der Erfahrung. Das Problem selbst ist nicht real.

Moshé Feldenkrais pflegte uns mit Vorliebe zu sagen: »Du kannst nicht machen, was du willst, solange du nicht weißt, was du tust.« Wenn Sie wissen, wie Sie Ihre Erfahrung organisieren, sind Sie frei, sie auf eine neue Weise zu organisieren. Wenn Sie nicht nur Ihre Erfahrungen verändern, sondern die Art und Weise, wie Sie etwas erfahren, haben Sie sich gewandelt und sind eine andere oder ein anderer geworden. Sie sind über die Gewohnheiten und Anschauungen hinausgegangen, mit denen Sie sich festgefahren haben und von denen Sie beherrscht waren. Jetzt stehen Ihnen neue Möglichkeiten offen. Sie agieren und fühlen anders. Sie haben die Charakterebene und damit Ihr persönliches Paradigma gewechselt. So hat die Psychotherapie sich geändert. In der Hakomi-Therapie reden wir nicht nur über Erfahrungen und machen auch nicht nur Erfahrungen. Vielmehr untersuchen wir, wie jeder von uns seine Erfahrungen organisiert.

Zwei völlig verschiedene Prozesse bestimmen, wie jeder von uns seine Welt erfährt. Der eine betrifft das, was tatsächlich um uns herum geschieht, und der andere bezieht sich auf die Gewohnheiten, die diese Ereignisse in Information und von der Ebene des Nervensystems aufwärts in eine fortschreitend komplexere, organisierte Gestalt und schließlich in Bewußtheit umwandeln. Die unteren Sinnesebenen sind gewöhnlich für die Psychotherapie nicht problematisch. Die Umwandlung von Ereignissen in Erfahrung wird erst auf der Ebene der Bedeutungen und Gefühle zu etwas höchst Individuellem, Kreativem, eindeutig Menschlichem und verläuft manchmal unnötig schmerzlich und begrenzend.

In der Hakomi-Therapie helfen wir unseren Klienten zu erforschen, wie sie auf der Grundlage von Ereignissen Bedeutungen und Gefühle erzeugen, das heißt, wie sie ihre Erfahrungen organisieren. Schlüsselthemen wie Sicherheit oder Geliebtwerden bilden das Zentrum für ganze Erfahrungsgruppen. Um solche Themen zu untersuchen, konzentrieren wir uns zunächst auf eine bestimmte augenblickliche Erfahrung, wie eine lokale Muskelverspannung, ein Gefühl oder ein Bild. Diese Erfahrung dient als gegenwärtiges Beispiel für die Organisation von Erfahrung und bildet eine Zugangsstraße für das dahinter verborgene Kernmaterial.

Die Logik dieses Prozesses ist einfach. Aber so simpel er auch ist, er erfordert Fähigkeiten, die unseren Alltagsgewohnheiten zuwiderlaufen, vor allem unseren Gesprächsgewohnheiten.

Wenn Sie zulassen, daß der Klient sich so viel Zeit nimmt, wie er will, um zu beschreiben, was letzte Woche oder letztes Jahr geschah, und sich lange bei diesen Gesprächen über die Vergangenheit aufhalten, hören Sie vielleicht anteilnehmend zu oder bieten Kommentare an, aber es wird sehr schwierig für Sie sein, etwas gegen die Dinge zu unternehmen, die Sie da hören. Sobald wir über Gefühle und Ereignisse lediglich reden, sind die Möglichkeiten für Interventionen weitgehend beschränkt. Wenn der Klient über ein schreckliches Ereignis spricht, das einen Tag oder zehn Jahre zurückliegt, was kann in diesem Augenblick dagegen unternommen werden? Der therapeutische Nutzen dieser Berichte ist begrenzt. Klar, es fühlt sich gut an, mit jemandem zu sprechen, der in der Lage ist, anteilnehmend und intelligent zuzuhören. Ein mitfühlendes Ohr kann helfen, daß es uns eine Weile besser geht. Der Klient fühlt sich vielleicht verstanden. Das Gespräch ermutigt ihn vielleicht, die Ereignisse noch einmal zu fühlen, vergrabene Emotionen auszudrücken, sich zu entlasten oder die Dinge besser zu verstehen. Der Klient mag in der Vergangenheit das gleiche gefühlt haben, was er in der gegenwärtigen Erfahrung fühlt, und Einsichten darüber gewinnen, wie seine Vergangenheit seine Gegenwart beeinflußt. All das ist hilfreich, aber begrenzt. Die Auswirkungen sickern allmählich zurück ins Unbewußte. Wenn der therapeutische Prozeß in Form eines gewöhnlichen Gesprächs und in unserem gewöhnlichen Bewußtsein stattfindet, ist er nicht annähernd so wirkungsvoll, wie er sein könnte. Therapie kann sehr viel schneller und tiefgreifender verlaufen.

Therapie ist kein Gespräch. Wir müssen unterscheiden zwischen einem Gespräch und der Arbeit, die Klienten und Therapeuten leisten, wenn die Aufgabe darin besteht, die Organisation der Erfahrung zu untersuchen. Wir brauchen eine klar umrissene Beschreibung dieser Aufgabe. Ohne diese bleiben Therapeut und Klient im Ritual der höflichen Unterhaltung stekken. Weil wir ja scheinbar nur reden, gehen wir unwillkürlich davon aus, daß wir uns an die Regeln und den Ablauf des üblichen Gesprächs halten müssen. Das stimmt nicht und führt zu Schwierigkeiten. Und zwar aus dem folgenden einfachen, lächerlichen Grund: Die Regeln der höflichen Konversation zielen darauf ab, den Informationsfluß *zwischen* Menschen und nicht *in* Menschen zu befördern. Der Gesichtsausdruck, die Pausen, die Kopfbewegungen und Gewohnheiten – das alles steuert, wer wann und wie lange spricht. Der höfliche Zuhörer unterbricht den Sprecher nicht, um ihm ein Experiment vorzuschlagen. Der höfliche Zuhörer nimmt das Gespräch nicht in die Hand und sagt dem anderen, was er zu tun und zu sagen hat, und weist ihn nicht an, sich auf ein Gefühl zu konzentrieren oder seine Aufmerksamkeit auf dies oder jenes zu richten. Der Therapeut oder die Therapeutin jedoch muß genau das tun. Wir müssen den Klienten helfen, sich nach innen zu wenden, und wir müssen den Fluß der Ereignisse in die Hand nehmen und steuern können, und zwar mit dem Einverständnis und der Kooperation des Klienten. Der Prozeß des Erforschens von inneren Zuständen und Reaktionen erfordert ein Vorgehen, das sich vom üblichen Gespräch nachdrücklich unterscheidet.

Wenn Sie direkt mit den Organisatoren von Erfahrung arbeiten, gehen Sie anders vor. Die Klienten müssen verstehen, worauf Sie beide aus sind. Sie müssen deutlich machen, daß Sie beide zusammen erforschen werden, wie der Klient sich seine eigenen Erfahrungen schafft. Allein das spart eine Menge Zeit. Mit zunehmender Praxis müssen Sie das nicht mehr jedem Klienten erklären. Sie wissen dann automatisch, wie Sie vorzugehen haben, um Ihre Interaktion mit dem Klienten auf diese Form der Arbeit abzustimmen. Wenn die Evolution Ihrer Arbeit einen solchen Punkt erreicht, müssen Sie die Dinge nur einigen Klienten erklären und meistens nur bei Ihrer ersten Begegnung. Viele Klientinnen und Klienten haben bestimmte Vorstellungen über den Ablauf einer Therapie. Sie besitzen bereits Erfahrungen mit anderen Therapien oder haben sich ausgemalt, wie die Therapie sein wird. Diesen Menschen müssen Sie also sagen, wie Sie zu arbeiten beabsichtigen.

Bringen Sie die Dinge nicht durcheinander. Der Klient ist kein Problem, das zu lösen ist, oder eine Geschichte, die Sie sich anhören müssen. Die augenblickliche Erfahrung des Klienten ist ein lebendiges Beispiel dafür, wie seine sämtlichen Erfahrungen organisiert sind, und bietet eine Gelegenheit zu erforschen, wie und warum die Erfahrung genau auf diese Weise organisiert wird. Erfahrungen sind das »Korn für die Mühle«, und sie zu erforschen ist etwas ganz anderes, als über sie zu reden oder sich in ihnen zu verlieren. Es ist völlig in Ordnung, dem Klienten Mitgefühl entgegenzubringen, solange Sie von den Einzelheiten und der emotionalen Intensität dieses Augenblickes einen Schritt zurücktreten und die umfassenderen Muster sehen können. Wir müssen auch in der Lage sein, dem Klienten zu helfen, seine Erfahrung im richtigen Verhältnis zu sehen, sie zu untersuchen und sich ihre ausübende Macht wieder zu eigen zu machen. Der erste Schritt in Richtung Selbstveränderung ist ein Schritt rückwärts.

Wer oder was bewerkstelligt denn nun dieses Organisieren von Erfahrung, und wie geht er, sie oder es dabei vor? Lassen Sie uns zunächst einen Blick auf das werfen, was organisiert wird und was die Organisation durchführt. Danach werden wir all das in Hinsicht auf Therapie betrachten. Stellen Sie sich einmal folgendes vor: Eine Gruppe von Menschen mit Krebs bekommt ein Placebopräparat, und man sagt ihnen, es handele sich um ein hochgiftiges chemotherapeutisches Medikament. Mehr als vierzig Prozent dieser Menschen verlieren daraufhin ihre Haare. Das ist ein Beispiel dafür, wie eine Überzeugung physiologische Veränderungen organisiert. Wir wollen als *Output* bezeichnen, was körperliche Veränderungen sowie alle möglichen Verhaltensweisen, Bewegungsmuster, Haltung, Atmung, Gesten, Blutzirkulation, Gesichtsausdruck, Verdauung, Muskelspannung und noch sehr viel mehr umfaßt. Die Liste ist sehr lang. All das wird organisiert. Vieles davon nutzen wir in der Therapie: als »Korn für die Mühle«, als Beispiel für die Organisation von Erfahrung. Wir können die Aufmerksamkeit fast immer auf diese Verhaltensweisen lenken – und sie erfahren. Organisierte Erfahrungen, die wir in der Therapie nutzen, sind also Output, Ausdruck, Stil. Ein gutes Beispiel dafür ist eine typische (gewohnheitsmäßige) Geste. Klient und Therapeut konzentrieren sich darauf und untersuchen, wie sie mit Vorstellungen, Erinnerungen etc. weiter zusammenhängt, bis eine zentrale Erinnerung oder ein Bild ins Bewußtsein tritt.

Und der *Input*? Die Wahrnehmung ist, wie bekannt, beliebig formbar. Wir erschaffen das, was wir sehen. Wahrnehmung findet innerhalb des Nervensystems statt. Wie viel Kontrolle haben wir über das Erschaffene? Sind wir verhaftet in der reinen Übersetzung des unterschiedlich starken Drucks, der Tonwellen, elektromagnetischen Felder und Lichtwellen, die auf das Nervensystem einwirken? Absolut nicht! Wir wählen aus. Wir hören die Musik und ignorieren den Straßenlärm. Oder wir lauschen auf den Wagen, der in die Garage fährt, und bekommen ein, zwei Sätze aus dem Buch nicht mit, das wir gerade lesen. Wir treffen eine Auswahl. Wir modifizieren, verdunkeln und betäuben uns gegen Kälte oder Hitze. Wir füllen Leerzeilen aus und sehen in Fremden auf der Straße unsere Freundinnen oder Freunde. Die Wahrnehmung ist immer ein Akt des Erschaffens. Sie fügt hinzu und nimmt weg, formt, wandelt um, vergrößert hier und streicht dort etwas weg. Sie klammert sich an Bedeutungen, wenn sie von Bedürfnissen, Wünschen, Ängsten, Überzeugungen, Erinnerungen, Deutungen und Konditionierungen beeinflußt wird. Wir organisieren auf jeder Ebene Wahrnehmungserfahrung und damit die Welt, die wir erschaffen und die in unser Blickfeld rückt.

Auch in der Therapie sind Wahrnehmungen sinnvoll, und zwar wiederum als Beispiele für organisierte Erfahrung. Wenn ich eine Klientin bitte, darauf zu achten, was geschieht, wenn ich sie berühre, kann sie normalerweise ihre Reaktionen beschreiben. Wie immer diese Reaktionen aussehen mögen, sie sind geprägt durch Wahrnehmungsgewohnheiten und den automatischen Prozeß, bei dem wir, ohne nachzudenken, unseren Erfahrungen eine Bedeutung verleihen. Wir können nach dieser Bedeutung fragen. Wir können erforschen, wie wir diese spezielle Erfahrung über die Wahrnehmung der Berührung erzeugt haben. Damit kommen wir der bewußten Begegnung mit den Erinnerungen, Überzeugungen und Erwartungen, die das Erschaffene insgeheim formen, sehr viel näher. Wir müssen noch hinzufügen, daß unsere innere Welt, die Welt, die weder Input noch Output ist, sondern für das steht, »wer wir sind«, ebenfalls organisiert ist. Die Erfahrung unserer gewohnten stabilen inneren Zustände, sowie Spannungen, Grundgefühle und die gesamte Erfahrung des Selbst auf allen Ebenen, ist äußerst organisiert.

Wer also sind die zentralen Organisatoren, die wichtigen, die im Brennpunkt all dieser fieberhaften Kreativität stehen? Wohin wollen wir gelangen, wenn wir psychotherapeutisch arbeiten? Wir versuchen, Überzeugungen, Bilder, Erinnerungen, Einstellungen und die wichtigen Entscheidungen freizulegen, die wir in bezug auf das, wer wir sind und welcher Welt wir angehören, getroffen haben. Wir versuchen, Teile längst vergangener Zeiten zu lokalisieren und uns anzuschauen. Auf der Grundlage dieser Ereignisse haben sich unsere Muster herausgebildet, und sie kontrollieren bis auf den heutigen Tag das Spektrum unserer möglichen Erfahrungen, Gefühle, Gedanken und unseren Selbstausdruck. Diese Organisatoren sind deswegen zentral, weil sie auf den tiefsten und durchdringendsten Ebenen arbeiten und kontinuierlich nahezu sämtliche unserer Erfahrungen beeinflussen. Wenn Sie in der Therapie erforschen wollen, wie eine Geste, ein Gefühl oder anderes automatisch zum Bestandteil einer Erfahrung gemacht wird, gelangen Sie allmählich zu Erinnerungen, Bildern und Überzeugungen, die prägen, wer Sie sind, was für Sie möglich ist, wie die Welt für Sie aussieht, was sie von Ihnen verlangt und was sie Ihnen gibt oder nimmt. Diese Kernorganisatoren sind Definitionen und Entwürfe für die fundamentalsten Themen, die unser Dasein in der Welt betreffen. Sie sind unsere Bezugspunkte, unser Maßstab für uns selbst und andere, sie bestimmen unsere Erwartungen, Ziele und Grenzen.

Wenn Sie etwas davon ins Bewußtsein bringen, wird es schnell als die Machtfigur erkannt, die es ist: so etwas wie ein hoher Minister, der aus dem Schatten tritt. Natürlich geht es in der Psychotherapie genau darum, uns diese mächtigen Erinnerungen und Bilder aus dem Schattenreich bewußt zu machen. Wir alle wissen, daß sie die Erfahrung organisieren. Das ist kein Geheimnis. Die Kunst ist, sie ins Bewußtsein zu bringen. Wenn Sie versuchen, das mit einem gewöhnlichen Gespräch zu erreichen, werden Sie durch die versteckten Regeln wie Zuhören, Fragen, Höflichkeit, Zurückstellen von Macht und Ehrgeiz und anderes mehr daran gehindert. Eine wirksame Therapie erfordert andere Regeln und eine andere Einstellung zum Gesprächsinhalt. Sie verlangt eine experimentelle Haltung und die geistige Offenheit, die diese Haltung ermöglicht.

Betrachten wir einmal einige Beispiele für die Arbeit mit der Organisation von Erfahrung im Gegensatz zur simplen Arbeit mit Erfahrung. Zunächst wollen wir drei grob umrissene Möglichkeiten für das Interagieren in der Therapie betrachten. *Erstens*, Therapeut und Klient führen eine »gewöhnliche Unterhaltung«. Hier sind die Grenzen dessen, was gesagt werden kann und wird, sehr weit gesteckt. Es kann über alles Mögliche gesprochen werden, über den Film, der vor zehn Jahren gesehen wurde, bis zu etwas, das Ihnen gerade in diesem Augenblick an Ihrer eigenen Person auffällt. Sie können über sich sprechen oder über die australische Karottenernte. Persönlich oder unpersönlich, Gegenwart, Vergangenheit oder Zukunft, konkret oder abstrakt, das ist das Spektrum unserer üblichen Gespräche. Für die Psychotherapie ist das viel zu großräumig. Der Therapeut muß wissen, wie er den Klienten dazu bringt, sich auf eine kleinere Bandbreite von sachbezogenen Themen einzulassen.

Zweitens können wir uns auf die augenblickliche Erfahrung beziehen. Dadurch wird das Spektrum eingegrenzt. Versuchen Sie mit einem anderen Menschen einmal folgendes Experiment: Sie beide drücken nur aus, was Sie in diesem Augenblick erleben. Ich habe das einmal drei Stunden lang mit zwei sehr guten Gestalttherapeuten getan. Wir drei blieben die ganze Zeit im Hier und Jetzt und sprachen nur über unsere eigene Erfahrung. Das war eines der schönsten Erlebnisse, die ich jemals hatte. Ich empfand eine absolut friedliche Zeitlosigkeit und war völlig in der Gegenwart. – Der Therapeut versucht also, den Klienten zu bewegen, seine Aufmerksamkeit innerhalb dieser Grenzen zu konzentrieren, vielleicht nur wenige Sekunden, vielleicht auch eine ganze Sitzung lang. Die wichtigen Erfahrungen, die in solchen Momenten auftauchen, werden dann als Beispiel für Erfahrung erforscht, die vom Kernmaterial organisiert wird. Und das ist das *Dritte*: Die Erforschung der Organisation dessen, was ins Bewußtsein tritt.

Hier ein Beispiel dafür, wie wir vom ersten zum zweiten Schritt übergehen, das heißt, in diesem Fall eine Klientin zur gegenwärtigen Erfahrung führen können: Die Klientin spricht über ein Erlebnis, das sie letzte Woche wütend gemacht hat. Am Tonfall ihrer Stimme wird deutlich, daß sie immer noch etwas ärgerlich ist. Die Therapeutin sagt also etwas wie: »Offensichtlich sind Sie immer noch ärgerlich.« Oder die Therapeutin hört eine Weile zu und bittet die Klientin dann, nach innen zu gehen und zu spüren, was im Augenblick in ihr vorgeht. Das Wichtige ist, von der üblichen Unterhaltung wegzukommen und die augenblickliche Erfahrung in den Mittelpunkt der Aufmerksamkeit zu rücken. Es gibt zahlreiche kreative Möglichkeiten, wie wir bei dieser wichtigen Operation vorgehen können, und Therapeutinnen und Therapeuten kennen bestimmt zwei Dutzend, vor allem, wenn sie in Hakomi ausgebildet sind. Beim nächsten Beispiel geht es um die Arbeit mit Erfahrung, ohne die Organisation der Erfahrung einzubeziehen. Sagen wir, der Klient weint über irgend etwas. Die Therapeutin nimmt Kontakt auf mit Sätzen wie: »Ich sehe, daß Sie traurig sind.« Oder sie bittet den Klienten, ein paar Worte über seine Traurigkeit zu sagen. Die Therapeutin kann den Klienten auch berühren oder ihm Unterstützung anbieten. Wenn ein Klient seine Traurigkeit gerade erst bemerkt hat, könnte die Therapeutin auch fragen: »Was für eine Traurigkeit ist das?« Hier geht es immer darum, Kontakt aufzunehmen, die Erfahrung zu vertiefen und zu stabilisieren. Wir steuern noch nicht auf den Kern zu. All das ist notwendig und sehr wichtig, aber nicht das Herzstück des Ganzen.

Nun einige Beispiele für die Erforschung der Organisation: Der Klient hat Traurigkeit empfunden, und seine Worte lauteten etwa: »Kein Mensch ist für mich da.« Die Therapeutin bittet dann den Klienten, darauf zu achten, »was geschieht, wenn ...«, und gibt daraufhin meistens eine *Sonde* wie: »Ich bin für Sie da.« Oder die Therapeutin berührt den Klienten. Irgendeine kleine Geste, die den Zweck hat, Reaktionen zu erforschen.

Eine Hauptmöglichkeit, die Organisation von Erfahrung zu erforschen, besteht darin, dem Bewußtsein Experimente zu liefern. Der Therapeut sagt: »Versetzen Sie sich in den Zustand innerer Achtsamkeit. Ich werde jetzt gleich etwas sagen oder tun, und wir werden sehen, was dann geschieht.« Es gibt zwei Arten von Experimenten: Einmal ist der Klient passiv (innerlich achtsam, still), und der Therapeut tut etwas – gibt eine Sonde, berührt den Klienten, geht auf ihn zu, schließt seine Augen und so weiter. Im anderen Fall bitten wir den Klienten, aktiv zu werden und etwas zu tun wie »Achten Sie darauf, was geschieht, wenn Sie Ihre Hand langsam zur Faust ballen« oder: »Schauen Sie, welche Worte Ihnen in den Sinn kommen, wenn Sie Ihren Körper so anspannen, wie Sie es bei der Vorstellung tun, an Ihrem Arbeitsplatz zu sein.«

Wir bitten den Klienten nicht um Antwort auf eine Frage. Wir bitten um einen Bericht über seine Erfahrung. Das ist ein großer Unterschied, mit dem sowohl der Therapeut als auch der Klient bestens vertraut sein sollte. Experimente dienen dem Zweck, Informationen zu sammeln und Berichte zu erstellen. Sie sind kein höfliches Geplauder. Die anstehende Aufgabe erfordert, daß der Klient über die Resultate dieses kleinen Experiments berichtet und weiß, daß dies Teil seiner therapeutischen Arbeit ist. Diese Aufgabe muß ganz klar sein. Wenn das nicht der Fall ist, droht die Therapie ständig, in das übliche Gespräch abzugleiten, und sie verliert die notwendige Dynamik, um tiefer zu gehen und dort auch zu verweilen.

Ein weiterer Unterschied zwischen der Arbeit mit der Erfahrung und deren Erforschung ist folgender: Wenn Sie die Erfahrung erforschen, können Sie Erlebnisse noch einmal durchgehen, neu probieren oder ein wenig abwandeln. So kann der Klient zum Beispiel eine gewisse Spannung in den Beinen verspüren, wenn Sie mit dem Satz experimentieren: »Ihr Leben gehört Ihnen.« Sie sagen daraufhin: »Wir wollen das noch einmal wiederholen. Achten Sie diesmal bitte auf alles, was geschieht, und ob die Spannung in Ihren Beinen eine bestimmte Qualität hat.« Diese Anweisung kommt in unseren üblichen Unterhaltungen nicht vor. Niemand sagt in einem Alltagsgespräch: »Wir wollen das noch einmal sagen, und du achtest darauf ...« Mit diesem Vorgehen legen Sie fest, wie die Arbeit aussieht. Und darum ging es in diesem Abschnitt: die psychotherapeutische Arbeit als Erforschung der Organisation von Erfahrung zu definieren.

2

Die Grundsätze

Paradigmenwechsel

Das Reale ist nur eine Realisierung des Möglichen.

— Ilya Prigogine

Der Fisch entdeckt das Wasser als letzter.

— Albert Einstein

(Hier würde ich gern hinzufügen: Der Fisch wird wahrscheinlich in großen Schwierigkeiten sein und in sehr viel kleineren Gewässern als üblich schwimmen, wenn er diese Entdeckung macht. – R. K.)

Hier euer Wasser und eure Wasserstelle,
Trinkt, werdet wieder ganz
Und laßt alle Verwirrung hinter euch.

— Robert Frost

Nach der ersten Atomexplosion sagte Albert Einstein: »Alles hat sich verändert, nur unser Denken nicht.« Durch das nachfolgende unbegreifliche Anwachsen tödlicher Waffenmacht wurde deutlich, wie wichtig es ist umzudenken. Das menschliche Denken hat sich auch in früheren Zeiten immer wieder verändert, und heutzutage glauben viele, daß gerade im Augenblick ein grundlegender Wandel geschieht. Solch ein Wandel, der manchmal als Paradigmenwechsel bezeichnet wird, bringt auf jeden Fall eine tiefgreifende Veränderung der Orientierung und im Extremfall eine Transformation der Struktur des Bewußtseins mit sich.[1]

Wir alle sind in diese Veränderungen einbezogen, ob uns das gefällt oder nicht. Wir werden beeinflußt durch die neuen Wissenschaften (die zum Beispiel die Bombe, das Fernsehen und den Computer erfanden), neue medizinische Entwicklungen und sämtliche neue Lebens-, Arbeits- und Beziehungsformen, die es vor dreißig Jahren noch gar nicht gab. Da die Welt um uns herum sich so rasch verändert, können wir leicht zu dem Glauben gelangen, daß eine Strukturveränderung des Bewußtseins stattfindet, oder uns fragen, was auf uns zukommen wird, sollte eine solche Veränderung nicht eintreten. Wenn sich eine Transformation des Bewußtseins zeigen sollte, dann wäre das etwas unglaublich Neues und Wunderbares, das ohne weiteres als wichtigstes Ereignis der letzten dreihundert Jahre bezeichnet werden könnte.

In der Psychotherapie findet mit Sicherheit ein Wechsel statt. Erstens gibt es heute eine Vielzahl verschiedenster Methoden, die uns früher nicht zur Verfügung standen. Viele dieser Methoden werden weder an unseren Universitäten gelehrt noch von Gesundheitsinstitutionen oder akademischen Einrichtungen gebilligt. Zweitens haben sich die Anwendungsgebiete erweitert und umfassen heute nicht nur Neurosen und Geisteskrankheiten, sondern auch Unterricht und Organisation sowie persönliches und transpersonales Wachstum. Und bei alledem haben sich auch die weltanschaulichen Bezüge verändert. Viele, die heute psychotherapeutisch arbeiten, finden die philosophische Basis für ihre Arbeit nicht in der Sphäre von Wissenschaft oder Medizin, sondern in anderen Traditionen wie spirituellen oder esoterischen. Für ein Verständnis des Selbst haben die alten Wissenschaften, Physik und Chemie, sich als unzureichend erwiesen. Die neuen Wissenschaften vom Chaos und von sich selbst organisierenden Systemen hingegen sind vielversprechend, vor allem wenn sie einen Bezug zu Biologie und Physiologie herstellen.

Eine Zuflucht für Therapeutinnen und Therapeuten, die die Orientierung verloren haben. Als ich anfing, Hakomi zu entwickeln, habe ich mir – auf sehr intuitive Weise – Unterstützung geholt, wo ich nur konnte. Ich hatte meine Wurzeln in der Literatur, in der Computer- und Systemtheorie sowie dem Studium von Taoismus und Buddhismus. Ich begriff allmählich, daß meine Arbeit auf einer ganz bestimmten Haltung, man könnte sogar sagen, einem bestimmten Bewußtseinszustand beruhte. Sie beinhaltete mit Sicherheit eine tiefgreifende Veränderung meiner Vorstellungen davon, was der Klient und ich zusammen taten. (An dieser Stelle sollte ich vielleicht sagen, daß ich das Wort »Klient« in diesem Zusammenhang nicht mag. Das Synonymwörterbuch bietet als Alternativen: Käufer, Abnehmer, Endverbraucher, Kunde und ähnliches. Ich kenne im Augenblick kein besseres Wort. Stellen wir uns die »Klienten« vor als »die Menschen, die zu mir kommen«.) So mußte ich zum Beispiel meine Vorstellung, für den Klienten etwas in Gang zu bringen oder sein Leben verbessern zu wollen, dahingehend ändern, daß es vollkommen in Ordnung war, wenn gar nichts geschah. Ich erkannte, daß meine üblichen Ideen den Klienten die Macht nahmen, ihr Wachstum selbst zu steuern. Mein Bedürfnis, etwas zu tun und die Veränderungen als mein Verdienst zu betrachten, verschwand nicht von heute auf morgen.

Mein Zusammensein mit Klienten beruht heute auf den *Grundsätzen*. Für mich sind sie das Herzstück der Arbeit. Sie stellen die Arbeit in einen weitaus größeren Zusammenhang und in bezug zur neuen Bewußtseinsstruktur, die den Paradigmenwechsel hervorbringt. Sie sind Richtlinien für die Arbeit, und zwar für jeden Bereich von der Theorie, Methodik und den Techniken bis zum Unterricht, der praktischen Arbeit und dem Bewußtsein der Therapeutin oder des Therapeuten. Bevor wir uns den Grundsätzen selbst zuwenden, wollen wir eine kurze Reise durch die abstrakteren Reiche des Paradigmas unternehmen.

Die Sprache des Paradigmas

> *Die Tiefenstruktur jeder gegebenen Sprache verkörpert eine bestimmte Wahrnehmungssyntax, und in dem Maße, wie ein Individuum die Tiefenstruktur seiner Muttersprache entwickelt, lernt es auch, eine bestimmte Art von deskriptiver Realität zu konstruieren und wahrzunehmen, die sozusagen in die Struktur der Sprache selbst eingebettet ist. Von diesem Augenblick an, der von großer Tragweite ist, (...) ist die Struktur seiner Sprache die Struktur seines Selbst und der Grenzen seiner Welt.*
>
> — Ken Wilber

Der stattfindende Wechsel ist keineswegs leicht festzumachen. Es gibt Fürsprecher jeglicher Färbung. Der aufgewirbelte Staub hat sich noch nicht wieder gelegt, das wilde Durcheinander wahrscheinlich gerade begonnen. Trotzdem wollen wir versuchen, ein Gespür dafür zu bekommen.

Wie Wilber sagt, erlegt uns eine Sprache (oder ein Paradigma) nicht nur Worte, sondern die Syntax der Wahrnehmung und die Struktur des Selbst auf. Unsere Sprache ist zum Beispiel eine Subjekt/Verb-Sprache, die den Erlebenden von der Aktion abtrennt, unsere Entweder/Oder-Logik ist die von festen Objekten (und nicht von Wellen). Wenn wir die zentralen Vorstellungen des »alten« Paradigmas auflisten und ihnen das aufkommende Neue gegenüberstellen, können wir möglicherweise einen Bezugsrahmen für die Grundsätze entwickeln, auf die wir anschließend zurückkommen werden.

Das Wahrnehmungsfeld

Wie in sämtlichen Lebensbereichen, die uns betreffen, haben Vorstellungen auch in der Psychotherapie tiefgreifende Auswirkungen. Die erste Reihe von Vorstellungen, das »alte Paradigma«, erzeugt eine Wahrnehmungssyntax von: zwangsläufiger Isolation, unveränderbarem Schicksal, Kälte, konkurrierenden Beziehungen, Getrenntheit, Hilflosigkeit, Distanz und das Gefühl einer unüberbrückbaren Kluft zwischen meinen und deinen Erfahrungen. Diese Vorstellungen drängen auf eine Suche nach materiellen Ursachen. Man versucht, Erfahrungen auf chemische Abläufe zu reduzieren. Und weil Tod und Zerstörung als unvermeidbar gelten, ist das Leben kein Geschenk, sondern wird, wie Ordnung, durch schmerzliche Anstrengungen errungen – es gibt nichts umsonst. Dieses Modell erzeugt keinerlei Gefühl von Einheit, gemeinsamen Erfahrungen und eines gemeinsamen Bodens oder von irgend etwas Größerem, von dem wir alle Teil sind. Weil dieses Modell Verbundenheit ausschließt, verlieren wir das Gefühl, miteinander und mit unserer natürlichen Umgebung in Beziehung zu stehen. Weil wir nicht glauben, mit anderen und unserer Umwelt verbunden zu sein, können wir ganze Wälder, ganze Kulturen oder ganze Spezies zerstören und Flüsse und Meere vergiften.

Ordnung wird mittels Anstrengung und Gewalt gewahrt. Dieses Modell erkennt Selbststeuerung nicht an. Es kann auch nicht zu einer Suche nach unmittelbarem Wissen motivieren, obgleich wir ohne sie nicht erfahren können, wie tief wir miteinander verwoben sind, wie stark wir in Wirklichkeit koexistieren. Wenn das Materielle als einzige Realität gilt, können wir in schlichter Kontemplation keinen Wert sehen.

Aus dem augenblicklichen Paradigma, mit dem wir gelebt haben und immer noch leben, lassen sich die Vorstellungen ableiten, die in der folgenden Übersicht links aufgeführt werden. Demgegenüber befinden sich die konträren Werte, die ganz offensichtlich Teil dessen sein müssen, was das neue Paradigma hervorbringt und wiedergebiert.

Die geistige Ebene wird unterschätzt, also verlieren wir uns in einem hektischen Tun. In den Modellen des alten Paradigmas ist die fundamentalste Zersplitterung die von Körper und Geist, die als getrennte Bereiche nicht interagieren. Es heißt, der Geist ist wahrscheinlich nicht real, und selbst wenn er es sein sollte, kann und wird er die materielle Welt nicht beeinflussen. Was heißt das für die Psychotherapie?

1.	grundlegende Getrenntheit	ungebrochene Ganzheit, grundlegende Verbundenheit
2.	absolute Gewißheit; Materialismus, nur das Materielle ist real	Ungewißheit, Relativität, das Bewußtsein ist real (Dualismus, Monismus)
3.	exklusiv, Entweder/Oder-Logik	inklusiv, Sowohl/als-auch-Logik
4.	mechanische und energetische Modelle, lineare Kausalität	Negentropie, Co-Entwicklung, Informationsmodelle, mehrfache Bestimmung, nichtlineare Kausalität
5.	Spaltung von Geist/Körper	Integration von Geist/Körper
6.	reduktionistische Erklärungen	Systemerklärungen
7.	äußere Schöpferautorität	Selbstorganisation, partizipatorische Autorität
8.	einfache, universelle Gesetze, Fluktuationen sind unbedeutend	universelle Komplexität, Unordnung ist bedeutsam, Chaos
9.	Herrschaftsmodelle, die Gesellschaft wird regiert durch Gewalt	partnerschaftliche Gesellschaftsmodelle, geregelt durch Familie und Arbeitsverbindungen
10.	Biologie ist Schicksal	wir schaffen uns unser eigenes Schicksal

Das Denken auf der Grundlage des alten Paradigmas führt zu einer permanenten Aufspaltung der Wissenschaften in getrennte Bereiche und deren weitere Zersplitterung in Spezialgebiete. Der Wissenschaftler ist als Mensch von seiner Arbeit getrennt, und die moderne Seele leidet unter einem permanenten Gefühl von Isolation. Überall fehlt ein gemeinsamer Boden. Die Folgen dieses Paradigmas in der Medizin sind – wie Capra ausführt – klar ersichtlich: Aufgrund ihrer verkürzten Sicht haben Ärzte ihr Interesse so sehr auf die Biochemie von Krankheiten ausgerichtet, daß sie den Menschen in seiner Ganzheit völlig aus den Augen verloren haben. In einer Welt voller Spezialisten ist kein Platz für Generalisten. Da es an einem realistischen Gesamtblick mangelt, vergiften wir unsere Umwelt und ignorieren den unvermeidlichen Preis, der langfristig mit Sicherheit auf uns alle zukommt. Dieser Art von Ökonomie fehlt jeder Sinn für Ökologie.

Das alte Modell mit seinen Gewißheiten, seinen Hierarchien und seiner Gewalt funktioniert genau an jenem Punkt nicht mehr, an dem es seine größten Erfolge zu feiern schien. Jetzt, wo das Atom gespalten werden kann und Maschinen von unglaublicher Kraft, Intelligenz und Flexibilität ländliche Gegenden bevölkern, jetzt spüren wir den Verlust von Sinn, die Bedrohung durch Tod und den metallischen Geschmack in der Luft. Jetzt, wo die Kriegsmaschinerie plötzlich uns alle töten kann, wächst das Bewußtsein, daß wir eindeutig die falsche Richtung eingeschlagen haben. Das alte Modell ist an seine Grenzen gekommen.

Als die Physiker mit den Mitteln der modernen Wissenschaft nach dem Atom suchten, fanden sie keine festen, unzerstörbaren, absoluten, ewigen und getrennten Teilchen der großen Maschine. Der »Stoff, aus dem die Welt besteht«, ist, wie Sir James Jean bemerkte, »geistiger Stoff!«. Eine völlig neue Sichtweise trat zutage.

Das neue Paradigma

Was sie fanden, war absolut nichts. Die Newtonsche Physik wich der Quantenphysik als grundlegendem Modell. Einsteins Relativitätsprinzip ersetzte die absolutistische Sicht von Zeit und Raum. Materie und Energie durchdringen sich gegenseitig. Der Beobachter ist Teil der Gleichung. Das moderne Denken wurde ganzheitlicher und damit weniger zersplittert, der Reduktionismus ernsthaft in Frage gestellt. Nicht nur die Materie, sondern auch Geist und Bewußtsein sind real. Es gibt eine neue Richtung in der Physik, fern vom Gleichheitsmodell der Thermodynamik, die vor allem von Ilya Prigogine entwickelt wurde. Ihr Gebiet sind sich selbst organisierende Systeme, die komplex sind, eine Identität haben und bewahren, offen sind für ihre Umgebung und mit dieser verbunden. Das ist ein Durchbruch in der Wissenschaft. Lebendige biologische Systeme werden mit der Physik in Zusammenhang gebracht, wobei deutlich wird, daß die Natur weit über das rein Mechanische hinausgeht. Das gesamte Universum ist vielleicht sehr viel lebendiger, als wir es uns jemals vorstellen konnten.

Es ist ein partizipatorisches Universum. Es gibt kein Außen, wo wir stehen und beobachten können. Der Beobachter ist Teil der Gleichung, und die Gleichung ist erfüllt vom Plappern des Lebens. Sie macht Lärm. Die Gewißheit ist dahin. Sie wurde ersetzt durch das Wissen, daß wir miteinander verbunden und nicht voneinander getrennt sind. Das ist ein Bild voll üppigen Lebens. Darüber hinaus ist es komplexer und läßt mehr Verschiedenartigkeit und Vielfalt zu. Weil wir alle stärker miteinander verbunden sind, ist auch mehr Verantwortung erforderlich.

Der Nobelpreisträger George Wald sagte während des Vietnamkriegs, wir könnten unser Handeln an der simplen Frage messen: »Ist es gut für Kinder?« – Ist Krieg gut für Kinder? Sind mehr Atomwaffen gut für Kinder? Auf diese besonnene Weise führte er dieses simple Kriterium in unser Denken über Krieg, die Wirtschaft und jeden anderen Lebensbereich ein. Er forderte uns alle und besonders die Wissenschaftler auf, unser Denken zu ändern, uns permanent bewußt zu machen, was nun nicht mehr zu verleugnen ist: Wir sitzen alle miteinander in demselben Boot.

Das neue Paradigma ist sehr stark lebenszentriert. In dem Maße, wie wir uns verändern, wird die Sorge um sämtliche Lebensformen zentral für unser Wertsystem. Das läuft auf die Frage hinaus: »Ist das gut für das Leben?« Ist es ökologisch? Wir werden nicht überleben, wenn wir fortfahren, Interessengebiete voneinander abzugrenzen. Es ist verheerend, nur an die Profite und nicht an den Preis verschmutzter Flüsse zu denken. Es gibt keinen Weg, eine Krankheit vollständig zu erfassen, ohne den Menschen zu verstehen, der krank ist. Wir müssen zu inklusiven Denkern werden, viele Blickwinkel sehen und akzeptieren, wir müssen um viele Ebenen und Formen der Interaktion wissen und uns ihrer bedienen. Die ganze Wahrheit findet sich nicht in einem dieser Bereiche, sondern in und zwischen allen.

Wir werden lernen müssen, über selbstbezogene Interessen und einseitige Sichtweisen hinauszugehen. Wenn wir das nicht tun und das alte Denken seine Vorherrschaft behält, wird es die kleine Nische unserer Lebensreiche nicht mehr geben.

Die neue Psychotherapie

In der Psychotherapie hat es in den letzten dreißig, vierzig Jahren mehrere Veränderungen gegeben. Erstens haben wir uns vom Reden über Erfahrungen zum Erleben von Erfahrungen und deren Erforschung bewegt. Zweitens haben wir den Körper in die Psychotherapie mit einbezogen, indem wir die Arbeit um alternative Ansätze wie Ernährung, Übungen, Körperarbeit und Bewegung ergänzt haben. Besonders wichtig sind Rolfing, Feldenkrais, Tai Chi, Yoga, Rolf Movement und, uns noch näher, Hakomi-Körperarbeit, die von Pat Ogden am Hakomi-Institut entwickelt und gelehrt wurde. Und wir haben uns von alten Energiemodellen weg- und auf neue Informationsmodelle zubewegt, wie die von Bateson, NLP und Feldenkrais.

Hakomi ist Teil dieses Veränderungsprozesses in der Therapie, der immer noch anhält. Mit seinen Grundsätzen, seinen Methoden und Techniken ist Hakomi eine Therapie, die auf den religiösen, wissenschaftlichen und philosophischen Ideen des neu zutage tretenden Paradigmas beruht. Ich habe viel von älteren Therapieformen übernommen. Aber es ist doch alles auf die neue Sichtweise, auf der die Grundsätze beruhen, abgestimmt und zugeschnitten worden. Hakomi versteht sich als Teil des Übergangs vom Alten zum Neuen. Die fünf zentralen Grundsätze werden im folgenden Abschnitt ausführlich vorgestellt. Der Einfluß des Paradigmenwechsels wird dabei im Detail deutlich. Wir wenden diese Grundsätze kontinuierlich an, um Methoden und Techniken zu stützen und einzuschätzen, um Schüler, Therapeuten und Lehrer von Hakomi bei ihrer persönlichen Entwicklung anzuleiten und sogar um die Fortschritte in Einzelsitzungen zu messen. Die Arbeit wird in vieler Hinsicht von den Grundsätzen getragen, wie ein Kind, das in den Armen seiner Mutter ruht. Wenn wir uns weiterhin von den Grundsätzen leiten lassen, wenn wir offen bleiben für das, was das Universum uns schenkt – wer weiß, welche Blüten wir dann werden wachsen sehen.

Die Grundsätze

In der Sprache der dynamischen Systemtheorie sind die Ziele, die von absichtsvoll handelnden Akteuren in die turbulente Dynamik einer Bifurkation eingegeben werden, die stabilen Attraktoren, die die Stadien des instabilen sozialen Systems innerhalb eines neuen und humanen dynamischen Regimes einfangen.

— Ervin Laszlo

... die Art von Aktivität, die in der Phase der Instabilität vorherrscht, leitet eine Gerichtetheit ein, einen Vektor, der bereits darauf hinweist, welche Richtung von der neuen Struktur zu erwarten ist.

— Erich Jantsch

Unter den Blinden ist der Einäugige König.

— Sprichwort

Die Grundsätze sind der unmittelbarste und wichtigste Teil des therapeutischen Wissens. Wir sagen, daß Therapeuten oder Schüler »innerhalb dieser Grundsätze arbeiten (oder nicht arbeiten)«. Innerhalb dieser Grundsätze arbeiten heißt, sie während der eigenen therapeutischen Praxis als unbewußte Basis zu verkörpern und kontinuierlich aus dieser ganz speziellen Geisteshaltung heraus zu handeln. Wenn ich mit Menschen arbeite, dann ausgehend von einer Seite in mir, die die Grundsätze kennt und nach ihnen lebt. Das fühlt sich an wie ein veränderter Bewußtseinszustand.

Ich würde sagen, daß die Arbeit schon fast getan ist, wenn wir uns innerhalb der Grundsätze bewegen – was übrigens keinerlei Anstrengung bedeutet, wenn Sie sich ihnen erst einmal überlassen. Die Grundsätze sind Teil einer emotionalen Haltung, die die Freiheit und Lebendigkeit des anderen schätzt und respektiert. Und sie sind Teil eines Bewußtseins, das sich streng an das hält, was der andere zum Ausdruck bringt. Dieses Bewußtsein und diese emotionale Haltung nimmt der andere in tieferen Bereichen seines Selbst wahr, und sie laden sein Unbewußtes zur Kooperation ein. Damit wird Therapie unendlich viel leichter. Ohne diese Grundsätze ist es, als würden wir bei der Arbeit im Dunkeln tappen.

Die meisten Menschen, die Hakomi kennenlernen wollen, empfinden bereits eine gewisse Verwandtschaft mit dieser Form von Therapie. Nachdem sie von ihr gehört oder sie gesehen haben, sagen sie: »Ich wußte, daß das richtig ist.« – »Ich arbeite selbst so, ich konnte es nur nicht in Worte fassen.« – »Ich habe das Gefühl, diese Arbeit bereits zu kennen.« Meistens beziehen sie sich dabei auf die Grundsätze. Sie kennen die Methode oder die Techniken tatsächlich nicht, aber etwas fühlt sich gut für sie an und ist ihnen vertraut. Das, was sie schätzen, ist die praktische Umsetzung der Grundsätze. Diese Menschen werden die Arbeit mit Leichtigkeit und Freude lernen.

Wir erforschen die Grundsätze in der Ausbildung und lernen, jeden einzelnen von ihnen als grundlegenden Bestandteil unserer Arbeit zu verkörpern. Immer wieder wenden wir sie an und setzen sie praktisch um – bis wir sie zu einem fundamentalen Aspekt unseres Lebens gemacht haben. Die Verankerung in den Grundsätzen macht uns frei, so daß wir uns wohlfühlen und kreativ sein können. In dem Maße, wie wir sie verkörpern, wenden wir sie ohne Anstrengung oder Überlegung an. Wir fühlen uns wohl mit dem, was wir tun, denn wir wissen, daß wir anderen damit helfen, statt ihnen Schaden zuzufügen. Dieses Gefühl macht uns frei, kreativ zu sein. Die therapeutische Arbeit ist nicht nur ein Job; mit dieser begrenzten Auffassung wäre weder über den Therapeuten als Instrument noch als Künstler oder Heiler viel ausgesagt. Therapie ist heilsam. Mit dem Wissen um die Grundsätze sind wir in mehreren einflußreichen Traditionen verwurzelt, und sie erschließen uns unser Potential, für andere eine Hilfe zu sein.

Die Wissenschaft ist nicht vollständig, schon gar nicht auf geistigem Gebiet. Eine Psychotherapie, die sich in das Selbstbild zwängt, lediglich ein wissenschaftliches Unternehmen zu sein, wäre ebenso unvollkommen. Unsere Therapie besteht nicht nur aus Methoden und Techniken. Ihr Kern ist der Geist der Arbeit.

Organizität: Lebende Systeme

Lebewesen werden aufgrund der überragenden Wichtigkeit von Organisation als Organismen bezeichnet, und jeder Teil des Musters informiert uns darüber, was es in Beziehung zum Ganzen darstellt.

— Robert O. Becker

In der freien Natur gibt es keine Unordnung: keine Pflanze in den fast unendlichen Mosaiken des Mikrokosmos und des Makrokosmos, die nicht an ihrem Platz wäre.

— Gary Snyder

Diese Kreisförmigkeit, diese Verbindung zwischen Handeln und Erfahrung, diese untrennbare Beziehung zwischen einer bestimmten Form des Seins und der Art und Weise, wie die Welt uns erscheint, sagt uns, daß ... jeder Akt des Wissens eine Welt hervorbringt.

— Humberto Maturana & Francisco Varela

Ich habe versucht, mir einen bestimmten Bezugsrahmen für den Ursprung des Lebens vorzustellen, geleitet von einer persönlichen Philosophie, nach der der ursprüngliche Charakter des Lebens eher durch Homöostase als Reproduktion, durch Vielfalt statt Uniformität, durch die Flexibilität der Zelle statt die Tyrannei der Gene, die fehlbare Toleranz des Ganzen statt die Präzision der Teile geprägt ist. ... die qualitativen Züge, die für mich wesentlich sind: Lockerheit der Struktur und Fehlertoleranz.

Die Toleranz für Plunder ist ein ganz wesentlicher Charakterzug des Lebens.

— Freeman Dyson

Das Leben ist ein verdammtes Ding nach dem anderen.

— Mark Twain

Psychotherapie ist Heilung, und Heilung widerfährt nur lebenden Organismen. Sie können ein Auto oder ein Bücherregal, einen Fernseher oder einen Computer reparieren – aber Sie können diese Dinge nicht heilen. Und sie heilen auch nicht von selbst. Nur lebende Systeme heilen; sie werden nicht wiederhergestellt, repariert oder ähnliches. Ein Arzt kann einen Bruch schienen, aber er kann ihn nicht heilen. Heilung ist ein Akt der Selbsterneuerung. Lebewesen können sich nicht gegenseitig heilen, sie können sich nur helfen oder behindern. Das Prinzip der Organizität siedelt Heilung und Kontrolle im Klienten und in der Beziehung zwischen Klient und Therapeut an. Das Wachsen und die Selbstentfaltung des Klienten, seine Antworten und Lösungen, seine Abschlüsse und neuen Schritte – das alles liegt in ihm. Der Therapeut ist da, um den Klienten in seinem Prozeß zu unterstützen, der ihm hilft, den Weg zu finden.

Wenn wir auf der Grundlage dieser Perspektive verstehen und arbeiten, müssen wir uns über den Unterschied zwischen lebenden Systemen und nicht lebenden Systemen im klaren sein. Organizität bezieht sich auf den dynamischen Prozeß der Selbstorganisation – die intern gesteuerte Schöpfung, Selbsterhaltung und Evolution lebender Systeme. Die moderne

Systemtheorie, die theoretische Biologie und die neue Physik haben sich mit dem Versuch hervorgetan, diesen Unterschied zu definieren und zu erklären. Diese neuen Arbeiten beruhen in großen Teilen auf den Untersuchungen von Ilya Prigogine zu dissipativen Strukturen[2], auf den Ideen über »Autopoiesis«, die Maturana und Varela[3] entwickelten, und auf den Überlegungen zur Dynamik der Selbstorganisation, die wir den modernen Systemtheoretikern, vor allem Erich Jantsch und Ervin Laszlo[4], zu verdanken haben. Die spirituelle Tradition, die sich in diesem Grundsatz am deutlichsten äußert, ist der Taoismus.[5]

Diese neue Theorie lebender Systeme ist eine nachdrückliche Bestätigung der persönlichen Freiheit und der natürlichen Intelligenz allen Lebens. Lebende Systeme organisieren sich selbst, erschaffen und erhalten sich selbst und steuern in vieler Hinsicht ihre eigene Evolution. Das Leben ist seine eigene Autorität. Es ist schöpferisch. Es tendiert dazu, herumzuspringen und ständig neue Wege zu finden. Anders als Maschinen kennen Lebewesen Langeweile.[6] Dieser Überschwang von lebenden Systemen wird ausgeglichen durch die unglaubliche Sensibilität für ihre Umgebung. Es liegt in der Natur von Lebewesen, daß sie an ihrer Umgebung mitwirken und mit ihr in Austausch treten. Sämtliche lebenden Systeme müssen für ihre Umgebung offen sein. Sie müssen sich Energie, Materie und Information zuführen, und sie müssen Entropie (Lärm, Abfallprodukte und Unruhe) abführen oder ausscheiden. Leben heißt, sich ständig austauschen, und dieser Austausch ist ein natürlicher, physikalischer Prozeß. Leben ist kein Zufall, und es ist auch unwahrscheinlich, daß wir im Universum allein sind. Allein durch die Tatsache ihrer Existenz sind alle Wesen miteinander verbunden.

Wenn Sie sich den Grundsatz der Organizität zu eigen machen, halten Sie nach natürlichen Prozessen Ausschau und folgen diesen. Sie zwingen dem Prozeß keine äußere Struktur oder eigenen Vorstellungen auf, sondern suchen nach den Quellen von Bewegung und Wachstum und unterstützen diese. Das ist denkbar einfach – Sie geben dem Klienten beispielsweise nach jeder Interaktion Zeit, bevor er von sich aus den nächsten Schritt macht, und lassen ihn seine eigenen Interessen und seine eigene Richtung verfolgen, statt ihn über etwas auszufragen, das Sie interessiert. In einer Autoritätsposition wie der des Therapeuten kann es sehr leicht passieren, daß man die Kontrolle übernimmt und die ganze Sitzung steuert. In der

Hakomi-Therapie gehen wir so weit, die Abwehr, die Gewohnheiten zu unterstützen, die dem Klienten helfen, mit wichtigen Erfahrungen umzugehen. Organische Systeme verfolgen ihre eigenen Wege und Absichten und widersetzen sich, wenn man versucht, sie in Richtungen zu zwingen, die sie nicht einschlagen wollen. Wir haben dies erkannt und mit dem *Abnehmen* einen Weg gefunden, Abwehrstrategien, die das Wachsen eher unterstützen als verhindern, zu begleiten. Das Abnehmen ist die Technik, aber die Akzeptanz der Selbststeuerung des anderen bildet die Grundlage.

Allgemein ausgedrückt, bekräftigt der Grundsatz der Organizität unseren Respekt für das Leben und unser Vertrauen in die Heilungskraft des Individuums. Für die Klientin oder den Klienten wird dadurch eine Atmosphäre der Freiheit, Selbstbestimmung und Selbstverantwortung geschaffen, und der Therapeut kann sich jetzt als Heiler statt als Mechaniker fühlen und auch so handeln. Dieser Grundsatz geht Hand in Hand mit den nächsten beiden Grundsätzen – *innere Achtsamkeit*, die an die Stelle physischer Anstrengungen als Quelle von Veränderungen tritt, und *Gewaltlosigkeit*, die im anderen Menschen die »Partnerin« oder den »Partner« sieht.

Innere Achtsamkeit: Der Weg des Bewußtseins

Wenn du eine Tasse Tee richtig einschenken kannst, kannst du alles tun.

— Gurdjieff

Es gibt zwei Möglichkeiten abzuwaschen. Die kannst die Teller abwaschen, um sie zu säubern, oder du kannst die Teller abwaschen, um sie abzuwaschen.

— Thich Nhat Hanh

Wenn die innere Achtsamkeit oder Aufmerksamkeit im gewöhnlichen Leben auf ein Objekt gerichtet wird, verweilt sie dort selten lange genug zum Zweck der reinen Beobachtung. Meistens erfolgt sofort eine emotionale Reaktion, ein wertender Gedanke, eine Überlegung oder eine zielgerichtete Tat.

— Nyanoponika

Innere Achtsamkeit ist sowohl ein Grundsatz als auch ein Bewußtseinszustand. Als Grundsatz ist sie Teil der meditativen und kontemplativen Traditionen. (Für mich ist insbesondere der Buddhismus wichtig.) Als Einstellung zeugt innere Achtsamkeit von einer Vorliebe für den Weg des Bewußtseins. Sie äußert ihr Vertrauen, indem sie sich Zeit nimmt, Erfahrungen erst einmal zu erforschen, bevor sie aktiv damit umgeht. J. P. Morgan sagte einmal: »Wenn sonst keine Unterschiede bestehen, würde ich mich für den Mann entscheiden, der sein Essen kostet, bevor er es salzt.« Und damit beginnt auch innere Achtsamkeit – lieber zuerst kosten, statt gleich zu tun, zuerst wahrnehmen, wie wir berührt werden und wie unser Bewußtsein angesprochen wird, wie wir unsere Erfahrung organisieren. Innere Achtsamkeit ist Bestandteil einer Tradition, die erkennt, daß das Bewußtsein ebenso real ist wie die Materie, vielleicht sogar realer. Sie erkennt auch Organizität, Offenheit und Sensibilität an und läßt zu, daß die innere Weisheit des Klienten Veränderungen durch Wachheit statt durch Anstrengung bewirkt.

So, wie wir innere Achtsamkeit in der Hakomi-Therapie anwenden, könnten wir sie als »Meditation mit Beistand« bezeichnen. In der Therapie ist ihr größter Effekt der, daß wir länger bei der Erfahrung bleiben, ohne daß sofort »eine emotionale Reaktion, ein wertender Gedanke, eine Überlegung oder eine zielgerichtete Tag folgt.« Es geht darum, etwas länger zu verweilen, mehr Information zu gewinnen und zuzulassen, daß die Dinge von selbst geschehen. Hochkomplexe lebende Systeme wie wir Menschen organisieren ihre Wahrnehmungen und ihr Handeln um zentrale Bilder und Überzeugungen. Wenn wir unseren alltäglichen Geschäften im Zustand des gewöhnlichen Bewußtseins nachgehen, üben diese Kernüberzeugungen Kontrolle aus, ohne daß wir ihres Einflusses gewahr sind. Sie arbeiten unbemerkt im Hintergrund. Eines der Hauptziele des therapeutischen Prozesses besteht darin, dieses organisierende Material ins Bewußtsein zu holen, zu erforschen und zu verstehen. Innere Achtsamkeit als Bewußtseinszustand ist das Werkzeug, das wir hierzu benutzen.

Innere Achtsamkeit als Bewußtseinszustand weist folgende typischen Merkmale auf: Sie konzentriert sich auf die augenblickliche Erfahrung, traditionell ausgedrückt, auf den Bewußtseinsinhalt. Unsere innere Achtsamkeit kann sich nicht auf die Vergangenheit beziehen; wir wissen lediglich, was wir von der Vergangenheit erinnern, aber das Erinnern selbst findet in der Gegenwart statt. Der Weg zu innerer Achtsamkeit besteht darin, unsere Aufmerksamkeit in der Gegenwart zu zentrieren. Innere Achtsamkeit ist »willentlich passiv«. Wir entscheiden uns freiwillig dafür, die gegenwärtige Erfahrung zu beobachten, ohne uns einzumischen. Diese rezeptive

Haltung kann uns, auch wenn sie jeweils nur für kurze Zeit eingenommen wird, reiche Einsichten schenken. Die Aufmerksamkeit im Zustand der Achtsamkeit ist die meiste Zeit über nach innen gerichtet. Wir können jedoch zulassen, daß äußere Einflüsse zum Bestandteil der augenblicklich wahrgenommenen Erfahrung werden. Wenn wir in der Therapie freiwillig so vorgehen, dann, um Erfahrungen hervorzurufen, die wir später durcharbeiten. Wir hoffen, diese Erfahrungen, indem wir sie ins Bewußtsein holen, transzendieren, kennen und abschließen zu können, um weiterzugehen.

Gewaltlosigkeit: Ehrerbietung dem Leben gegenüber

Die Hetze und der Druck des modernen Lebens sind vielleicht der am meisten verbreitete Ausdruck der ihm innewohnenden Gewalt. Wenn wir zulassen, daß wir von zahlreichen widersprüchlichen Sorgen überflutet werden, übermäßig vielen Forderungen nachgeben, zu viele Aufgaben erfüllen und überall helfen wollen, erliegen wir dieser Gewalt. Der Aktivist mit seiner Manie setzt Arbeit mit Frieden gleich. Er zerstört die Früchte der Arbeit, denn er tötet die Wurzel innerer Weisheit, durch die die Arbeit erst Früchte trägt.

— Thomas Merton

… Die ideale Haltung erreichen wir nicht, indem wir uns etwas aufzwingen, sondern indem wir wortwörtlich nichts tun, das heißt, sämtliche Regungen willkürlichen Ursprungs eliminieren, die auf anderen Motiven als dem Stehen beruhen und jetzt automatisch zum festen Bestandteil des persönlichen Einwirkens im Zustand des Stehens geworden sind.

— Moshé Feldenkrais

Wer also das Rechte ohne das Falsche und die Ordnung ohne die Unordnung haben will, der versteht die Grundsätze von Himmel und Erde nicht. Er weiß nicht, wie die Dinge zusammenhängen.

— Chuangtse

Gewaltlosigkeit ist die praktische Anerkennung von Organizität. Gewaltlosigkeit heißt, mit dem Strom zu schwimmen, bei dem zu bleiben, was natürlich ist, denn das ist das, was wächst. Wenn wir gegen den Strom ankämpfen und auf ein lebendes System Zwang ausüben, erzeugen wir Widerstand. Im Taoismus gibt es den Grundsatz des wechselseitigen Entstehens, der auf die Notwendigkeit von Gegensätzen zurückgeht. Ihre Geburt zum Beispiel birgt zugleich Ihren möglichen Tod. Oder wenn Sie noch mehr von den salzigen Erdnüssen essen, die gerade herumstehen, werden Sie bestimmt noch ein Bier bestellen. In der Therapie heißt das: Wenn Sie Gewalt ausüben, werden Sie auf Widerstand stoßen.

Therapeutische Gewalt ist sehr subtil. Für Menschen, die mit den autoritären Vorbildern unserer Gesellschaft aufgewachsen sind, ist sie nicht so offensichtlich spürbar. Wenn jemand davon ausgeht, er wisse, was für andere am besten ist, haben Sie ein Beispiel für Gewalt – das Gegenteil von Organizität. Stellen Therapeuten Fragen, um Informationen für sich zu gewinnen, und unterbrechen den Klienten entsprechend oft, ist das Gewalt, die den Boden für Widerstand bereitet. Der Klient mag dableiben und die Stunde ableisten, aber etwas in ihm beginnt in Verteidigungshaltung zu gehen und Widerstand zu leisten. Gewalt in der Therapie heißt nicht, anderen vorsätzlich physischen Schaden zuzufügen. Der Fehler beginnt da, wo wir nicht den ganzen Menschen akzeptieren, der als Klient zu uns kommt, einen Menschen mit seiner eigenen Geschichte, seinen eigenen Vorstellungen, Bildern, Bedürfnissen, Wünschen, Fähigkeiten und Rhythmen. Gewalt heißt, daß Sie zu sehr auf sich bezogen und in Ihren eigenen Vorstellungen befangen sind, um für einen anderen Menschen wirklich heilsam zu sein.

Gewaltlosigkeit wird geboren aus einer Haltung der Akzeptanz und einer aktiven Aufmerksamkeit für die Art und Weise, wie die Ereignisse sich auf natürlichem Wege entfalten. Sie arbeitet Hand in Hand mit innerer Achtsamkeit, die uns hilft zu verstehen, ohne uns einzumischen. Das zu lernen braucht viel Zeit. Natürlich finden wir diese Haltung sowohl im Buddhismus als auch im Christentum als zentrale Lehre mit langer Tradition, über die in beiden Religionen sehr viel geschrieben wurde.[7]

In der Therapie zeigt sich Gewaltlosigkeit auf mehreren Ebenen. Eine wichtige Ebene ist unser Umgang mit dem, was wir »Abwehr« nennen. (Das klingt, als müßten wir eventuell angreifen.) Ich nenne dieselben Verhaltensweisen lieber das »Managen von Erfahrung«. Wenn wir das entsprechende Verhalten als Abwehr bezeichnen, äußert sich darin unsere Einstellung zu Zwang und Autorität, und wir beschwören damit das Bild herauf, daß der Klient sich dem Therapeuten entgegenstellt. In der Hakomi-Therapie erheben wir keinerlei Einwand gegen die Bemühungen des Klienten, mit seinen Erfahrungen umzugehen. Wir unterstützen ihn in seinem Bemühen, um ihm die sichere und kontrollierte Möglichkeit zu geben, seine Erfahrungen tiefer und vollständiger zu erforschen. Jeder Versuch, gegen dieses Selbst-Management vorzugehen, trifft ohnehin auf Widerstand und macht die Arbeit anstrengender und schmerzlicher als nötig. Im Management des Klienten zeigt sich schließlich sein ganz konkretes Bemühen, mit dem realen Schmerz und der realen Angst in vielen Situationen umzugehen. Er benutzt ein altes und wertvolles Werkzeug, um seiner Welt zu begegnen. Wenn wir ihn dabei unterstützen, äußert sich darin tiefer Respekt für den ganzen Menschen.

Gewaltlosigkeit zeigt sich auch dort, wo wir die Erfahrung betonen, statt Ratschläge oder Interpretationen zu liefern. Wir sind nicht da, um Probleme zu lösen oder dem Klienten zu sagen, wer er ist. Unsere Verantwortung besteht darin, dem Klienten zu helfen, zu bestimmten Schlüsselerfahrungen zu gelangen, die er vorher nicht gemacht hat und die ihm seine Möglichkeiten zeigen. Indem wir das Unbewußte zur Mitarbeit gewinnen, dem Klienten in seinem eigenen Rhythmus folgen und ihn darin unterstützen, schaffen wir eine Situation, in der die Erfahrungen, die stattfinden müssen und wollen, sich auf natürliche Weise entfalten. Wenn wir den Klienten unterstützen, tut er die Arbeit, die er zu tun hat, und wenn der Klient sich dann diese Arbeit zu Recht als sein Verdienst zuschreibt, ist das ein Zeichen für unseren Erfolg.

Körper-Geist-Einheit

... Aus diesen Ergebnissen geht hervor, daß es bei vielen, wenn nicht allen Heilungsverfahren eine 55-prozentige Reaktion auf Plazebomedikamente gibt. Diese durchgängige Reaktion legt auch nahe, daß ein unterschwelliger Mechanismus oder Prozeß im Klienten abläuft, der auf die Kommunikation von Körper und Geist sowie Heilung hinweist, ganz gleich bei welchem Problem, Symptom oder welcher Krankheit.

— Ernest Rossi

In der entscheidenden Analyse zeigt sich, daß die Fähigkeit des menschlichen Nervensystems, individuelle Muster zu bilden, oder die Fähigkeit, aus persönlichen Erfahrungen zu lernen, im Menschen so viel größer ist, daß wir sie als neue Qualität bezeichnen können.

— Moshé Feldenkrais

Einheit heißt Anerkennung der Komplexität und der ihr innewohnenden Unberechenbarkeit des Ganzen für die Teile, die Erkenntnis, daß jeder einzelne Lebensaspekt auf sämtliche anderen Lebensaspekte Einfluß nimmt. Einheit heißt, wir sehen Muster und Interaktionen und nichtlineare Einflüsse. Gute Beispiele dafür sind die Akupunktur und Theorien über selbstorganisierende Systeme.[8] Geist und Körper sind ein solches System.

Geist und Körper beeinflussen sich gegenseitig. Sie interagieren. Mit diesem Grundsatz begibt sich die Hakomi-Therapie in das Lager des Körper-Geist-Interaktionismus.[9] Mein besonderes Interesse gilt dem Einfluß, den zutiefst verinnerlichte Überzeugungen, Leitbilder und bedeutsame frühe Erinnerungen auf das Verhalten, auf die Körperstruktur und sämtliche physiologischen Ebenen haben – vom zellularen Stoffwechsel und der Stärke des Immunsystems über die Blutzirkulation und die Verteilung von Hitze und Muskelspannung im Körper bis hin zum Ausdruck dieser Überzeugungen in Haltung, Bewegung, Gestik und Gesichtsausdruck. Natürlich übt auch der Körper Einfluß auf den Geist aus – von ererbten Talenten bis zu bestimmten negativen Stimmungen, die zum Beispiel mit der Erkrankung der Leber einhergehen. Diese Einflüsse verlaufen oft kreisförmig und werden auf komplexe Weise durch die Operation von Feedbackschleifen gesteuert. Wir werden einige dieser Schleifen untersuchen, wenn wir uns anschauen, wie Verhaltensmuster und Glaubenssysteme sich gegenseitig verfestigen, aber da es in diesem Buch um den Wechsel von zentralen Überzeugungen und Bildern zum Zweck der Veränderung von Erfahrung geht, konzentriere ich mich vor allem darauf, wie der Geist Einfluß auf den Körper nimmt.

In der Therapie versuchen wir kontinuierlich an der »Schnittstelle von Geist und Körper« zu arbeiten. Wir arbeiten mit der Interaktion von Überzeugung und Erfahrung, Bild und Emotion. Manchmal konzentrieren wir uns auch auf Überzeugungen und Bedeutungen und untersuchen die dadurch wachgerufenen Erfahrungen. Wir wechseln ständig die Richtungen und gehen kontinuierlich von der einen zur anderen über, während wir so dicht wie möglich an der Schnittstelle von Geist und Körper bleiben.

Einheit: Ein partizipatorisches Universum

Diese Art des Bewußtseins – auf die ich mich in diesem Buch als »partizipatorisches Bewußtsein« beziehen werde – beinhaltet den Zusammenschluß oder die Identifikation mit der eigenen Umgebung und zeugt von einer psychischen Ganzheit, die vor langer Zeit von der Bildfläche verschwunden ist.

— Morris Berman

Wir beschäftigen uns mit der Tendenz der Natur, Ganzheiten zu erzeugen, die aus Einheiten bestehen, welche durch Kommunikation miteinander verbunden sind. Genau dadurch wird aus einem Körper ein lebendiges Wesen, das agiert, als besäße es einen Geist – den es in der Tat besitzt.

— Gregory Bateson

»Eine psychische Ganzheit, die vor langer Zeit von der Bildfläche verschwunden ist«, so sagt Morris Berman. An diese Ganzheit muß ich denken, wenn ich ein neugeborenes Kind betrachte oder wenn, wie es kürzlich geschah, ein Maori-Mann aus Neuseeland für unsere Gruppe ein Maori-Abschiedslied sang. Sein Lied erzählte davon, wie er über das Meer davonfuhr. Abschiednehmen und lange Reisen sind für das Inselvolk der Maori immer mit dem Meer verbunden gewesen. Als er sang, konnte ich seine Liebe zum Meer spüren und seine Vertrautheit mit dem Meer. Ich hatte das Gefühl, daß auch wir uns dort auf dem Meer befanden und davonsegelten. Dieses Gefühl war ebenso real wie der Raum, in dem wir uns aufhielten. Die psychische Ganzheit des Sängers war keineswegs von der Bildfläche verschwunden – sie schuf vielmehr dieses Bild und machte es möglich, daß er das Meer und den Himmel, sein Volk und seine ganze Welt mitnahm, weil all das in ihm war. Sein Universum war ein partizipatorisches Universum. Er war seine Familie, sein Volk und die ihn umgebende Natur, und zwar auf eine Weise, die wir verloren haben. Er gehörte zu seiner Welt und fühlte sich in ihr so wohl, wie wir es nie erlebt haben.

Einheit heißt Zugehörigkeit, heißt Teil von etwas sein, heißt hören und gehört werden. Für viele Therapien ist Integration und Harmonie ein Hauptanliegen. Feldenkrais, Rolfing, Osteopathie, Akupunktur und Gestalttherapie sind Beispiele dafür. Ob wir über Menschen sprechen, die sich zu einer Familie zusammenschließen, Muskeln, die sich für eine Bewegung koordinieren, Organe, die in einem gesunden Körper harmonisch zusammenarbeiten, oder Gedanken, Vorstellungen, Überzeugungen, Impulse, Pläne, Gefühle und Erinnerungen, die zu einem einzigen Selbst verschmelzen – all diese Systeme zeugen von Einheit und Integration. Wir studieren solche Systeme, indem wir erforschen, wie sie die Kommunikation zwischen ihren Teilen fördern und unterstützen, und umgekehrt, wie sie zusammenbrechen, leiden und sterben, wenn die Kommunikation zusammenbricht und stirbt.

Für die östlichen religiösen Traditionen ist diese Einheit real und die Vorstellung, wir seien getrennte Wesen, eine Illusion. Die fundamentalste und destruktivste Illusion besteht in der Unterscheidung zwischen dem Selbst und anderen. »Selbst« bedeutet hier nicht, daß wir ein Mensch oder ein Körper sind, sondern daß wir von einer grundlegenden Getrenntheit ausgehen und danach leben. Das ist die ursprüngliche Lüge. Wir können die Bewegung von der Einheit zur Dualität mit der einer holographischen Wellenfront zu Bildern von getrennten Objekten vergleichen. Ein Hologramm ist ein Netzwerk von Wellenmustern, das der bewegten Wasserfläche eines Sees bei Regen gleicht. Wir haben die Muster zu entschlüsseln, wenn wir getrennte Objekte wahrnehmen wollen. Wir müssen dieses sich vermischende, integrierende, holographische Universum in getrennte einzelne »Selbst« und »andere« aufsplittern. Dafür brauchen wir Kodierungsmechanismen. Laut Karl Pribram sind sämtliche Sinne solche Kodierungsmechanismen, einschließlich des Tastsinns. Der Osten hat immer gewußt, daß die Sinne lügen. Wir sehen uns gegenseitig als getrennte Objekte, weil wir uns durch unsere Augen betrachten und gelernt haben, von uns und anderen in dieser Form zu denken. Das Herz, das keine Grenzen kennt, sieht das anders.

Wir zersplittern unser Universum auf mehreren Ebenen. Ken Wilber behandelt dieses Thema sehr detailliert.[10] Der große Bruch geschieht, wenn wir uns dafür entscheiden, getrennte Wesen zu sein. Wir spalten uns aber noch weiter auf in Geist und Körper. Besonders diese Ebene ist zum Gegenstand ausgedehnter Forschungen, religiöser Praktiken und endloser Spekulationen geworden. Und schließlich trennen wir nicht nur Geist und Körper voneinander, sondern splitten auch den Geist selbst in Einzelteile auf. Unsere Fähigkeit, Erfahrungen zu machen, nimmt durch die Spaltung der Körper-Geist-Einheit großen Schaden. Und wenn der Geist in »Ich« und »Nicht-Ich« gespalten ist, gehen Ganzheit, Integrität und Harmonie auf jeder Ebene verloren. C. G. Jung bezeichnete diese Bereiche des Geistes als »Schatten« und »Persona«, das Verborgene und die Maske. Keines von beiden ist real. Wir spalten uns auf in Seiten, zu denen wir uns bekennen und für die wir Verantwortung übernehmen, und solche, die wir ausgrenzen. Wir sagen nicht bewußt, dies bin ich und das bin ich nicht. Wir hören diese anderen Seiten nicht; wir lauschen ihnen nicht, schauen sie nicht an und spüren sie nicht, sondern vermeiden sie aktiv.

Die Psychotherapie arbeitet darauf hin, die einzelnen Seiten zum Kommunizieren zu bringen, ob es sich nun um die Mitglieder einer Familie, Körper und Geist oder einzelne Facetten des Geistes handelt. Jemandem zu helfen, diese Seiten aus ihrem Versteck zu locken oder sich offen und direkt zu äußern, ist eine Kunst, die hochentwickelter Fertigkeiten bedarf. Ich halte auf diesem Gebiet die Gestalttherapie für ausgezeichnet. Gestalttherapeutinnen und -therapeuten arbeiten mit der Sprache von Drama und Theater. Bei dieser Therapie geht es um die Interaktion der einzelnen Seiten, die wir spielen. Die Betonung liegt immer auf den Teilen und dem Ganzen. Auf dem »heißen Stuhl« entwirft der Klient einen Dialog. Er spricht zu der Projektion einer Seite von sich, zu der er sich nicht bekennen will und die er weggestoßen hat. In diesem Dialog beginnen die Teile wieder miteinander zu kommunizieren. Das ist das Wichtigste bei diesem Prozeß – die Kommunikation wieder in Gang zu bringen. Nicht nur der Dialog ist bedeutsam, sondern der Prozeß selbst. Perls vertraut darauf (und ich schließe mich ihm an), daß die Teile ihre Differenzen klären und in Harmonie kommen können, wenn wir sie dazu bringen, wieder miteinander zu kommunizieren. Das geschieht mit Sicherheit nicht, wenn sie sich nicht austauschen. Die Chance für Integration ist sehr viel größer, wenn der Dialog in einer sicheren und anteilnehmenden Umgebung wie in einer heilsamen Beziehung stattfindet.

Der Drang, sich zu vereinen, ist eine heilende Kraft. Durch den Prozeß der Kommunikation werden Teile zu einem Ganzen organisiert, und darin besteht die Heilung. »Die Psyche hat den spontanen Drang, sich neu zu organisieren«, schreibt Ken Wilber. Laut Feldenkrais reorganisiert sich auch das Nervensystem spontan. Wenn die Teile, die an einer Bewegung beteiligt sind, miteinander kommunizieren, integrieren sie sich spontan zu dem Ablauf, der am wenigsten anstrengend ist. Das Unwesentliche entfällt. Gesundheit ist eine natürliche Folge der Aufmerksamkeit, die jeder Teil des

Ganzen den anderen Teilen schenkt. Darin gründet das Vertrauen von Heilerinnen und Heilern.

In der Therapie versuchen wir eine Kommunikation zwischen Bewußtem und Unbewußtem, zwischen Geist und Körper herzustellen und zu fördern. Durch innere Achtsamkeit schaffen wir Gelegenheiten für das Unbewußte, sich auszudrücken sowie gesehen, gehört und gefühlt zu werden. Indem wir uns auf die Schnittstelle von Geist und Körper konzentrieren, arbeiten wir daran, Kommunikationskanäle zwischen beiden zu öffnen. Wenn wir mit dem Kind arbeiten, kommt oft eine Seite zur Sprache, die lange Zeit unterdrückt und stumm gewesen ist. Und auch wenn die Klienten zu Einsicht und Sinn gelangen und sich selbst zu akzeptieren beginnen, ist es wiederum eine Seite, die die andere versteht oder akzeptiert.

Das Prinzip der Einheit besagt, daß das Universum im Grunde ein einziges Beziehungsgeflecht ist, das in seinen sämtlichen Aspekten und Komponenten untrennbar mit dem Ganzen verwoben ist und nicht isoliert existiert. Diese Auffassung steht in scharfem Kontrast zur atomistischen und Newtonschen Sicht von unzerstörbaren, unteilbaren und isolierten Teilen von Materie, die in einem ansonsten absolut leeren Behälter mit Namen »Raum« schweben. Die Folgen für das Bewußtsein, das diese gegensätzlichen Anschauungen der Realität erzeugen, betreffen sämtliche Ebenen des Seins und des Lebens.

Wir bewegen uns in diesem Grundsatz der Einheit, wenn wir unsere Aufmerksamkeit auf die Aspekte von uns selbst und anderen lenken, die isoliert sind und sich im Konflikt miteinander befinden. Wir machen uns diesen Grundsatz zu eigen, wenn unser Weg von Akzeptanz und Neugier geprägt ist; wenn unser Ziel darin besteht, sämtliche Aspekte einer Person zusammenzubringen: Geist und Geist, Geist und Körper, Selbst und Universum; wenn das Wissen, daß wir miteinander und mit dieser Welt verbunden sind, mit unserem Sein verwoben ist. Dieses Wissen ist die heilende Kraft unserer Arbeit.

Batesons Thesen

In *Geist und Natur* schreibt Gregory Bateson, daß sämtliche Systeme, denen man einen Geist zuschreibt, bestimmte Qualitäten, bestimmte typische

Eigenschaften aufweisen. Er beschreibt diese Eigenschaften in Form einer Reihe von Thesen und stellt fest, daß diese sowohl auf den menschlichen Geist als auch auf die Natur zutreffen. Die Natur, wie Bateson sie definiert, hat einen Geist. Sie handelt intelligent. Wenn wir die Evolution betrachten, zeigt sie sich als intelligenter Prozeß – klug und strategisch. Das gleiche gilt für ökologische Systeme. Im folgenden möchte ich Batesons Thesen und ihre Verwandtschaft mit den Grundsätzen von Hakomi erörtern.

Wir wollen die sechs Thesen Batesons, mit denen er sämtliche Systeme beschreibt, die Geist haben, im einzelnen anschauen. Die erste These lautet, daß ein Geist aus Teilen besteht, die zu einem Ganzen organisiert sind. Von den Teilen zum Ganzen – der Grundsatz der Einheit. Wenn Sie einmal einige Tage lang in diesen Begriffen denken, werden Sie sehen, daß unglaublich viele Systeme – Familien, menschliche Organe, Fußballmannschaften – diese Qualität aufweisen. Von den Teilen zum Ganzen. Von Atomen zu Molekülen. Von Sternen zu Galaxien. Hier geht es ebenfalls um Organizität und selbstorganisierende Systeme.

Die zweite These sagt: Die Teile kommunizieren. Die Teile organisieren sich zu einem Ganzen, indem sie kommunizieren und Information austauschen. Wir haben es nicht mit Energie, sondern mit Information zu tun. Die osteopathische Medizin ist ein Beispiel für ein solches Informationsmodell. Osteopathie beruht auf der Vorstellung, daß eine Krankheit einen Zustand darstellt, in dem Botschaften nicht mehr von einem Teil des Körpers in den anderen gelangen. Wenn Sie krank sind, haben Sie ein Kommunikationsproblem. In der Osteopathie ist die Wirbelsäule der Hauptkanal für Botschaften. Wenn ein Osteopath die Wirbelsäule reguliert, versucht er, die einzelnen Teile des Körpers zu einer besseren Kommunikation anzuregen. Selbst die Theorie der Krankheitserzeuger kann als Informationsmodell gelten: Ein Teil des Immunsystems macht die Erreger nicht ausfindig oder läßt die entsprechende Information den entscheidenden Teilen nicht zukommen. Sonden geben, Zeuge sein, Abnehmen – diese Techniken ermöglichen es in der Hakomi-Therapie, Informationen über unsere Selbstorganisation zu gewinnen. Wir könnten sagen, ein Teil von uns lernt, mit einem anderen zu kommunizieren. Von den Teilen zum Ganzen durch Kommunikation und Information.

All diese Heilungssysteme, die auf Kommunikation beruhen, vertrauen auf eine bestimmte Orientierung. Hilf der Wirbelsäule, sich aufzurichten, damit die Botschaften übermittelt werden können, und die Funktion des Systems wird verbessert. Das Vertrauen basiert auf dem Phänomen, daß das System sich durch eine offene Kommunikation der Teile untereinander selbst korrigiert. Wenn Sie festgefahren sind, gilt folgende Strategie: Machen Sie langsamer; seien Sie wach und neugierig; sorgen Sie dafür, daß die Teile klare Informationen austauschen, und Sie werden zu einer automatischen, spontanen Lösung gelangen und eine Verbesserung der Funktion erreichen. In der Hakomi-Therapie erforschen wir sehr genau die Gewohnheiten, die dem Informationsaustausch und der spontanen Reorganisation im Wege stehen, und arbeiten damit. Wir sprechen davon, »Optionen an den Barrieren« zu schaffen.

Die Fähigkeit zur Selbstkorrektur (Heilung) ist eine Eigenschaft sämtlicher lebender Systeme. Wenn Sie sich bewußt bewegen, verbessert die Funktion sich »spontan«. Der Organismus weiß, wie er integrieren kann. Zur Neuorganisation kommt es, wenn die Teile wieder miteinander kommunizieren. Die Nackenmuskeln wissen, was das Becken tut. Sie sind nicht mehr isoliert voneinander, sondern treten in Beziehung, in Resonanz. Sie beginnen, als ein Ganzes zu agieren. Da eine solche Integration zum Besten des Organismus ist, finden wir in sämtlichen lebenden Systemen einen stark ausgeprägten Impuls zur Ganzwerdung. Die Teile kommunizieren – und das ist Batesons zweite These.

Die dritte These besagt, daß Energie kollateral ist. Grundlegend ist Information. Das Wesentliche am Geist ist nicht die Art und Weise, wie er mit der Energie umgeht, sondern wie er Information verarbeitet. Natürlich müssen Sie auch Energie haben, welcher Art ist nicht wichtig. Wir haben es mit Information zu tun. Das System muß mit Energie versorgt sein, aber das ist nicht so wesentlich wie der Geist, der diese Energie benutzt. Ein System kann sehr viel Energie beinhalten, ohne besonders viel Geist zu haben. (Denken Sie an die Atombombe!) Sämtliche Muskeln werden von Nerven gesteuert. Der Geist ist das Primäre. Ob viel oder wenig Energie, immer ist es der Geist, der bestimmt, wie diese Energie genutzt wird.

Vielleicht sind wir dabei, das Zeitalter der Energie hinter uns zu lassen. Und damit lassen wir auch das Bewußtsein hinter uns, das auf Macht konzentriert ist und auf der Vorstellung von Mangel beruht. Vielleicht wird der Traum von der grenzenlosen, freien Energie Wirklichkeit. Wenn Energie im Vordergrund steht und als begrenzt gilt, wird die Menschheit sich weiterhin auf Macht und Getrenntheit konzentrieren. Wenn ich Ihnen einen von meinen Hamburgern oder ein paar Liter von meinem Benzin abgebe, habe ich weniger. So sieht das Denken aus, das um Energie kreist. Entweder-Oder. Entweder habe das Benzin ich oder Sie. Aber wenn wir über Information sprechen, sieht die Situation völlig anders aus. Wenn ich Ihnen etwas erzähle, weiß ich es danach noch immer. Aber nachdem ich es Ihnen erzählt habe, wissen wir es beide. Sowohl als auch. Sowohl ich als auch Sie. Das ist das Wesen von Information auf einer praktischen Ebene. Es ist sehr schwer, Information *zu besitzen*. Fragen Sie die Leute, die verhindern wollen, daß Schallplatten und Videos kopiert werden. Anders als Materie und Energie kann eine bestimmte Information sich an zwei Orten gleichzeitig befinden. Ich verliere mein Wissen nicht, weil ich es an Sie weitergebe. Wenn Geist und Information das Primäre, Energie und Gewalt hingegen sekundär sind, entwickelt sich ein völlig anderes Bewußtsein.

Der erste Computer, von John von Neumann, hatte 18 000 elektronische Röhren. Er füllte einen riesigen Raum mit seiner elektronischen Ausrüstung und verbrauchte 140 000 Watt. In diesem System war Energie wichtig (vor allem wenn man selbst die Stromrechnung zahlen mußte). Mein Computer ist inzwischen mit einem Äquivalent von über einer Million elektronischer Röhren ausgestattet und wird mit einem Viertel Watt betrieben. Er braucht weniger Platz als eine Schreibmaschine. Sein Energiebedarf ist nicht der Rede wert, und seine Informationsverarbeitungskapazität sprengt alle Vorstellungen. Der Geist ist ein Informationsssystem. Wenn wir die Organisation des Geistes erforschen, ist Energie kollateral. Auch die Psychotherapie ist ein informationsorientierter Prozeß. Es stimmt, daß das menschliche Energiesystem sehr komplex ist, und es ist wichtig, dafür zu sorgen, daß es richtig eingestellt bleibt. Aber wenn wir uns mit der Organisation menschlicher Erfahrung beschäftigen, hat die Arbeit des Geistes Priorität.

Batesons vierte These lautet: Sämtliche Systeme, die mit einem Geist ausgestattet sind, können nur mit Hilfe von zirkulären oder noch komplexeren Erklärungsmodellen beschrieben werden. Wenn Sie mit Menschen arbeiten wollen, sollten Sie bereit sein, Komplexität zu feiern, Verschiedenartigkeit zu lieben und sich an Ungewißheiten zu erfreuen. Systeme, die einen Geist besitzen, sind komplexer als einfache lineare Systeme.[11] Sie sind nicht wie Billardbälle, die sich gegenseitig in einer bestimmten Reihenfolge anstoßen. Sie können die Arbeit des Geistes nicht linear verfolgen. Systeme mit Geist haben Feedbackschleifen. Sie sind nichtlinear, interaktiv, kreativ und ungleich. Sie bestehen aus Teilen, die miteinander kommunizieren, die sich kreuz und quer unterhalten. Sie können nicht sagen: »Wenn ich diesen Knopf drücke, verhält sich das ganze Ding so und so.« So einfach ist es nicht. Ein System, das einen Geist besitzt, hat seine eigene innere Organisation. Es wird sich an das anpassen, was Sie tun. Und Sie können nicht voraussagen, in welcher Form es sich anpassen wird. Deshalb ist es so schwer zu beschreiben, wie ein bestimmter individueller Geist arbeitet.

These fünf besagt, daß Information kodiert ist. Sie nehmen Ihre Erfahrung und organisieren sie. Das bedeutet kodieren. Im Gehirn existieren keine Bilder; vielmehr wird die visuelle Information, die das Auge erreicht, von diesem in Nervenimpulse umgewandelt. Auf einigen Ebenen ist die Kodierung festgelegt, auf anderen können Sie die Kodierung Ihrer Erfahrung verändern. In der Psychotherapie interessieren wir uns für die Kodierung auf höheren Ebenen, zum Beispiel für unsere Theorien über uns selbst und die Welt. Die innere Überzeugung »Ich muß mir die Anerkennung und Liebe von Menschen verdienen« organisiert beispielsweise sehr viel Erfahrung. Leistungsorientierte Menschen, die sich nicht entspannen und ausruhen können, transformieren ihre Erfahrung oft auf dem Hintergrund dieser Anschauung und gestalten entsprechend ihr Leben, ihre Urteile und ihre Entscheidungen. Wenn solche Menschen hören: »Das haben Sie gut gemacht«, kann das eine starke Wirkung auf sie haben. Auch ihre muskulären Gewohnheiten sind auf Ideen und Gedanken abgestimmt, die mit diesem Thema einhergehen. Sie mobilisieren ihre Muskeln zum Handeln, und ihr Geist konzentriert sich scharf auf die Aufgaben, die zu erledigen sind. Diese These sagt uns also, daß wir unsere Erfahrung organisieren, und das impliziert auf einer höheren Ebene, daß wir die Art und Weise dieser Organisation verändern können.

Die sechste These lautet, daß solche Organisation eine gewisse Hierarchie aufweist. Bateson bezieht sich dabei auf Bertrand Russells Theorie der logischen Typen. Sie können auf eine Tafel schreiben: »Auf dieser Tafel steht nichts.« Diese Äußerung macht laut Russell keinen Sinn. Eine Aussage über die Tafel ist etwas anderes als die Tafel selbst; sie gehört einem anderen logischen Typus an. Diese logischen Typen kommen bei lebenden Systemen ins Spiel, weil wir es mit bestimmten Ebenen der Organisation zu tun haben. Das Selbst als Ganzes ist ein höherer logischer Typus als Geist oder Körper für sich genommen. Ein ganzer Geist ist ein höherer logischer Typus als das Bewußte oder das Unbewußte. Diese Systeme haben logische Ebenen. Es ist wichtig, daß wir diese Ebenen nicht durcheinanderbringen. Sie sind nicht Ihre Gedanken, und Sie sind auch nicht Ihr Körper. Sie sind all dies und noch viel mehr. Auf einer bestimmten Ebene sind Sie das ganze Universum.

Die Grundsätze zu verstehen und sich anzueignen ist bei weitem wichtiger, als Techniken zu erlernen. Die Techniken entwickeln sich spontan aus der Kenntnis der Grundsätze. Ein Gefühl für die Arbeit zu haben ist entscheidender, als die Theorie zu kennen. Wir brauchen beides, aber das Gefühl ist vorrangig. Die emotionale Haltung, die grundlegende psychologische Orientierung der Therapeutin oder des Therapeuten sind von primärer Wichtigkeit. Die Grundsätze sind zwar simpel, aber wir können sie uns nicht in Eile aneignen. Für die meisten Menschen sind innere Achtsamkeit und Gewaltlosigkeit kein unmittelbares Anliegen; meistens sind sie eher an Energien orientiert. Die Grundsätze bergen die Kraft zu lernen, zu wachsen und sich zu verändern, sich zu entfalten und letztendlich frei zu werden. Durch innere Achtsamkeit kann Veränderung mühelos geschehen. Trotzdem ziehen wir es offensichtlich oft vor, uns anzustrengen. Wenn wir kämpfen, können wir natürlich zu Heldinnen und Helden werden. Gewalt und Heldentum gehen meistens Hand in Hand.

»Für die Absichtslosen ist der Große Weg nicht schwer.« Absichtslos. Nicht kämpfen mit dem, was einfach ist. Diese Haltung des Zen ist sowohl für innere Achtsamkeit als auch für Gewaltlosigkeit grundlegend. Der Körper wird aktiv, um mit Situationen so umzugehen, wie der Geist sie versteht. Auf diese Weise spiegelt der Körper das Leben des Geistes wider. Unser Verständnis, unsere Anlagen, Erwartungen und Pläne – all das beeinflußt den Körper. Wenn Sie bestimmte Erwartungen haben, richtet sich Ihr Körper darauf ein, entsprechend zu handeln. Wenn Sie voller Ärger sind, finden Sie mit Sicherheit etwas, worüber Sie sich ärgern können.

Wenn Sie bestimmte Absichten haben, mobilisieren Sie auch Ihren Körper. Wenn Sie sich etwas Bestimmtes wünschen und emotional abhängig sind vom Ergebnis Ihrer Bemühungen und Entscheidungen, ist Ihr Körper beteiligt. Sie können noch nicht einmal etwas stark wollen, ohne daß Ihr Körper sich anspannt, wenn Sie daran denken. Wenn Sie nur einen Augenblick das Gefühl des Wollens oder Sehnens zulassen, werden Sie spüren, wie Ihr Körper sich verspannt. Der Körper greift wie mit einer großen Hand nach dem gewollten Ergebnis. Ein Mensch ohne Absichten hält nicht fest. Der Absichtslose übt auch keinen Zwang auf den Körper aus und verspannt sich nicht vor Begehren. Ein absichtsloser Mensch akzeptiert die augenblicklichen Gegebenheiten. Sein Nachgeben ist ohne Anstrengung und ohne Gewalt. Wenn Sie Ihre körperlichen Verspannungen untersuchen und zu verstehen lernen, erfahren Sie sehr viel über Ihre Kernüberzeugungen. Wenn ich zum Beispiel die Angewohnheit habe, meine Augen weit aufzureißen und die Schultern hochzuziehen, bin ich wahrscheinlich davon überzeugt, daß die Welt sehr gefährlich ist. Ein guter Beobachter kann diese Angst in mir sehen. Auch ich kann sie wahrnehmen, wenn ich innerlich achtsam bin.

Wir brauchen innere Achtsamkeit, um unsere Absichten fallenzulassen, denn ohne innere Achtsamkeit können Sie Ihre Absichten noch nicht einmal kennenlernen. Ohne innere Achtsamkeit sind Sie nicht in Kontakt mit Ihren Überzeugungen und Stimmungen. Wenn Sie nicht aufmerksam und wach sind, handeln Sie aus Ihren Gewohnheiten heraus, reagieren und verhalten sich automatisch. Wahrscheinlich sind Sie ständig aktiv und erledigen Ihre Arbeit, aber Sie lernen, wachsen und verändern sich nicht und werden auch nicht freier. Ohne sich zu beobachten, über sich nachzudenken und sich kennenzulernen, können Sie sich nicht wandeln. Nur wenn Sie wissen, wie Ihre Grundüberzeugungen aussehen, können Sie sie in Frage stellen. Nur wenn »Du weißt, was du tust, kannst du tun, was du willst.« Solange Sie nicht verstehen, wie Ihre Überzeugungen Sie antreiben, können Sie nicht aufhören, den eingefahrenen Wegen zu folgen. Sie sind der Freiheit am nächsten, wenn Sie Ihre tiefsten Überzeugungen in bezug auf Ihre eigene Person kennen und in wahre und präzise Worte fassen können. Innere Achtsamkeit schenkt uns Klarheit. Die Erleuchteteren unter uns haben ihre kindischen Absichten aufgegeben. Sie haben sich in ihren eigenen Geist vertieft und alles losgelassen, was dem Leben und der Wahrheit Gewalt antut. Aber um Ihre Absichten aufgeben zu können, müssen Sie zunächst einmal wissen, daß Sie sie haben und wie sie aussehen.

3

Menschen

Der primäre Grund für starke Konvergenz besteht schlichtweg darin, daß einige Überlebensweisen sämtlichen Organismen, die sie praktizieren, strenge Form- und Funktionsmaßstäbe vorgeben.

— Stephen Jay Gould

Diese abstrakten Formen stellen optimale Lösungen für allgemeine Probleme dar.

— D'Arcy Thompson

Für (Wilhelm) Reich waren Träume nicht länger die Säulen der Therapie. Das Verhalten, das der Patient zu Beginn der Behandlung zeigt, seine Höflichkeit oder Sturheit, seine Sprechweise, seine Kleidung, die Festigkeit seines Händedrucks – das alles gibt Kunde von seinem Charakter. Und der Charakter ist etwas Reales, kann behandelt werden. Hierauf lenkte Reich die Aufmerksamkeit, weg von den Komplikationen des Inhalts und der freien Assoziation, die das Interesse des herkömmlichen Analytikers in Anspruch nehmen und ihn vom Wesentlichen ablenken.

Da das Freudsche Unbewußte grundsätzlich nichts anderes war als latente Empfindungen im Körper selbst, sah Reich keine zwingende Notwendigkeit, die traumatischen Momente bis in die Vergangenheit zurückzuverfolgen oder sich bis zum Ursprung der Verfassung des Klienten zu begeben. Er schrieb: »Die ganze Welt früherer Erfahrungen ist in der Gegenwart in Form von Charakterhaltungen verkörpert. Der Charakter eines Menschen ist die totale Summe all seiner früheren Erfahrungen.«

Der Arzt muß einen traumatischen Augenblick nicht rekonstruieren; dieser Augenblick lebt in jedem Atemzug des Patienten und in jeder seiner Gesten weiter.

— Richard Grossinger

Zentral für einen ganzheitlichen Ansatz bei der Erforschung von Menschen ist der Gedanke, daß die menschliche Aktivität »multifaktoriell bestimmt« ist. Bei der Entwicklung und Bewahrung von Verhaltensmustern, wie wir sie in der Psychotherapie untersuchen, kommen viele verschiedene Einflüsse zusammen. Die Suche nach dem einen großen Trauma, das als Roman- und Filmstoff so beliebt ist, finden wir in der Therapie nicht so häufig. Was einem Menschen wirklich hilft, ist, wenn er sich umfassende Verhaltensmuster sowie jene Überzeugungen, Gefühle, Bilder und Erinnerungen bewußt macht, die diesen Mustern zugrunde liegen. Solche Muster nennen wir *Charakter* oder *Charakterstrategien*. Wir sollten uns klugerweise daran erinnern, daß dies alles »abstrakte Formen« und Vereinfachungen sind. Es gibt in der Welt »da draußen« keine Charaktere, sondern nur Menschen. Die begrenzten Verhaltensmuster, die von Mensch zu Mensch gleich sind, zeugen von ähnlichen Themen und allgemeinen menschlichen Bedürfnissen und Erfahrungen. Diese Tatsache sollte uns aber nicht blind machen dafür, daß jedes Individuum einzigartig ist und auch so behandelt werden muß.[1] Wenn wir die Muster verstehen, können wir das komplexe individuelle Leben eines Menschen als Ausdruck allgemeiner Wurzeln begreifen. Durch die Untersuchung von Charakterstrategien gewinnen wir ein generelles Gefühl für Menschen, dafür, wie sie ihre täglichen Aufgaben bewältigen und anderen Menschen begegnen, wie sie ihr Verhalten erlernt haben und welche Erlebnisse, Erinnerungen, Gefühle und Überzeugungen ihre Lebensstrategien prägen.

Charaktermuster sind die Folge der kontinuierlichen Interaktion des heranwachsenden Kindes mit seiner physischen und emotionalen Umgebung. Diese entwickelten Muster und Strategien können als Stärken betrachtet werden. So gesehen, ist der Charakter eher eine Funktion als eine Fehlfunktion. Aber eine Stärke, die bis zum Punkt des Ungleichgewichts entwickelt wurde, ist auch eine Schwäche, denn wenn eine Funktion einseitig überentwickelt ist, bleiben andere unterentwickelt. Manche Menschen beispielsweise zeigen Stärke, wenn es darum geht, unter schwierigen Umständen durchzuhalten, und zugleich kann dies der Grund dafür sein, daß sie in ihrem Leben wenig Freude und Leichtigkeit empfinden. Bei einem der Muster, die wir untersuchen werden – dem leidend-aushaltenden –, führt die übermäßig entwickelte Stärke, Vorwürfen standzuhalten, zu Schwierigkeiten, Verantwortung zu übernehmen und zu handeln.

Wir können Charaktermuster aus vielen verschiedenen Blickwinkeln betrachten: als Stärken oder Schwächen; Funktionen oder Fehlfunktionen; als Widerspiegelung der Strategien, die andere Geschöpfe anwenden (was ich als »Biostrategien« bezeichne); als Bewältigungsprozeß für den speziellen Streß der Informationsüberlastung[2] und vieles mehr. Ich persönlich ziehe es vor, den Charakter als Strategie zu begreifen.

Biostrategien

In den Küstengewässern Kaliforniens lebt eine bestimmte Sorte von kleinen silberfarbenen Fischen, die zu Tausenden an die Strände kommen, um zu laichen und ihre Eier zu befruchten. Die Fische kommen immer zur Zeit des Vollmonds, wenn die Flut am höchsten ist, so daß die Eier bis zur nächsten besonders hohen Flut ungestört im Sand liegenbleiben. Im endlosen Kreislauf des Meeres hat dieser Fisch sich den Gezeiten angepaßt. Wir können ein solches Ausnutzen der Gezeiten als Strategie des Fisches bezeichnen, denn sein Vorgehen ist sinnvoll und klug. Natürlich sieht es nur so aus, als beruhe alles auf planvollen Überlegungen. In Wirklichkeit ist es Teil des Spiels von Aktion und Interaktion, dem dieser spezielle Fisch nachgeht. Und so kommt es zu der geschilderten Harmonie, bei der der Einfluß des Mondes auf die Gezeiten mit dem Verhalten der Fische so gut zusammenpaßt wie Schlüssel und Schloß. Dieses innige Zusammenspiel des Organismus mit seiner Umgebung legt den Gedanken nahe, daß es geplant und absichtsvoll ist. Und all das, was wir über den Charakter von Menschen wissen, läßt die Vermutung zu, daß wir es hier ebenfalls mit einem wunderbaren und innigen Zusammenspiel zu tun haben, welches Menschen mit ihrer emotionalen und psychologischen Umgebung eingehen, und zwar auf der Grundlage dessen, wie sie sie empfinden. Die Bewältigung von Erfahrung, der Einsatz von Abwehrmechanismen, Gewohnheiten, persönlichen Mythen[3] und Lebensstil – das alles ergibt eine sinnvolle Strategie. Damit kommen wir zum Charakter und den Biostrategien:

Die Tierwelt hat im Umgang mit ihrer Umgebung Verhaltensweisen entwickelt, die den von uns bezeichneten Charaktermustern sehr ähnlich zu sein scheinen. Mein Lieblingsbeispiel sind die Täuschungs- und Tarnmanöver, die wir bei Tieren in zahlreichen Variationen vorfinden. Einige Arten schützen sich vor tödlichen Angriffen, indem sie wie etwas aussehen, was sie gar nicht sind – wie die harmlosen Schlangen und Raupen, die ihren giftigen Verwandten täuschend ähnlich sehen. Das Täuschen ist die Hauptstrategie des Verhaltensmusters, das wir als stark-großzügig oder charmant-manipulativ bezeichnen und das Lowens Beschreibung der narzißtisch-psychopathischen Dimension entspricht.[4] Sich den Anschein von Gefährlichkeit oder Unschuld (oder Wichtigkeit oder Selbstsicherheit oder Lässigkeit) zu geben, ohne es wirklich zu sein oder sich so zu fühlen, ist das wichtigste Manöver der stark-großzügigen Strategie.

Nehmen wir zum Beispiel Vögel und Falter. Manche Falter haben auf ihren Flügeln große dunkle Flecken, die wie die Augen eines größeren Tieres aussehen und mit denen sie die Vögel täuschen. Andere an der Nase herumzuführen, vor allem indem wir ihnen vorgaukeln, größer, stärker, gefährlicher, klüger, reicher oder wichtiger zu sein als sie, ist eine verbreitete Strategie, die sich zum Hauptcharakterzug eines Menschen entwickeln kann. Das gegenteilige Vorgehen, nämlich Harmlosigkeit und Freundlichkeit vorzuspielen, kann ebenfalls zum lebenslangen Täuschungsmanöver werden. Der Anglerfisch beispielsweise hat eine verführerisch aussehende kleine Zunge und ein sehr großes Maul, und Menschen, die sich tarnen und auf der Lauer liegen, um ihre ahnungslose Beute zu fangen, nutzen dieselbe Strategie. Es gibt hier einen Zusammenhang zum leidend-aushaltenden Prozeß. In beiden Fällen wird Unschuld gemimt. Beim stark-großzügigen oder charmant-verführerischen Charakter ist diese Unschuld zentraler Bestandteil der Strategie, beim leidend-aushaltenden ist sie sekundär, Widerspiegelung eines inneren Gefühls von übertriebener Verantwortung.

Einige weitere Biostrategien sind: (1) Erstarren, sich totstellen, Bewegungen zurückhalten und sich möglichst unsichtbar machen – dies sind die Biostrategien derjenigen, die gejagt werden oder in eine Falle geraten. (2) Schwach und hilfsbedürftig aussehen – eine Fortsetzung des infantilen Verhaltens aus der Zeit, in der die Jungen von den Eltern gefüttert sowie warmgehalten und beschützt werden müssen. Von Seehundbabys bis zu kleinen Känguruhs, vom frisch geschlüpften Küken bis zu den Bienenlarven werden alle genährt und versorgt. (3) Die Leidend-Aushaltenden, wie Schildkröten und Muscheln, lassen sich einen starken, unempfindlichen Panzer wachsen, so daß die Angreifer sich an ihnen müde kämpfen. (4) Die Expressiv-Klammernden, wie die großen Schreikraniche, die sich laut kreischend ankündigen, ziehen mit ihrem Verhalten Aufmerksamkeit auf sich und wollen Zuwendung erzwingen. Sie machen meistens viel Lärm um nichts oder haben etwas Aufregendes mitzuteilen, womit sie Aufmerksamkeit bekommen und halten. Natürlich funktionieren diese Strategien. Wenn das Kind Zuwendung von überfokussierten Eltern brauchte, wurde es lauter, kränker oder destruktiver – je nachdem, womit es die Eltern auf sich aufmerksam machen konnte. Also wurde auf den Putz gehauen, und das klappte auch. Genauso wie bei den Stark-Großzügigen das Täuschen funktionierte. (5) Der Arbeitsam-Überfokussierte kommt mir vor wie eine Bulldogge, die mit ihrer hartnäckigen Ausdauer dadurch gewinnt, daß sie sich in die Nase eines größeren Tieres verbeißt und solange festhält, bis das Spiel vorbei ist. Hier heißt die Strategie Beharrlichkeit.

Der Charakter als Strategie

Charakterprozesse sind Strategien. Abwehr ist eine allgemeine Form des Umgangs mit der Welt, eine Möglichkeit, die eigene Erfahrung zu bewältigen. Menschen sind kreativ, und jeder einzelne von uns hat zahlreiche Strategien entwickelt. So können wir also mehrere Theorien über einen Menschen haben, ohne ihn auf einen bestimmten »Typus« festlegen zu müssen. Ein Mensch kann mehrere Typen gleichzeitig verkörpern. Wir müssen uns nicht mehr den Kopf darüber zermartern, welche Typenbeschreibung auf uns oder einen anderen Menschen paßt. Wir sind vielfältige, kluge und komplexe Wesen. Wir müssen Menschen nicht auf Typen reduzieren. Jede systematische Beschreibung menschlichen Verhaltens kann zutreffend und nützlich für uns sein sowie die Muster verdeutlichen, auf die wir treffen. Wir müssen uns nicht darüber streiten, welche Beschreibung die richtige ist. Wir sind nicht auf der Suche nach Ursachen, sondern nach Systemen und Übereinstimmungen. Es geht nicht um die Frage, welches System wahr ist, sondern darum, was ich von jedem lernen kann. Das Wissen darum verändert die Haltung und das Bewußtsein der Therapeutin oder des Therapeuten. Wenn wir den Charakter als Strategie betrachten, bringen wir das Kernmaterial mit dem Charakterausdruck in Zusammenhang. Dieser wiederum ist eine Reaktion auf wahrgenommene Situationen.

Charakterstrategien sind organisierte Reaktionsmuster, die Menschen sich angewöhnt haben. Sie stellen lang erprobte Reaktionen auf realen oder empfundenen Streß oder Ziele, Bedürfnisse und Wünsche dar. Konkrete

Belastungen wie chronischer Schmerz oder Armut sind, so entscheidend sie sein mögen, für unsere Zwecke in diesem Zusammenhang nicht relevant. Wichtig sind hingegen Überzeugungen, Erwartungen, unverarbeitete Emotionen, Unsicherheiten in bezug auf die eigene Person und die Beziehung zu anderen – mit anderen Worten also, die Organisation der Erfahrung durch das Kernmaterial.

Die acht Hauptstrategien, mit denen in der Hakomi-Therapie gearbeitet wird[5]

Sensibel-zurückgezogen Ein Mensch mit diesem Verhaltensmuster benutzt die Strategie, den Selbstausdruck und den emotionalen Kontakt mit sich und anderen auf ein Minimum zu reduzieren. Dieses Muster weist auf das Gefühl hin, daß das eigene Überleben bedroht ist, und das Kernmaterial organisiert die Wahrnehmung, die Gefühle und das Handeln auf der Grundlage des Themas der unausweichlichen Gefahr. Nach außen hin gilt die Hauptunsicherheit der Frage, ob man willkommen ist oder nicht, ob man dazugehört. Diese Menschen fühlen sich wie Fremde in einem exotischen, gefährlichen Land und schränken sich in ihrem Selbstausdruck und ihrem Kontakt mit anderen stark ein. Wenn das Muster sehr verfestigt ist, zeigt die betroffene Person durchweg einige der folgenden Züge: Sie ist zurückgezogen, schüchtern, zieht – vor allem bei Streß – das Alleinsein vor; sie analysiert, denkt, theoretisiert, phantasiert und imaginiert gern; sie kann den Eindruck erwecken, ein kalter, unfreundlicher Mensch ohne Emotionen zu sein; die Figur des Dr. Spock ist, wenn auch eine Fiktion, ein gutes Beispiel; die Person kann sich steif und/oder unbeholfen bewegen; sie ist oft dünn, sehr verspannt und verkrampft.[6]

Abhängig-gewinnend Ein Mensch, der in diesem Verhaltensmuster gefangen ist, setzt die Strategie ein, sich mittels kindlichen und bedürftigen Verhaltens Unterstützung zu verschaffen. Dieses Muster zeigt das Fehlen einer zuverlässigen Quelle von Stärkung an, und das Kernmaterial organisiert die Wahrnehmung, die Gefühle und das Handeln auf dem Hintergrund der Themen Armut, Einsamkeit, Verlassenwerden und Verlust. Die Hauptunsicherheit gilt der Frage, ob man jemals zuverlässig Unterstützung findet. Die Person kann das Gefühl haben, mit einem tragischen Fehler behaftet

1. *sensibel-zurückgezogen*	Reduziere den Selbstausdruck/Kontakt zu anderen auf ein Minimum, suche Zuflucht in Gedanken und Phantasien.
2. *abhängig-gewinnend*	Verhalte dich kindlich, um Unterstützung zu bekommen.
3. *auf sich selbst gestellt/unabhängig*	Mobilisiere die Selbsthilfe und verlasse dich auf dich selbst, suche die Herausforderung.
4. *täuschend 1: stark-großzügig*	Verbirg deine Schwächen, Unsicherheiten und Ängste, gib dich stark, mach dich wichtig.
5. *täuschend 2: charmant-manipulativ*	Verbirg deine wahren Absichten, gewinne andere durch deinen Charme, benutze sie für deine Zwecke.
6. *leidend-aushaltend*	Halte stand und harre aus.
7. *expressiv-klammernd*	Dramatisiere Ereignisse und Gefühle, um die Aufmerksamkeit der anderen zu bekommen, und verhindere jede Trennung.
8. *arbeitsam-überfokussiert*	Arbeite hart, mach immer weiter, lasse dich von nichts ablenken, flüchte dich ins Handeln.

zu sein, so daß andere sie nicht akzeptieren können, und wahrscheinlich ist sie innerlich voller Wut darüber, im Stich gelassen worden zu sein. Wenn sich das Muster tief eingeprägt hat, zeigen sich durchweg einige der folgenden Züge: Die Person neigt dazu, schnell aufzugeben; sie sucht oft Hilfe, nutzt sie aber selten richtig; sie hat sehr geringe Erwartungen, schraubt ihre Bedürfnisse und Wünsche auf ein Minimum herab und wird depressiv. Ihre Körperhaltung zeigt, daß diese Menschen die Tendenz haben zusammenzufallen, und ihr Körper ist oft dünn, weich und von geringer Spannkraft.

Auf sich selbst gestellt/unabhängig Ein Mensch, der dieses Muster lebt, benutzt die Strategie, Selbstunterstützung zu mobilisieren und zu beweisen, daß er allein zurechtkommt. Sein Verhalten spiegelt den Entschluß wider, für sich selbst zu sorgen und niemals auf andere angewiesen zu sein. Das Kernmaterial organisiert Wahrnehmungen, Gefühle und Handlungen auf dem Hintergrund des Themas, Herausforderungen eigenständig zu begegnen. Im Verhalten zeigt sich das, indem diese Menschen die persönliche Herausforderung suchen, wie zum Beispiel beim Bergsteigen, und in der einfachen Tatsache, daß sie immer für sich selbst sorgen, ohne von anderen Hilfe zu erwarten. Selbst in der Therapie hat man den Eindruck, daß diese Person die ganze Arbeit allein leistet. Die Kultfigur dieser Menschen ist der Cowboy, der einsame Kämpfer. Wenn das Muster tief geht, zeigen sich durchweg einige der folgenden Züge: Die Person sucht bei Streß das Alleinsein, arbeitet gern allein, ist aktiv, nimmt Herausforderungen an, erwartet keine Hilfe von anderen und hat einen eher schlanken, starken Körper mit breiten Schultern.

Täuschend 1: stark-großzügig Ein Mensch mit diesem Muster versucht den Eindruck zu erwecken, daß er intelligenter, stärker, unempfindlicher, wichtiger und/oder überlegener ist, als es tatsächlich der Fall ist. Oft sind diese Menschen auch großzügig und kümmern sich um andere. Dieses Muster spiegelt das Bedürfnis wider, andere zu täuschen und zu manipulieren, und das Kernmaterial organisiert Wahrnehmungen, Gefühle und Handlungen auf der Basis des Themas »andere benutzen und selbst benutzt werden«. Ein Mensch mit diesem Muster ist sehr besorgt um sein persönliches Image und den Eindruck, den er auf andere macht. Nach außen hin zeigt sich seine Unsicherheit hauptsächlich darin, daß er Angst hat, nicht respektiert zu werden oder keine Kontrolle zu haben. Sein Verhalten erscheint »glatt« und ist schwer faßbar. Diese Menschen haben meistens das Bedürfnis, eine Machtposition einzunehmen oder eine Autorität zu sein – ganz oben, der Beste, der Führende. Solange man sie ernst nimmt, respektiert und bewundert, unterstützen sie andere bereitwillig. Wenn sich das Muster tief eingeprägt hat, zeigen sie durchweg einige der folgenden Züge: eine Tendenz zur Geheimhaltung, große Schwierigkeiten, mit anderen echt und aufrichtig zu sein, sich verletzlich zu zeigen oder Verletzungen und Schwächen zuzugeben. Der Körper dieser Menschen ist meistens massiv und im oberen Bereich aufgebläht. Sie erwecken den Eindruck, übertrieben groß zu sein. Kultfiguren sind: Superman, berühmte Generäle, Football-Spieler, knallharte Kerle und außergewöhnlich talentierte Menschen. Dieser Menschentyp ist außerdem abenteuerlustig und kreativ oder, in der negativen Version, kriminell und asozial.

Täuschend 2: charmant-manipulativ Ein Mensch mit diesem Muster versucht, seinen Charme einzusetzen, um andere zu überlisten, zu verführen oder zu manipulieren und auf diesem Wege zu bekommen, was er will oder braucht. Menschen, die diese Strategie benutzen, haben Ähnlichkeiten mit den Stark-Großzügigen. Beide täuschen andere, in diesem Fall über ihre Motive und ihre wahren Gefühle, im ersten über die eigene Stärke und Macht. Beide Typen versuchen, andere zu kontrollieren – der eine mit Macht und Großzügigkeit, der andere indem er sich verführerisch und charmant verhält. Das Muster weist auf das Bedürfnis hin, zu verbergen, wer man wirklich ist. Das Kernmaterial organisiert die Wahrnehmungen, Gefühle und Handlungen auf dem Hintergrund von Themen wie attraktiv sein, gewollt sein, etwas Besonderes sein, erwischt, überführt und gedemütigt werden. Die Hauptunsicherheit gilt nach außen der Frage, ob man die eigenen Bedürfnisse auf direktem Weg erfüllt bekommt oder nicht. Diese Menschen erwarten, daß sie aufgrund ihrer Bedürftigkeit und Verletzlichkeit von anderen ausgenutzt werden. Wie der knallharte Kerl, erweckt dieser Typus den Eindruck, falsch und heuchlerisch zu sein. Wenn das Muster tief geht, zeigen sich durchweg einige der folgenden Züge: Die Person versucht, attraktiv zu sein; ihre Bewegungen sind geschmeidig und verführerisch, und sie ist tatsächlich sehr charmant und reizvoll; oft sind ihre Bewegungen und ihr Verhalten stark sexuell gefärbt, und ihre sexuelle Aktivität ist überdurchschnittlich stark ausgeprägt; der Körper ist elastisch und anziehend.

Leidend-aushaltend Ein Mensch mit diesem Muster benutzt die Strategie, standzuhalten (bei Streß, Anstrengung, Verantwortung, Verpflichtung, dem Druck, sich zu verändern, zu bewegen, erwachsen zu werden usw.), den anderen hinzuhalten, sich ihm zu widersetzen und auszuharren. Diese Menschen verhalten sich duldsam, um schwierige Situationen zu überstehen und sich der Kontrolle durch andere zu entziehen. Menschen, die diese Strategie einsetzen, nehmen die Last der Ereignisse auf sich, ohne sich ernsthaft darum zu bemühen, die Dinge zu verändern. Ihre Stärke liegt im Erdulden. Dieses Muster spiegelt die Themen Kontrolle und Schuld wider. Der Versuch (oder vermutete Versuch), diesen Menschen zu kontrollieren, wird mit Verzögerungstaktiken und indirektem Widerstand beantwortet. »Die heftigsten Stürme gehen am schnellsten vorüber.« Das Kernmaterial organisiert Wahrnehmungen, Gefühle und Handlungen auf dem Hintergrund der Themen Schuld, Unzulänglichkeit, Unterlegenheit, keine Fehler machen, andere nicht verletzen, bei Druck Widerstand leisten müssen, festgefahren sein und seine Gefühle nicht ausdrücken können. Die Hauptunsicherheit gilt nach außen hin der Frage, ob man etwas erreichen kann oder nicht, wie gut man Dinge bewältigt, ohne alles zu verderben, und wie es mit dem eigenen Selbstwert steht. Dadurch wird das Handeln blockiert und verzögert. Wenn das Muster tief geht, zeigen sich durchweg einige der folgenden Züge: Die Person fühlt sich festgefahren, machtlos, inkompetent und weniger attraktiv und erfolgreich als andere. Unter Streß wird ein Mensch mit diesem Muster halsstarrig, macht immer langsamer, ist auf das Schlimmste gefaßt und zögert das Unvermeidliche hinaus. Mit seiner unglaublichen Geduld, jahrelang ohne jede Beförderung dieselbe Arbeit zu verrichten, zeigt dieser Mensch, daß er erwartet, anderen »unterlegen« zu sein und auch so behandelt zu werden. Sein Körper ist meistens kurz und gedrungen, von der Art, daß er Druck gut aushält. Dieser Mensch meidet die Verantwortung und bietet seine Dienste nicht freiwillig an. Er verhält sich ruhig und ist eine stärkende Stütze für andere, wobei er vielleicht auch die Rolle des Märtyrers wählt. Gleichzeitig neigt er dazu, Menschen zu bewundern, die nach außen gehen und voller Leichtigkeit und Abenteuerlust sind, Menschen also, die ganz anders sind als er.

Expressiv-klammernd Ein Mensch mit diesem Muster dramatisiert Ereignisse und Gefühle, um die Aufmerksamkeit anderer zu bekommen und zu halten und Trennungen zu vermeiden. Menschen, die diese Strategie benutzen, sind leicht erregbar und fallen auf. Sie verwickeln andere in ihre Angelegenheiten und halten sie bei der Stange. Dieses Muster weist auf unbefriedigte Bedürfnisse nach Aufmerksamkeit und Zuwendung hin sowie auf die Schwierigkeit zu akzeptieren, daß andere sich diesem Menschen auch ohne das ganze Drama zuwenden und ihm zuhören. Das Kernmaterial organisiert die Wahrnehmungen, Gefühle und Handlungen auf der Grundlage der Themen Trennung, weggestoßen werden, geliebt werden, umsorgt werden, geschätzt werden und Aufmerksamkeit bekommen. Nach außen hin zeigt sich die Hauptunsicherheit in der Frage, ob man interessant, attraktiv und gewollt ist oder nicht. Wenn das Muster tief sitzt, zeigen sich durchweg einige der folgenden Züge: Die Person regt sich leicht auf und dramatisiert Dinge. Sie kann sehr laut und/oder emotional sein. Sie kann sich aber auch sehr fürsorglich und mütterlich verhalten, vor allem in einer langfristigen Beziehung. Oder sie verhält sich verführerisch und versucht, auf extravagante Weise die Aufmerksamkeit auf sich zu lenken. Sie kann sich aber auch kindlich und unschuldig geben, wenn damit etwas zu erreichen ist. Menschen mit diesem Muster zögern alle möglichen Trennungen hinaus, und es fällt ihnen schwer, ein Gespräch oder eine Beziehung abzuschließen. Sie können ängstlich oder sehr sensibel sein. Ihr Talent zum Dramatisieren wird unterstützt durch die Fähigkeit, leise Gefühle oder Empfindungen zu verstärken und je nach Bedarf extrem sensibel zu sein. Wir finden dieses Muster bei vielen Menschen, die medial veranlagt sind. Der Körper ist, vor allem bei Frauen, oft voll und sexuell attraktiv.

Arbeitsam-überfokussiert Ein Mensch mit diesem Muster arbeitet hart, bleibt beharrlich bei einer Sache und widersteht jeder Ablenkung. Er sucht Zuflucht in der Aktivität. Dieses Muster weist auf das Bedürfnis nach Leistung und Anerkennung hin. Das Kernmaterial organisiert die Wahrnehmungen, Gefühle und Handlungen auf der Grundlage von Themen wie Perfektion, Konkurrenz, Versagen, sich bemühen, Dinge anstreben und nicht um seiner selbst willen geliebt werden. Nach außen hin zeigt sich die Hauptunsicherheit in der Frage, ob man in den Augen anderer Menschen, die einem wichtig sind, etwas wert ist oder nicht, ob man kompetent, erwachsen und erfolgreich ist. Wenn sich das Muster tief eingeprägt hat, zeigen sich durchweg einige der folgenden Züge: Menschen mit jener Strategie sind arbeitssüchtig und ernst, ihr vorrangiges Interesse gilt der Frage, ob sie ihre Arbeit gut machen und die nächste Aufgabe noch besser erledigen können. Dieser Mensch fühlt sich nicht geschätzt und steht unter Leistungsdruck. Wie beim expressiv-klammernden Stil gibt es auch hier Schwierigkeiten, Arbeiten und Beziehungen abzuschließen. Solche Menschen können schnell frustriert und ärgerlich werden. Sie sind ausgezeichnete Brotverdiener, perfektionistisch und können kalt und geschäftsmäßig wirken. Unter Streß verstärken sie ihre Anstrengungen und arbeiten noch härter. Sie sind gern in Aktion, ihr Körper ist meistens kräftig und sportlich. Ihre Helden sind Menschen, die Großes geleistet haben.

Die Erfahrung, die geschehen will

Im Verlaufe unseres Heranwachsens bilden sich bestimmte natürliche Funktionen heraus wie Stehen, Gehen, Sprechen usw. Wir können Charaktermuster als Unterbrechungen oder Beeinträchtigungen des Wachstums dieser natürlichen psychologischen und sozialen Funktionen betrachten. Durch diese Beeinträchtigungen wird die Funktion nur verstümmelt, verzerrt oder unvollständig erlernt. Ohne den gelungenen Erwerb dieser Funktionen aber können bestimmte Erfahrungen niemals geschehen. Das Ziel der Therapie besteht darin, diese Erfahrungen, die im normalen Wachstumsverlauf hätten geschehen sollen, aber nicht geschehen sind, hervorzurufen und zu integrieren. Im folgenden werden die Kernerfahrungen aufgeführt, die den oben geschilderten einzelnen Charaktertypen fehlen.

1. *sensibel-zurückgezogen*	Sicherheit, das Gefühl, willkommen zu sein, hier in der Welt zu sein, lustvoller Kontakt, frei von Entsetzen
2. *abhängig-gewinnend*	Dankbarkeit, geliebt werden, Überfluß, Bindung, genährt werden, frei von Ansprüchen
3. *auf sich selbst gestellt/ unabhängig*	bereitwillige Unterstützung durch andere, frei von Herausforderungen
4. *stark-großzügig*	echt sein, Schwächen und Bedürfnisse zeigen, nicht ausgenutzt, nicht manipuliert werden
5. *charmant-manipulativ*	echt sein, so akzeptiert werden, wie man wirklich ist, nicht belästigt werden
6. *leidend-aushaltend*	frei sein von Druck, Verantwortung, Schuld, für sich selbst etwas tun und sich ausdrücken dürfen
7. *expressiv-klammernd*	bedingungslos geliebt werden und Aufmerksamkeit bekommen, nicht um Aufmerksamkeit kämpfen müssen, sich auf Beziehungen verlassen können
8. *arbeitsam-überfokussiert*	als der Mensch geliebt und geschätzt werden, der man ist, sich entspannen und spielen dürfen

Charaktergrundlagen

Die Grundlagen des Charakters, wie die Funktion des Nervensystems, die biologische Anpassung, Entwicklung, soziale Interaktion und Organisation der Erfahrung, »erklären« den Charakter nicht in einem reduktionistischen Sinne. Sie liefern uns Gesichtspunkte, die wir bei unserer Arbeit mit einzelnen Menschen anwenden können. Struktur und Verhalten eines Menschen geben uns nur Hinweise auf sein Kernmaterial – Anhaltspunkte, mit deren Hilfe wir ihn wahrnehmen und verstehen können. Ich möchte darauf hinweisen, daß es sich lohnt, den Charakter in einen größeren Zusammenhang zu stellen und ihn vor allem zur Biologie und Systemtheorie in Bezug zu bringen.

Einige grundlegende Dimensionen des Charakters

Für die folgende Übersicht habe ich einige Dimensionen ausgewählt, die sich als wertvoll erwiesen und die ich von Milton Erickson, C. G. Jung und David Shapiro[7] übernommen habe. Sie stellen in der Psychologie ein fortlaufendes Interessen- und Forschungsgebiet dar, und es gibt zu diesem Thema sehr viel Literatur.

Milton H. Ericksons Dimensionen

1. Aufmerksamkeit	—	intern / extern
	—	fokussiert / diffus
2. Distanz	—	absorbiert / objektiv
3. Suggestion	—	direkt / indirekt
4. Kontrolle	—	oben sein / unten sein / gleich sein

David Shapiros Dimensionen

1. Fokus	—	weit / eng
2. Denken	—	global / detailliert
3. Handeln	—	impulsiv / gehemmt

Jungs Dimensionen

Die Funktionen	—	Denken / Fühlen, Empfindung / Intuition
	—	introvertiert / extravertiert

Hakomi-Dimensionen

1. Dispositionen	—	zurückziehen / zusammenbrechen / täuschen / widerstehen / dramatisieren / handeln
2. kortikale Kontrolle	—	gehemmt / impulsiv
3. ANS (Autonomes Nervensystem)	—	sympathisch / parasympathisch

Erörterung

Aufmerksamkeit Eine Input-Funktion. Sie beinhaltet Operationen, die den Fluß der Information zum System modifizieren und kontrollieren. Hier geht es vor allem um die Wahrnehmung der Welt und um die Anfänge sämtlicher Versuche, sich mit der Welt auseinanderzusetzen. Die Aufmerksamkeitsfunktionen sind in Situationen der Informationsüberlastung besonders wichtig. Die Dimensionen der Aufmerksamkeit sind: intern / extern und fokussiert oder diffus.

Intern/extern Individuen haben ihre Aufmerksamkeit immer entweder nach außen (wobei sie die Distanzrezeptoren benutzen) oder nach innen (auf die Körperhaltung, Gefühle, Hunger, Körpertemperatur usw.) gerichtet. Natürlich kann man sich auch Innen- und Außenwelt gleichzeitig zuwenden oder schnell zwischen beiden Welten wechseln. Bei manchen Menschen ist die Aufmerksamkeit so flexibel, daß sie dazu in der Lage sind. Für die Erforschung des Charakters ist die Frage wichtig, ob die Aufmerksamkeit stark in die eine oder andere Richtung tendiert. (Das gilt für jede

Dimension. Selbst auf der Ebene dieser grundlegenden Variablen stellen Charaktermuster Begrenzungen dar.)

Menschen, die nach innen orientiert sind, reagieren leicht verzögert, wenn sie äußere Eindrücke aufnehmen und in eine innere Erfahrung umwandeln. Sie sind gut in Kontakt mit ihren Gefühlen und anderen inneren Abläufen, aber es fällt ihnen wahrscheinlich schwer, sich mit anderen auseinanderzusetzen, sich an neue Orte, Menschen, Menschenmengen, Lärm und ähnliches zu gewöhnen. Diese Form der Aufmerksamkeit entspricht Jungs introvertiertem Typus. Außenorientierte Menschen hingegen sind direkter mit ihrer Umwelt verbunden, haben aber Schwierigkeiten, ihre inneren Zustände wahrzunehmen. Sie entsprechen Jungs extravertiertem Typus und fühlen sich mit Anderen wohler als nach innen orientierte Personen.

Diese Dimension sehen wir beim expressiven und beim arbeitsamen Verhaltensmuster in Aktion. So richten zum Beispiel expressive Menschen ihre Aufmerksamkeit eher nach innen, während die arbeitsamen eher nach außen orientiert sind. Die Leichtigkeit, mit der Expressive (auch Menschen mit abhängig-gewinnenden Verhaltensmustern) von ihren Gefühlen berichten können, ist ein Zeichen dafür, daß sie nach innen orientiert sind. Natürlich fördert die Entwicklung von innerer Achtsamkeit auch die nach innen gerichtete Aufmerksamkeit.

Fokussiert/diffus Die Aufmerksamkeit kann eng oder weit eingestellt sein. Menschen können offen sein für neue Einflüsse aus neuen Quellen, für umfassende Interessengebiete, und dabei flexibel für alle möglichen Eindrücke bleiben. Oder sie konzentrieren sich nur auf eine Sache, ohne neue Eindrücke oder Unterbrechungen zuzulassen. Die Aufmerksamkeit kann sich an umfassenden Mustern orientieren oder im Detail verwurzelt sein. Und sie kann flexibel von einem Pol zum anderen wechseln, was auf sämtliche Dimensionen zutrifft. Menschen, die eher offen sind, können sich umfassendere, globalere Gebiete erschließen und diese integrieren, aber dabei gehen die Details verloren. Mit einer engeren Sicht hingegen können wir entsprechend feine Einzelheiten wahrnehmen, verlieren dabei aber das Gesamtbild aus den Augen. Shapiros Dimension eines engen oder weiten Fokus entspricht der Dimension der Aufmerksamkeit bei Erickson, die ebenfalls fokussiert oder diffus ist. Es ist bemerkenswert, daß mehr als ein Denker auf diesem Gebiet die gleichen Variablen identifiziert hat.

Diese Variable ist eng verbunden mit Kontrollthemen und Denkgewohnheiten. Es erfordert sehr viel Kontrolle, den Fokus angesichts umfassender Störungen zu halten. Dabei fällt mir ein Foto von Nikola Tesla ein, auf dem er in seinem Laboratorium sitzt, umgeben von elektrischen Blitzen aus den größten und raffiniertesten Maschinen, und ruhig ein Buch liest. Das Foto sollte natürlich ein Witz sein. Und trotzdem gibt es – wie wir in Vietnam gesehen haben – Menschen, die sich ruhig einem Götterbildnis zuwenden, während ihr Körper verbrennt. Das paranoide Denken zum Beispiel erfordert, wie David Shapiro ausgeführt hat, eine stark verengte Aufmerksamkeit. Ein diffuser Fokus hingegen ist typisch für den expressiv-klammernden Typus, der eher ein generelles Gefühl für das Gesamtgeschehen als für Details hat. Auch der Denkstil des Expressiven ist global und allgemein; er ist eher an Menschen und Verhaltensmustern interessiert. Er kocht nach Geschmack und Intuition, ohne Rezepte zu benutzen oder die Zutaten genau abzuwiegen.

Distanz Wir können total absorbiert sein und alles um uns herum vergessen, wobei wir jedes Gefühl für Zeit, Raum und sogar für uns selbst verlieren. Wenn wir so vertieft sind, heben wir die Distanz zwischen uns und den Menschen oder Dingen auf, denen wir uns zuwenden. Oder wir fühlen uns getrennt, nicht einbezogen, als ob alles in großer Entfernung passiert, hinter einer Glaswand, fern von unserem persönlichen Bereich und ohne daß wir selbst etwas damit zu tun haben. Dieses Extrem ist das Ideal der Objektivität und der objektiven Wissenschaften. Hier geht es darum, ob wir uns mit ganzem Herzen in etwas hineinbegeben oder auf Distanz bleiben.

Absorption Bezieht sich auf die starken sozialen Bedürfnisse und Neigungen der parasympathischen Typen. Durch ihre Verwicklung mit anderen und ihr Thema, Nahrung und Genährtwerden, sind sie absorbiert. Die Distanzierten, wie die zurückgezogen-sensiblen Personen und andere mit einem ausgeprägt sympathischen Nervensystem, können besser bei sich bleiben und die Menschen in ihrer Umgebung kühl betrachten.

Denkstil Wie der Fokus kann auch das Denken global oder am Detail orientiert sein. Beim ausgetüftelten, analytischen Denken besteht die Tendenz, die praktische, umfassendere Bedeutung der Dinge aus den Augen zu verlieren. Die total verengte Sicht entspricht der paranoiden Suche nach bestimmten Hinweisen, bei der die tatsächliche Realität der aktuellen Situation aus dem Blick gerät. Der globale, impressionistische Denkstil beruht auf einem richtigen Gefühl für Ereignisse und wird oft für intuitiv gehalten. Hier werden die Einzelheiten als unwichtig betrachtet und gehen somit verloren. Diese Dimension ist für Therapeutinnen und Therapeuten wichtig, denn im Verlauf der Therapie müssen wir immer wieder von einem Denkstil zum anderen wechseln.

Die expressiv-klammernde Sicht ist eher global, die sensibel-zurückgezogene und die arbeitsame hingegen enger. In der Therapie kann ein Mensch seine Reaktionen auf eine Sonde sehr detailliert beschreiben und zum Beispiel von einer einzigen Empfindung wie von einem Kribbeln in einem Finger berichten, während der andere von einem totalen Körpergefühl redet. Und entsprechend unterschiedlich wird auch ihr Denken sein. Dies ist eine von Shapiros Dimensionen, und er schreibt in seinen Büchern ausführlich darüber.[8]

Handeln Das Handeln bewegt sich auf einer Skala von äußerst kontrolliert, geplant, bedacht, definiert und bewußt bis zum gegenteiligen Extrem von vollkommen spontan, ungeplant, aus dem Moment heraus, unerwartet und impulsiv. Der leidend-aushaltende Typus ist extrem kontrolliert, während der expressiv-klammernde oft völlig hemmungslos ist.

Suggestion Hier geht es um die Frage, ob ein Mensch auf direkte oder indirekte Einwirkung reagiert, was sehr viel damit zu tun hat, ob er sensibel dafür ist, manipuliert oder grob behandelt zu werden. Die parasympathischen Typen mit ihrem stark ausgeprägten sozialen Empfinden und Taktgefühl reagieren eher auf indirekte Suggestionen, die sympathischen hingegen auf direkte.

Kontrolle sagt etwas über die Position aus, zu der wir in Beziehungen tendieren. Einige Menschen ziehen die Sicherheit und gemeinsame Verantwortung vor, die typisch für eine Beziehung von gleichstehenden Menschen ist. Sie wollen auch entsprechend behandelt werden und widersetzen sich jedem Versuch des anderen, ihnen die Führungsrolle anzutragen oder sie zu unterwerfen. Jemand, der mehrfache Strategien einsetzt, kann seine Kontrollposition in dieser Form benutzen. Andere sind lieber über- oder unterlegen. Die Unterlegenen, wie die leidend-aushaltenden und die abhängig-gewinnenden Menschen, sind darauf aus, daß andere die Verantwortung übernehmen. Die Überlegenen sind aufgrund der Privilegien, die diese Position mit sich bringt, bereit, diese Rolle zu übernehmen. Deswegen finden wir Menschen mit abhängig-gewinnenden oder aushaltenden Verhaltensmustern oft in engen Beziehungen mit stark-großzügigen Partnern oder Partnerinnen.

Jungs Typologie geht von Introvertierten, Extravertierten, Gefühlstypen usw. aus. Dr. Edward Wilson von der Colorado University[7] brachte diese Typen mit physiologischen Variablen wie Gehirnwellenfrequenz, Neurotransmittern und bevorzugtem Streßverhalten in Zusammenhang. Laut Wilson leiten die einzelnen Jungschen Typen ihren Streß in unterschiedliche Körperbereiche wie Muskelsystem, Herz-Kreislauf-System, Nervensystem oder Drüsensystem. Die Empfindungstypen leiten ihren Streß meistens in das Muskelsystem, die Gefühlstypen in das Drüsen- oder Hormonsystem. Der Denktypus agiert seinen Streß über das Herz-Kreislauf-System aus und der Intuitive über das Nervensystem. In der Hakomi-Therapie beinhaltet jedes Charaktermuster eine bestimmte Disposition. Diese Dispositionen sind Tendenzen zu den Extremen, die die beiden Pole eines ausgeglichenen Kontinuums bilden. Weitere Informationen über Charaktermuster finden Sie in Kapitel 16, *Barrieren und Charakterprozeß.*

Die Charakterkunde ist ein traditionelles und umfassendes Gebiet. Besonders möchte ich hier Bücher empfehlen von Steven Johnson, Alexander Lowen, John Pierrakos, Wilhelm Reich und David Shapiro. Den Blickwinkel der Systemtheorie finden Sie in dem Buch *Family Evaluation* von Michael Kerr und Murray Bowen erörtert.

4

Die heilende Beziehung

Die grundlegende Arbeit von Menschen, die im Gesundheitswesen tätig sind, und speziell die von Psychotherapeuten besteht darin, selbst ein ganzes menschliches Wesen zu werden und andere Menschen, die sich im Leben wie ausgehungert fühlen, zu dieser Ganzheit zu inspirieren.

— Chögyam Trungpa

Der beste Führer ist der, der folgen kann.

— Laotse

Alles wirkliche Leben ist Begegnung. Nicht daß Begegnung in Zeit und Raum stattfände, vielmehr finden Zeit und Raum in der Begegnung statt.

— Martin Buber

Einleitung: Eine Hierarchie der Kontexte

Bei der Entwicklung von Hakomi bildete sich eine Hierarchie der Kontexte heraus, und jede neue Ebene dient dazu, die unteren Ebenen zu informieren und zu regulieren. Die Ebene der *Technik* ist die unterste. Techniken sind etwas Greifbares und leicht zu Erlernendes. Sie können in etwa zwanzig Minuten lernen, eine Sonde zu geben. (In dieser Zeit erfahren Sie zwar nicht alles über Sonden, aber Sie können lernen, damit zu arbeiten.) Die Techniken greifen sehr tief, und sie wirken. Die Schüler sehen sofort Erfolge, wenn sie mit Sonden arbeiten, und an diesem Punkt ist die Arbeit sehr aufregend. Je nach Fähigkeiten und Interessen können Schülerinnen und Schüler auf dieser Ebene monate- oder sogar jahrelang arbeiten. Es gibt viele Techniken zu erlernen. Wenn das Lernen sich um diese Ebene dreht, besteht die Tendenz, Techniken überzustrapazieren. In den Anfangsstadien der Ausbildung übernehmen die Schüler alles, was sich ihnen bietet, und arbeiten erschreckend viel mit Sonden. Der Schüler, der fasziniert von den Techniken ist, arbeitet mit einer geistigen Haltung, die Wachheit für kleine Details erfordert. In diesem Zustand ist er noch nicht in der Lage, die größeren Zusammenhänge zu sehen. Der Schüler sucht Gelegenheiten, die Techniken anzuwenden, die er gelernt hat, und weiß noch nicht viel darüber, wie man diese Gelegenheiten aktiv herstellen kann. Mit wachsender Erfahrung fallen ihm dann immer mehr solcher Gelegenheiten auf, und allmählich verlagert sich das Problem zu der Frage, für welche er sich entscheiden soll. Und schließlich fragt er sich auch, warum er gerade diese Technik und keine andere benutzt. Diese Kombination von Meisterschaft und Frustration führt schließlich dazu, daß er sich von den Techniken selbst dem Thema zuwendet, wie er sie auf integrierte, systematische Weise anwenden kann. Die Techniken sind ihm in Fleisch und Blut übergegangen. Die nächste Ebene, die sich zeigt, ist die *Methode*.

Die Methode als nächsthöhere Ebene organisiert die Anwendung der Techniken. Wenn wir die Methode erforschen, kommt uns die Frage: Welcher Charakterprozeß ist dies? In welchem System bewege ich mich, und wie kann ich da herausspringen? Welcher Teil des Prozesses ist dies? Wie leite ich jetzt ein Experiment ein? Wie kann ich mehr Information über dies oder das gewinnen? Ist jetzt ein guter Zeitpunkt für ein kleines Experiment? Wozu soll ich in Kontakt treten? All diese Fragen beziehen sich auf die Methode, den Prozeß und den Charakter. Die umfassenderen Aspekte des Klienten als ganzer Person werden uns mit Macht bewußt. So lernt die Schülerin oder der Schüler zum Beispiel, das innere Kind des Klienten zu erkennen, Kontakt zu ihm aufzunehmen und mit ihm zu arbeiten. Das ist aufregend, und die Arbeit fühlt sich wieder ganz neu an. Auf dieser Ebene lernt der Schüler, daß weniger mehr ist. Er setzt die Techniken seltener und präziser ein. Er erfährt außerdem etwas über Charaktermuster und Strategien und wendet dieses Wissen in der Arbeit an. Er tritt einen Schritt zurück von den augenblicklichen Details und bemerkt umfassendere Muster. Diese umfassenderen Muster – das Bewußtsein lenken, das Hintergrundrauschen vermindern, den Zustand der inneren Achtsamkeit herstellen, Informationen sammeln, Erfahrungen auslösen, die Organisation der Erfahrung untersuchen, mit der Freisetzung von Emotionen arbeiten, das Kind, Transformation, Integration usw. – sind Anliegen der Methode.

Diese Ebene zu meistern braucht sehr viel mehr Zeit. Es gibt viel zu lernen, und das alles muß verarbeitet und zur Lebensgewohnheit gemacht werden. Das Forschen und Praktizieren ist sehr zeitaufwendig. Die Arbeit wird zur Vollzeitbeschäftigung. Auf dieser Ebene kommt wirklich Leben in die Arbeit. Sie wird reicher und befriedigender. Die Schülerin oder der Schüler arbeitet überzeugter mit einem größeren Spektrum der verschiedensten Menschen und geht dabei noch tiefer. Die Methode kann dem Schüler helfen, zu einem sehr guten Therapeuten zu werden. Und doch ist selbst sie begrenzt.

Nach einiger Zeit und viel Praxis kommen wir wieder an unsere Grenzen. Irgendwie reicht die Methode nicht aus. Wir suchen nach einem größeren Zusammenhang, etwas, das über die Methode hinausgeht, so wie die Methode über die Techniken hinausgeht. Jetzt gelangen wir zur Ebene der *Beziehung*. Die Methode ist eingebettet in den Zusammenhang der Beziehung zwischen Therapeut und Klient, und diese ist ausschlaggebend dafür, ob die Methode etwas bewirkt oder nicht. Auf dieser Ebene sind das emotionale Wachstum des Therapeuten und die Tiefe seines Verständnisses entscheidend. Hier beginnen wir, uns als Menschen total einzusetzen. Es gibt auf dieser Ebene für die Schülerin oder den Schüler sehr viel zu lernen.

Während ich mich von einer Ebene zur nächsten bewegte, wuchsen mit zunehmendem Verständnis auch meine therapeutischen Fähigkeiten enorm. Wird eine neue Ebene erforderlich, nimmt das Verständnis offensichtlich gewaltig zu, bis ziemlich plötzlich ein neues Organisationsprinzip zutage tritt. Nachdem ich so viele Details über die Methode gesammelt hatte, daß ich sie gedanklich gar nicht mehr handhaben konnte, erkannte ich auf einmal, daß ich diese Einzelheiten ganz einfach organisieren konnte. Ich hatte eine Vision, bei der der Aufbau einer besonderen Beziehung mit der Klientin oder dem Klienten im Vordergrund stand. Die Essenz dieser Beziehung ist die Mitarbeit des Unbewußten. Sie hängt von zwei komplexen Strukturen ab: der emotionalen Haltung des Therapeuten und seinem Verständnis für die Welt des Klienten.

Die *Grundsätze* sind die höchste Ebene des Kontexts. Sie leiten uns auf sämtlichen Entwicklungsebenen, unterstützen uns aber insbesondere in unserer Fähigkeit, eine heilende Beziehung einzugehen. Die emotionale Haltung der Therapeutin oder des Therapeuten beruht auf den Grundsätzen. Wenn ich mit fortgeschrittenen Schülerinnen und Schülern arbeite, dann arbeiten wir mit den Grundsätzen. Wir konzentrieren uns auf die Frage, wie jeder von uns an sich selbst arbeiten kann, um noch besser zu lernen, »in den Grundsätzen zu ruhen«. Um in der Einheit ruhen zu können, müssen wir begreifen, daß Heilung nicht durch den Therapeuten oder andere externe Einflüsse wie Vitamine oder Antibiotika bewirkt wird. Heilung und Kontrolle liegen beim Klienten und sind Funktionen der Beziehung zwischen Klient und Therapeut. Mit diesem Wissen, dem Wissen, daß ich den Prozeß nicht steuern kann, vermeide ich jede Willensanstrengung. Und da ich weiß, daß der Klient ebenfalls versuchen kann, die Veränderung auf einer tiefen Ebene erzwingen zu wollen, ermutige ich auch ihn, sein Bemühen aufzugeben.

Bei einem meiner Workshops war die Gruppe in kleinen Untergruppen von vier, fünf Teilnehmern dabei, eine Übung auszuführen, die oft starke Emotionen und entsprechende Verarbeitungsprozesse auslöst. Als die Übung ihren Lauf nahm, ging ich von einer Gruppe zur anderen und kam zu einer Frau, die dabei war, mit dem Ausdruck von Widerständen zu arbeiten. Sie lag auf dem Rücken, und mehrere Leute saßen um sie herum und hielten sie sanft an Armen und Beinen fest. Gegen diesen Widerstand arbeitete sie mit Armen und Beinen an und mit den Worten: »Nein! Ich mache das nicht. Ihr könnt mich nicht so behandeln!« Ein anderes Gruppenmitglied, eine Therapeutin, die eher konfrontativ arbeitete, leitete die Übung und hielt die Klientin am Handgelenk fest. Bei jeder Bewegung und jedem Ausruf sagte die Therapeutin: »Gut! Gut!« Ich war nicht glücklich mit dem, was ich da sah. Nach meinem Gefühl lief etwas falsch, auch wenn ich nicht genau wußte warum.

Ich setzte mich zu dieser Kleingruppe und schaute die Therapeutin an. Ich sagte ihr, daß ich an diesem Punkt gern übernehmen würde, und lud sie ein, mein Vorgehen zu beobachten. Sie war einverstanden. Ich wußte nicht, was ich tun würde; ich wußte nur, daß mir das, was passierte, nicht gefiel. Als ich später darüber nachdachte, wurde mir klar, daß ich das Angestrengte nicht mochte. Mir gefiel nicht, daß die Klientin sich unter Druck setzte und kämpfte. Mir gefiel auch nicht, daß die Therapeutin den Prozeß steuerte und die Klientin in ihrem Kampf unterstützte. Es ist mir lieber, wenn die Dinge spontan passieren.

Unser Bemühen entspringt dem Ego. Wenn wir uns anstrengen, erzeugt diese Anstrengung ein Ich sowie etwas, wogegen das Ich ankämpft. In diesem Drama von Kampf und Konkurrenz besteht der Hauptakt in der Erschaffung eines separaten Ich: des Ego. Ohne Kampf gibt es auch kein Drama und keine dramatische Figur. Wenn wir spontan sind, verpufft die Anstrengung, und unser Ego entspannt sich. Diese Entspannung ist für die Heilung ganz wesentlich. Sie ist kein passives Aufgeben, sondern ein Hingeben an den Prozeß, ein Vertrauen zu etwas in uns, das tiefer geht, in Bereiche jenseits des Egos. In der Hakomi-Therapie arbeiten wir bewußt auf die Unterstützung durch das größere Ich hin, und zwar sowohl das des Therapeuten als auch das des Klienten. Mit unserer Form der therapeutischen Arbeit erkennen wir an, daß Heilung etwas ganz anderes ist als alles, was der Therapeut oder das begrenzte, bewußte Ego des Klienten bewerkstelligen kann. Unsere augenblicklichen gesellschaftlichen und persönlichen Mythen feiern das Ego übertrieben. Mit unserer Vorstellung von einem getrennten Ich zerstören wir die Harmonie mit umfassenderen Ichs: der Familie, der Gemeinschaft, der biologischen Welt, dem Universum und Gott. Nur allzu schnell haben wir das Gefühl, von diesen größeren Ichs getrennt zu sein. Und da wir in unserer eingebildeten Situation nichts von der Hilfe wissen, die für uns da ist, beginnen wir zu kämpfen.

Ich bat also die »Klientin«, sich einen Moment zu beruhigen und zu entspannen. Etwas widerstrebend folgte sie meiner Anweisung. Ich wies sie an, nach innen zu gehen und herauszufinden, »was geschehen will.« Welche Bewegung drängte zum Ausdruck? Welche Berührungen von Seiten der Menschen, die sie hielten, fühlten sich genau richtig an? Durch diese Fragen verlagert sich die Kontrolle vom Therapeuten zu einer namenlosen inneren Intelligenz der Klientin. Ich fragte sie nicht, was sie wollte, sondern was geschehen wollte. Damit bitte ich sie in Wirklichkeit, zu einem größeren inneren Ich Kontakt aufzunehmen. Ich bitte sie, die Anstrengung fallenzulassen, nach innen zu gehen und wacher zu werden. Dieser Übergang zu Entspannung und Wachheit ist Hauptbestandteil des Prozesses, bei dem wir in den Grundsätzen ruhen und eine heilende Beziehung schaffen.

Sie begann, sich umzustellen. Sie fühlte sich besser, wenn Beine und Arme sich langsamer bewegten. Auch wir anderen machten langsamer, um sie in ihrem Prozeß zu unterstützen. Ihr wurde immer klarer, daß diese Bewegungen richtig waren, wenn es darum ging, Dinge geschehen zu lassen. Sie fühlten sich gut an für sie. An diesem Punkt ermutigte ich sie, solange bei den Bewegungen zu bleiben, wie sie sich damit wohl fühlte, und abzuwarten, was sonst noch geschehen wollte. Ich stellte mir vor, daß sie, wenn sie dieses Gefühl ganz zuließ, als nächstes neugierig werden würde. Sie würde sich fragen: »Warum fühlen sich gerade diese Bewegungen so gut an?« Ich saß also neben ihr, und es ging ihr gut; man könnte sagen, sie spielte. Ihre Bewegungen zeugten von einer genüßlichen und völlig berechtigten Rebellion. Ich gab ihr keinerlei Anweisungen und ermutigte sie auch nicht, bestimmte Bewegungen zu verstärken. Ich hatte dafür gesorgt, daß die äußere Anleitung der Therapeutin durch die innere Autorität der Gefühle der Klientin ersetzt wurde.

Natürlich wurde sie neugierig, und zwar völlig spontan. Neugierde ist ein mächtiges Werkzeug und ein großartiger Verbündeter in der Therapie.[1] Wir alle möchten verstehen. Wichtig hierbei ist, daß zuerst die Erfahrung eintritt, aus der das Bedürfnis nach Verständnis erwächst. Bevor wir auf Verständnis aus sind, müssen wir abwarten, ob der Klient seine augenblickliche Erfahrung wirklich macht und dann neugierig wird. Jedes andere Vorgehen wird eher zum Gefühlsersatz, als uns Gefühle verständlich zu machen. Also rücken wir in der Hakomi-Therapie die augenblickliche Erfahrung in den Mittelpunkt unserer Aufmerksamkeit, unterstützen den Klienten in seinen Gefühlen und seinem Ausdruck und begeben uns erst dann auf die Suche nach dem Sinn des Ganzen. Als diese Klientin sichtbar neugierig wurde, stellte ich ihr also einige Fragen nach der Bedeutung ihrer Erfahrung: »Was für Bewegungen machen Sie da? Was will Ihr Körper damit ausdrücken? Welche Worte begleiten diese Erfahrung?« Ich sagte zu ihr: »Versuchen Sie nicht, sich Worte auszudenken; lassen Sie die Worte in Ihrem Inneren entstehen! Lauschen Sie, ob Worte kommen wollen!« Und wieder bat ich sie, sich nicht anzustrengen, und lud damit eine umfassendere Unterstützung ein: Ich bat das Unbewußte um Mitarbeit.

Plötzlich erinnerte sie sich: Man hatte ihr nie erlaubt zu krabbeln. Diese Bewegungen sahen genau wie Krabbeln aus. Jetzt ergab das alles einen Sinn. Es ging um ihr Recht, sich körperlich so zu bewegen, wie sie es wollte. Von diesem Punkt an half ich ihr, sich bewußt zu machen, daß sie um ihre Freiheit nicht immer kämpfen mußte. Ich sagte ihr, es sei völlig in Ordnung zu krabbeln, und niemand werde sie daran hindern. Vielleicht konnte ihr sogar jemand helfen. Sie konnte Unterstützung bekommen für das, was sie wollte und brauchte. Sie mußte nicht ständig gegen Menschen ankämpfen, die größer und stärker waren als sie – und verlieren. Das fühlte sich gut an. Sie konnte das annehmen und war erleichtert. Sie entspannte sich noch mehr und gelangte zu weiteren Erinnerungen und Einsichten. Der ganze Prozeß entwickelte sich gut. Am Ende fühlte sie sich wunderbar. Sie begriff jetzt viel besser, woher ihr Kampf um Freiheit stammte, und konnte sich vorstellen, das ganze Drama fallenzulassen. Sie war jetzt frei.

Wenn Sie dem Hauptstrom dieses Prozesses gefolgt sind, werden Sie verstanden haben, daß er damit beginnt, dem Menschen zu helfen, sich zu entspannen und sich nach innen, der augenblicklichen Erfahrung zuzuwenden, innerlich achtsam zu werden. Die grundlegende Aktivität besteht hier in der Selbsterforschung, bei der es weniger darum geht, etwas zu tun, als darum, präsent zu sein und dem, was geschieht, zu folgen. Auf diese Weise bereitet sich der Klient darauf vor, zu natürlichen Wachstumsprozessen in Kontakt zu treten, sie auszulösen, zu begrüßen und zu unterstützen. Wenn solche Prozesse spontan passieren, ist das ein klares Zeichen dafür, daß das Unbewußte mitarbeitet, daß das größere Ich sich beteiligt. In dieser Form zurückzutreten und Dinge geschehen zu lassen ist ganz wesentlich für Heilung und die Kooperation des Unbewußten, ein Beispiel für Gewaltlosigkeit von ihrer effektivsten Seite. Der Zusammenhang mit dem Aufbau einer heilsamen Beziehung besteht darin, daß ich das Unbewußte eingeladen habe und zur Mitarbeit bewegen konnte.

Die Mitarbeit des Unbewußten

Das Ziel und primäre Resultat des Aufbaus einer gelungenen Beziehung besteht darin, daß der Klient auf der unbewußten Ebene mitarbeitet. Dann kann er sich in eine positive Beziehung hinein entspannen, in der er keinen Widerstand leisten muß. Er erlebt den Therapeuten als Menschen, der die Erfahrungen des Klienten versteht und ihn nicht bedroht.

Ohne die Mitarbeit des Unbewußten verläuft der therapeutische Prozeß sehr langsam, wenn er überhaupt Fortschritte macht. Nichts wird bewirkt. Ganz automatisch macht der Klient langsamer oder wendet sich ab. Wenn der Klient Widerstand leistet, hat er allen Grund dazu. Ist der Therapeut nicht sensibel für das, was der Klient im Augenblick braucht – sei es ein Gefühl von Sicherheit oder Verständnis –, wird der Klient sich widersetzen. Es ist ein Fehler, auf der Ebene der Methode arbeiten zu wollen, bevor eine feste Beziehung aufgebaut wurde.

Das Unbewußte hat eine große Macht, Dinge geschehen zu lassen. Wenn der Therapeut die Kooperation des Unbewußten gewinnt, entwickelt sich der Prozeß ganz reibungslos und ohne jede Anstrengung. Dann kann der Therapeut mit Technik und Methode sehr viel sparsamer umgehen. Der Aufbau einer Beziehung und die Mitarbeit haben Vorrang vor der Methode, die hierdurch erst wirksam werden kann. Die Erhaltung der Beziehung ist wichtiger als alles, was sonst noch im Laufe des Prozesses geschehen mag, mit Ausnahme des Festhaltens an den Grundsätzen. Wenn der Klient signalisiert, daß das Unbewußte Widerstand zu leisten beginnt, ist es ratsam, mit dem, was Sie gerade tun, aufzuhören und erneut über die Beziehung nachzudenken und an ihr zu arbeiten.

Grundlegend für die Kooperation des Unbewußten ist die Fähigkeit, sich direkt darauf zu beziehen. Das beinhaltet mehrere Dinge. Einmal müssen wir die Zeichen lesen können, die auf die unbewußten Überzeugungen, Einstellungen und die augenblickliche Erfahrung hinweisen. Und zum anderen müssen wir imstande sein, auf diese Zeichen angemessen einzugehen. Wir brauchen Jahre, um das zu lernen. Diese Fähigkeit hängt nachdrücklich von zwei Eigenschaften der Therapeutin oder des Therapeuten ab, die im Laufe der Zeit reifen: 1. Verständnis, Erfahrung und Weisheit sowie 2. von der emotionalen Einstellung.

Das Unbewußte spricht über Stimmungen, Gefühle, Körperhaltung, Stimme, Rhythmus und Gesichtsausdruck zu uns. Hier eine kurze Aufzählung von Anzeichen für die Mitarbeit des Unbewußten und von Hinweisen, wie der Therapeut sie gewinnt. Im Anschluß daran folgt eine Auflistung, die zeigt, wie mögliche Widerstandsformen aussehen können und wie der Therapeut diese hervorruft:

Anzeichen für die Mitarbeit des Unbewußten und wie sie gewonnen wird

1. Der Klient gibt auf die Fragen des Therapeuten tiefe Antworten. Das erreichen Sie, indem Sie Fragen stellen, die sinnvoll und für den Klienten (statt für den Therapeuten) von unmittelbarem Interesse sind; Fragen, mit denen Sie sich nicht verstecken oder beschäftigt halten wollen.
2. Aufmerksamkeit für und sorgfältiges Abwägen der Äußerungen des Therapeuten. Das erreichen Sie, indem Sie sich dem Klienten aufmerksam und bedacht zuwenden, zum Beispiel indem Sie ihm zeigen, daß Sie

nicht nur seine Worte verstehen, sondern auch seine augenblicklichen Überzeugungen und Gefühle.

3. Eine konzentrierte Wachheit für den augenblicklichen Austausch zwischen Ihnen. Diese wird erreicht, indem Sie aufmerksam für die Gegenwart bleiben, auch dann, wenn der Klient sich in Erinnerungen, Spekulationen oder Verallgemeinerungen verliert.
4. Eine Interaktion, die deutlich macht, daß der Therapeut in den Prozeß des Klienten einbezogen ist. Das erreichen Sie durch Wachheit für diesen Prozeß und die Bereitschaft, den Bedürfnissen und der Richtung des Klienten Vorrang zu geben; das heißt, Ihre eigenen Vorstellungen zugunsten des Klienten aufzugeben, wenn Sie mit Ihrem Vorgehen Widerstand wecken.
5. Der Klient ist mit den Vorschlägen des Therapeuten einverstanden. Das wird erreicht durch die Fähigkeit, einschätzen zu können, wann und wie Sie die Führung übernehmen müssen, und diese Rolle gut zu nutzen.
6. Konzentration und eine generelle Bereitschaft zur Zusammenarbeit. Wird erreicht durch Verständnis und das Ruhen in den Grundsätzen.

Anzeichen für Widerstand und wie der Therapeut ihn hervorruft

1. Der Klient verlangsamt den Prozeß, beantwortet Fragen nicht, nimmt Empfehlungen nicht ernst. Wird ausgelöst, wenn Sie: die Zeichen falsch interpretieren; dem Klienten nicht die Zeit lassen, die er braucht, um nachzudenken; die eigenen Vorstellungen durchsetzen wollen, statt die des Klienten herauszufinden.
2. Der Klient prescht in seine eigene Richtung vor, ohne zunächst mit dem Therapeuten Verbindung aufzunehmen. Wird ausgelöst, wenn Sie: nicht zur richtigen Zeit die Führung übernehmen; nicht klar herausarbeiten, was der Klient erlebt, wenn er mit der Entwicklung der Dinge unglücklich ist; nicht früh genug aus dem System springen.
3. Gähnen, Ablenkungen, Verzögerungen, Argumentationen, intellektuelle Diskussionen, gleichgültiges Gerede. Wird ausgelöst, wenn Sie sich nicht den tatsächlichen Sorgen des Klienten zuwenden.

Wenn eine Therapie gut ist, kann man das spüren. Man empfindet sie als leicht und richtig. Sie bewegt sich dann von oberflächlichen Sorgen hin zu tieferen Ebenen des Interesses, der Neugierde, des Gefühls und der Einsichten. Spontane Ereignisse und neue, überraschende Dinge passieren. Man macht Entdeckungen. Es gibt auch Zeiten, in denen man sich festgefahren fühlt. Zeiten der Angst und Verzweiflung, aber das generelle Gefühl ist das von Bewegung und Fortschritt. Sämtliche Anzeichen für die Mitarbeit des Unbewußten sind vorhanden. Wenn das Unbewußte kooperiert, tritt wichtiges Material zutage. In einer guten Sitzung sind sowohl der Klient als auch der Therapeut ganz präsent und räumen sich gegenseitig einen wichtigen Platz bei der Arbeit ein. Sie hat den Geschmack eines wichtigen gegenseitigen Austauschs. Gefühle machen sich bemerkbar und werden zum Ausdruck gebracht. Der Klient durchlebt schmerzliche Erinnerungen noch einmal und schließt sie ab. Alte Muster werden bewußt und neue Muster erforscht. Die motivierenden Kräfte, die diesen Veränderungen Energie und Richtung geben, haben ihren Ursprung im Klienten. Die motivierenden Kräfte sind Wachstumsprozesse, die in einer schwierigen Umgebung nicht zur Reife gelangen konnten. Irgend etwas hat sie unterbrochen, vielleicht ein früheres, tiefsitzendes Bedürfnis, sich gegen das eigene Wachstum zu wenden. Was immer es sein mag, das Wachsen und die Entwicklung wurden dadurch gehemmt, zunächst in den normalen Wachstumsphasen der Kindheit und später als übernommene, generelle Einstellungen zum Leben. Das Wachstumspotential ist vorhanden und wartet. In einer guten Therapie wird es erkannt.

Die emotionale Haltung des Therapeuten

In einer guten Therapie wird vermieden, das Bedürfnis nach Widerstand auszulösen. Dies erfordert eine warmherzige, akzeptierende emotionale Haltung und vor allem ein Akzeptieren der Abwehrmechanismen und des starken Bedürfnisses nach Sicherheit und Kontrolle, die solche Mechanismen darstellen. Die Bedürfnisse sind meistens unbewußt und haben eine entsprechend große Macht. Ganz gleich, wie schwer und schmerzvoll das Leben des Klienten dadurch wird, im Rahmen seines augenblicklichen Glaubenssystems sind diese Bedürfnisse logisch und notwendig. Sobald wir die Abwehrmechanismen respektieren, kann der Klient sich entspannen, und dadurch wird der Weg frei für wichtige Erfahrungen. Wenn wir mit der Abwehr arbeiten, dann erkennen, respektieren und akzeptieren wir sie, ohne sie zu verurteilen. Durch jede andere emotionale Haltung wird die

Abwehr wachgerufen, und der Therapeut verwickelt sich in die Konflikte des Klienten und dessen Charaktersystem. Zu akzeptieren ohne zu urteilen ist entscheidend, aber nicht leicht. Dies erfordert ein tiefes Verständnis seiner selbst und des Klienten. Es ist ein Muß für die emotionale Ausstattung des Therapeuten und darf von ihm nicht vorgespielt werden, weil er dies als Teil seiner Rolle ansieht. Das Akzeptieren muß real sein. Mit dieser reifen emotionalen Haltung kann der Therapeut leicht von seinen eigenen Vorstellungen abrücken.[2] Das mühelose Aufgeben der eigenen Vorstellungen von seiten des Therapeuten ist für das Unbewußte des Klienten ein Hauptsignal dafür, daß hier ein Mensch ist, gegen den er keinen Widerstand entwickeln muß.

Typische Verhaltensmuster des Klienten im Umgang mit intimen Beziehungen sind oft auch störend für die reibungslose Anwendung der Methode. Vielleicht fällt es dem Klienten nicht leicht, zu seinen Gefühlen in Kontakt zu treten. Möglicherweise lehnt er Anweisungen ab, spricht nicht freiwillig über sich oder ergreift bei einem Austausch nicht gern die Initiative. Es kann auch sein, daß er ständig Fragen stellt oder immer versucht, es anderen recht zu machen. Es gibt viele solcher Verhaltensmuster. Sie beruhen auf den Regeln, die das Zusammenleben in den verschiedenen Familien bestimmten und die vielleicht ganz anders aussehen als die, mit denen der Therapeut aufwuchs. Es ist entscheidend, für diese Unterschiedlichkeiten offen zu sein. Um das Unbewußte zur Mitarbeit gewinnen zu können, muß der Therapeut vielleicht das Bedürfnis fallen lassen, etwas Bestimmtes tun oder erreichen zu wollen. Das ist nicht immer leicht. Unsere Absichten oder Gewohnheiten lassen sich nicht immer bewußt steuern. Wir möchten uns gern beteiligen und das Gefühl haben, daß wir etwas bewirken. Wir möchten etwas unternehmen, um dem Klienten zu helfen. Schließlich ist die Therapie unsere Arbeit, die wir gern tun.

Aber wenn wir ständig aktiv sind, betrachten wir den Klienten nur allzu leicht als Teil unseres eigenen Prozesses, als jemanden, der für uns arbeitet und uns hilft, ihm zu helfen. Mit dieser Haltung werden wir leicht frustriert und machen dann dem Klienten Vorwürfe. Wir glauben, die Abwehr des Klienten durchbrechen und überwinden zu müssen. Vielleicht fühlen wir dies auch nur ganz subtil oder sogar unbewußt. Doch eine solche Einstellung ruft bei jedem gesunden Menschen unweigerlich Widerstand hervor, vor allem wenn sie unbewußt ist. Zumindest ein Teil des Klienten möchte rebellieren, selbst wenn er auf der bewußten Ebene übereinstimmt, daß dies alles zu seinem besten ist. Auch wenn die Haltung noch so subtil ist und auf den besten Absichten beruht, übt sie trotzdem Druck aus. Selbst im Namen der Liebe bleibt Gewalt Gewalt und trifft unweigerlich auf Widerstand. Das Unbewußte arbeitet erst dann mit, wenn der Klient beim Therapeuten keinen Anlaß findet, sich zu widersetzen.

Unreife Therapeuten haben Schwierigkeiten, sich zurückzuhalten. Sie sind leicht frustriert und reagieren darauf meistens mit noch mehr Technik und Methode. Zurücktreten heißt, das Tun und Machen loszulassen und sich anzuschauen, was passiert. Wenn wir die Situation auf uns wirken lassen, ohne das unmittelbare Bedürfnis zu verspüren, etwas zu tun, ist das der Beginn von Weisheit, dem Zustand innerer Achtsamkeit verwandt. Hier zeigt sich der Unterschied zwischen dem Reagieren und dem Eingehen auf eine Situation. Der Therapeut prescht beispielsweise nicht gleich mit Worten vor, nachdem der Klient gesprochen hat. Er wartet einen Augenblick, bevor er auf den Klienten eingeht. Der Therapeut äußert einen simplen Satz, mit dem er Kontakt aufnimmt zur Essenz dessen, was der Klient äußert, und wartet dann geduldig, um zu sehen, was der Klient damit anfängt. Darin zeigt sich, daß der Therapeut sich nicht in Einzelheiten verliert, sich nicht im System verfängt. Diese Geduld und Offenheit signalisieren dem Unbewußten des Klienten, daß der Therapeut nicht vorhat, ihm etwas aufzuzwingen oder aufzudrängen. Sie zeigen, daß der Therapeut wach und sensibel für die Bedürfnisse des Klienten ist und die richtige emotionale Haltung einnimmt. Aus Sicht des Therapeuten heißt das, die ständig wachsende Fähigkeit zu entwickeln, den Klienten als den, der er in jedem Augenblick ist, zu akzeptieren. Mit der richtigen emotionalen Haltung kann der Therapeut ebenso bereit sein zu helfen, wie einen Schritt zurückzutreten und abzuwarten. Der Therapeut muß imstande sein, sich in jedem Augenblick umzustellen, sich zurückzuziehen und zu warten, beiseite zu treten und die Zusammenhänge aus einer umfassenderen Perspektive zu betrachten.

Diese reife Haltung ermöglicht dem Therapeuten auch, sich Situationen zunutze zu machen, in denen etwas falsch läuft, in denen der Prozeß aus irgendeinem Grund oberflächlich und unproduktiv verläuft, mühsam und unsicher, ohne wirkliche Verbindung zwischen ihm und dem Klienten. Nichts geschieht. Phänomene wie diese sind Signale. Sie weisen den Therapeuten an, langsamer vorzugehen, einen Schritt zurückzutreten und sich anzuschauen, was falsch läuft. Diese Eindrücke müssen nicht unbedingt mit dem Klienten besprochen werden, aber der Therapeut muß bewußt darüber nachdenken. Erfahrene Therapeutinnen und Therapeuten haben sich das zur Gewohnheit gemacht. Frustration, Unzufriedenheit, Langeweile und Verwirrung – das alles sind Signale. Sie weisen den Therapeuten an, genau hinzuschauen, was mit dem Klienten oder zwischen dem Klienten und ihm selbst passiert.[3]

Für den Klienten sind Abwehrsysteme Gewohnheiten, mit denen er den Erfahrungsfluß bewältigt. Wenn er sie spürt und erforscht, kann er vermeiden, sich von ihnen stoppen zu lassen. Wenn wir die Abwehrmechanismen bemerken und schnell handeln, bleibt der Prozeß nicht stecken, sondern gewinnt durch das natürliche Interesse an augenblicklichen Gefühlen und Beziehungen an zusätzlicher Antriebskraft. Abwehrmechanismen können auch unsere eigenen emotionalen Bedürfnisse klären oder uns helfen, die Welt des Klienten zu verstehen. Wenn der Therapeut zu sehr darauf aus ist, etwas in Gang zu bringen, und zu sehr an der Methode festhält, wird er diese Signale ignorieren oder sie aus seinem Bewußtsein verdrängen, um mit der Therapie voranzukommen. Aber diese Anzeichen sind Bestandteil der Therapie; je besser wir sie nutzen können, desto wirkungsvoller verläuft die Therapie.

Hier eine kleine Geschichte über Signale: Jeden Morgen fuhr ein Arbeiter mit seinem Fahrrad über die Grenze. Ein Grenzbeamter hatte den Verdacht, daß der Arbeiter etwas schmuggelte. Jedesmal wenn der Arbeiter an die Grenze kam, durchsuchte der Beamte ihn, ohne jemals etwas zu finden. Und trotzdem hatte er recht. Dieser Mann war ein Schmuggler. Er schmuggelte Fahrräder. Wenn die Therapie gut laufen soll, müssen wir die Signale entdecken, die uns sagen, daß etwas verkehrt ist, und darauf eingehen. Wir sind alle Schmuggler. Wir alle bringen unsere Charaktermuster, verkleidet in alltäglichen Dingen, mit in die Therapie. Lauschen Sie den Signalen, die Ihnen davon erzählen. Schieben Sie sie nicht beiseite, um mit der Therapie weiterzumachen. Wenn Sie das Gefühl haben, daß etwas nicht stimmt, sollten Sie sich auf dieses Gefühl konzentrieren, um zu begreifen, woher es stammt. Schauen Sie sich solche Dinge an, und wenden Sie sich ihnen zu. Wenn wir der Beziehung Priorität geben, wird die Anwendung von Methode und Technik meistens leichter. Ist das Unbewußte erst einmal zur Mitarbeit gewonnen worden, entwickelt sich der Prozeß reibungslos und ohne große Anstrengung. Dann liefern dieselben tiefen Bedürfnisse, die den Charakter und die Abwehr informieren, der Klient-Therapeut-Beziehung Informationen. Hier muß und wird die Therapie beginnen.

Körper lesen

Eine heilsame Beziehung erfordert auch, daß das Unbewußte des Therapeuten mitarbeitet, damit er kreativ und intuitiv sein kann. Der Prozeß, in dem wir lernen, den Körper auf psychologische Informationen hin zu lesen, ist ein gutes Beispiel für die Beziehung zum eigenen Unbewußten. Es gibt zwei verschiedene Wege, die Signale des Körpers zu lesen, in denen sich zwei unterschiedliche Herangehensweisen oder Paradigmen zeigen. Einmal wird versucht, objektiv zu sein und sich auf Theorie, Logik und Erinnerung zu verlassen. Ein andermal werden Gefühle und persönliche Erfahrungen mit einbezogen, und wir verlassen uns auf unsere Intuition und unser direktes Wissen. Ich lernte den Körper nach beiden Methoden zu lesen. Die erste zeigte mir, was die einzelnen Körperteile uns sagen können. Diese Methode erlernte ich vor allem durch die Lektüre von Alexander Lowens Büchern, in denen er ausführt, was die einzelnen Bereiche des Körpers bedeuten. Bei diesem Vorgehen beruht unser Verständnis auf einem Fachwissen. Eine Autorität auf dem entsprechenden Gebiet vermittelt anderen ihr Wissen durch Bücher, Vorträge und Beispiele. Das ist der Weg der linken, rationalen Gehirnhälfte, bei dem wir von außen etwas aufnehmen.

Ich lernte zunächst, daß die Körperstruktur, die Haltung sowie die einzelnen Teile und Besonderheiten des Körpers eine Bedeutung haben. Ich eignete mir diese Bedeutungen an und übte, indem ich mir Menschen mit diesem Wissen im Kopf anschaute. Mehr brauchte ich offensichtlich nicht. Merke dir die Liste, verstehe, aus welchem Grund jeder Teil das bedeutet, was er bedeutet, und du kannst Körper lesen. Dieses Vorgehen war sehr analytisch, festgeschrieben und linear. Das Unbewußte oder der Beobachter, Bewußtseinszustände und Gefühle – das alles spielte keine Rolle. Es gab nur die Liste, die besagte, für was die einzelnen Körperteile standen. Theoretisch kann das jeder lernen und anwenden. Es geht hier nicht um Absichten, Beziehungen oder besondere Talente.

Die zweite Methode, Körper zu lesen, erlernte ich direkt von John Pierrakos. Pierrakos ist berühmt für sein Körper-(und Aura-)Lesen. Ich machte

Dias von meinen Klientinnen und Klienten, brachte sie John, und er kommentierte sie. Er sagte Dinge wie »Pfuhle der Stagnation«. Das stand auf keiner der Listen, die ich kannte. Hier sprach Johns Unbewußtes. Er öffnete sich für die Person auf der Leinwand und trat zu ihr in Resonanz. Die tiefsten Themen des Menschen und seine emotionale Geschichte teilten sich John mit. Ich kannte diese Klienten aus vielen Therapiestunden. Ich wußte, daß etwas in John intuitiv zu ihnen in Kontakt war. Das war seine Art. Ich lernte, indem ich ihn beobachtete. Er brachte mir bei, daß es ein größeres Wissen als das Listenwissen gibt. Er hatte gelernt, Menschen direkt zu sehen. Er hätte jederzeit eine Liste aufstellen können. Aber er brauchte keine.

Johns Arbeit beruhte nicht auf einem speziellen Wissen, sondern auf einer speziellen Verbindung zu den unbewußten Gaben, die er in sich selbst entwickelt hatte. Wir alle können unsere eigenen Begabungen entwickeln. Dazu müssen wir zu Bereichen unseres Geistes in Verbindung treten, die uns normalerweise nicht bewußt sind. Wir müssen lernen, auf völlig neue Art mit uns selbst zusammen zu sein. Damit laden wir unser Unbewußtes ein, sich zu beteiligen. Das beinhaltet auch eine andere Form des Lernens, die zu neuen Fähigkeiten führt. Körper zu lesen ist nur eine davon, und keine besonders großartige. Eine entwickelte innere Weisheit muß Informationen für die Arbeit liefern. Diese Weisheit sagt uns, wie schnell oder langsam wir vorangehen, wann wir sprechen und wann wir besser schweigen sollten. Sie leitet den Heilungsprozeß. Aus ihr heraus entwickeln wir nicht nur bestimmte Fähigkeiten, sondern eine gesunde, liebevolle Lebensweise.

Noch ein paar Worte über die Verbindung zu unserem eigenen Unbewußten: Wie kommt es, daß John Pierrakos diese Dinge kann und Sie nicht? Warum stehen Ihnen diese natürlichen Fähigkeiten in diesem Augenblick nicht zur Verfügung? Ist es Ihnen nicht gelungen, sie zu entwickeln, oder haben irgendwelche Elternfiguren sie Ihnen ausgeredet? Stimmte etwas damit nicht? Wenn ich diese Themen mit Schülerinnen und Schülern erforsche, stoßen wir immer wieder auf gesellschaftliche und familiäre Tabus in bezug auf echtes Wissen und Sehen und ein wirkliches Zusammensein mit Menschen. Manche Formen des Familienlebens blockieren die Entwicklung von Intuition und direkten menschlichen Verbindungen. Außerdem gibt es gewisse gesellschaftliche Tendenzen, die bewirken, daß wir unsere intuitiven Talente vernachlässigen und untergraben. Vielleicht hatten Sie dieses Wissen einmal und schoben es beiseite, akzeptierten die entsprechenden Tabus, die allgemeinen Verdächtigungen und die Geringschätzung, die diesem Wissen entgegengebracht wurde. Vielleicht haben Sie gelernt, die Dinge völlig anders anzugehen, auf aktivem, physischem Wege, mit einer Konkurrenzhaltung, Anstrengung und klugen Argumenten. Oder Sie haben nicht viel Unterstützung für Ihre intuitiven Seiten bekommen.

Wenn Menschen versuchen, zu sich selbst und anderen in Verbindung zu treten, strengen sich die meisten zu sehr an. Sollten sie anfangs einige Schwierigkeiten haben, werden sie verwirrt und frustriert und beginnen, sich zu bemühen und zu kämpfen. Offenbar sagen sie sich: »Ich sollte das können. Wenn ich mich nur genügend anstrenge, wird es mir gelingen.« Sie verhalten sich, als würden sie Gewichte heben. Als ob der Geist weder real ist noch Einfluß ausübt, und die Realität nur aus materieller Masse besteht. Statt sich zu entspannen und abzuwarten, in welche Richtung der Prozeß sich entwickeln will, übernehmen sie die Führung und versuchen mit Macht, ihn zu steuern. Das Unbewußte des Klienten reagiert darauf mit ziemlicher Sicherheit. Die meisten Menschen haben an der mehr oder weniger großen Freiheit und Autonomie, die sie genießen, hart gearbeitet. Sie schrecken zurück, wenn jemand sie herausfordert oder bedroht. Wenn der Therapeut sich zu sehr und zu lange bemüht, verschwindet etwas in ihnen von der Bildfläche oder zeigt sich nie wieder. Vielleicht fahren Klient und Therapeut fort und vollführen das äußere Ritual der Therapie, aber dieses Ritual ist inhaltsleer. Unbewußt hat die Zusammenarbeit schon längst aufgehört.

Das gleiche geschieht, wenn Sie versuchen, Ihr eigenes Unbewußtes zu zwingen. Wenn Sie nicht mehr neugierig sind, sondern nur arbeiten, ist die Arbeit weder spielerisch und spontan noch kreativ. Das Unbewußte hört auf, sich zu beteiligen. Wenn Sie sich spielerisch, offen und frisch fühlen, den Kampf, recht zu haben oder die Führung zu übernehmen, fallenlassen, den Prozeß als Geschenk willkommen heißen, voller Dankbarkeit und bereit, von ihm zu lernen; wenn Sie gutheißen, daß man nicht alles erklären kann; bereit sind, mit dem anzufangen, was im Klienten und in Ihnen da ist; offen für das ganze Spektrum an Erfahrungen, Freude, Schmerz, Angst, Mut, Liebe, Haß, all das – dann wird es leicht sein. Dann ist die Arbeit voller Überraschungen, voll Vergnügen und herzlicher Momente.

Wann der Klient weiß, daß der Therapeut versteht

Verständnis ist die andere wesentliche Eigenschaft, die wir brauchen, um das Unbewußte für die Mitarbeit zu gewinnen. Das Unbewußte weiß es zu schätzen, wenn der Therapeut versteht, was passiert. Zeigt dieser, daß er die unmittelbare Situation, die augenblickliche Erfahrung des Klienten begreift und intelligente Schlußfolgerungen über dessen Vergangenheit ziehen kann, kann etwas im Klienten sich entspannen und zulassen, daß der Prozeß sich weiterentwickelt. Ähnliches geschieht auch bei einem gewöhnlichen Gespräch, nur daß es sich jetzt als Prozeß darstellt. Bevor er weiterspricht, muß der Klient wissen, daß der Therapeut seine erste Äußerung verstanden hat. Wenn der Klient traurig ist, besteht der erste Schritt zur Hilfe von seiten des Therapeuten in einem Zeichen, mit dem er zu verstehen gibt, daß er die Traurigkeit wahrnimmt; denn dann kann sie sich vertiefen und weiterentwickeln. Ein paar einfache Worte wie »Sie sind traurig« können ausreichen. Diese Fähigkeit, zu verstehen (und ruhig zu zeigen, daß Sie verstehen), kombiniert mit einer warmherzigen, akzeptierenden Haltung, ist der Beginn von Therapie.

Ist dieses Verständnis voll ausgereift, wird es zur Weisheit, die wächst, wenn Sie Ihr Leben voll leben sowie jahrelang tiefen Anteil an Menschen genommen und sich gefragt haben, wie sie zu denen wurden, die sie sind, und was ihnen hilft, sich zu verändern. Diese Weisheit entspringt einer leidenschaftlichen Liebe zur Wahrheit über uns und andere. In der Sprache der Systemtheorie hieße das, sie beruht auf einer umfassenden, gut integrierten und leicht zugänglichen Datenbank. Sie müssen sehr viel über Menschen wissen und dieses Wissen zur Verfügung haben. Wie bei den effektivsten Systemen unterstützen Verständnis und die richtige emotionale Haltung sich gegenseitig; jede Seite trägt und bereichert die andere. Für Kooperation brauchen wir beides. Und Anstrengung ist dafür kein Ersatz.

Eine heilende Beziehung ist etwas Besonderes. Wenn Sie eine solche Beziehung aus eigener Erfahrung kennen, wissen Sie das. Sie hat etwas unglaublich Empfindsames, das Sie nicht zu stören wagen. Sie sind so tief in Verbindung mit sich, daß Sie sich entspannen, neugierig sind und warten können. Sie haben leicht Zugang zu intuitiven Erkenntnissen, die tiefgreifend zur Arbeit beitragen. Eine solche Beziehung ist geprägt von einer grundsätzlichen Herzenswärme und Freundlichkeit, einer Wachheit, die sowohl den Therapeuten als auch den Klienten kennzeichnet. Man fragt nicht, wer der Heiler und wer der Geheilte ist. Beide sind Teil eines größeren Geschehens. Beide fühlen das. Und beide werden geheilt.

TEIL II

Der Prozeß

Leicht ist richtig.
Beginne richtig, und es ist leicht.

Mache mit Leichtigkeit weiter,
und du bist richtig.

— Chuangtse

5

Der grundlegende Prozeß

Ausdruck der Grundsätze

Hakomi ist als psychotherapeutische Methode deswegen einzigartig, weil diese Therapie ein Ausdruck der Grundsätze ist. Sie ist nur eine von vielen Ausdrucksmöglichkeiten. Andere Therapien nutzen das Gewahrsein, das dem Zustand innerer Achtsamkeit verwandt ist, ohne so präzise definiert zu sein wie diese. Wieder andere Therapien sind humanistisch, unterstützend und nichtautoritär, aber sie arbeiten nicht mit Gewaltlosigkeit, wie wir es tun. Sie arbeiten ähnlich, aber die ihnen zugrundeliegenden Modelle beinhalten nicht die Grundsätze als ganze. Durch diese umfassende Einbeziehung der Grundsätze bekommt Hakomi Wurzeln und steht auf einem realen Boden. Der kombinierte Einsatz der Grundsätze als Richtlinien, die innere Achtsamkeit als therapeutisches Werkzeug und Gewaltlosigkeit als grundlegende emotionale Einstellung der Therapeutin oder des Therapeuten machen Hakomi zu etwas Einzigartigem. Ich kenne keine andere Therapie, die diesen speziellen Ansatz benutzt. Das fühlen Menschen. Im Anschluß an Workshops kommen immer wieder Teilnehmerinnen und Teilnehmer zu mir, um mir zu sagen, daß ihnen die Arbeit sofort vertraut gewesen sei. Sie hatten auf Anhieb das Gefühl, daß diese Arbeit für sie richtig ist, als hätten sie nur darauf gewartet. Sie haben einen persönlichen Bezug dazu. Ich glaube, Hakomi drückt aus, was viele, die lehren, Eltern sind oder heilende Berufe ausüben, bereits spüren, ohne es genau in Worte oder eine präzise Methode fassen zu können.

Die Methode hervorgerufener Erfahrungen im Zustand innerer Achtsamkeit

Der grundlegende Prozeß ist der Rahmen, in dem die Methode hervorgerufener Erfahrungen angewendet wird (siehe Seite 113). Dieser Prozeß selbst findet im Rahmen der heilenden Beziehung statt, die wiederum in die Grundsätze eingebettet ist. Innerhalb des Rahmens, den der Prozeß bildet, tun wir drei wichtige Dinge: Wir stellen innere Achtsamkeit her; wir rufen die verschiedensten Erfahrungen auf; und wir bearbeiten die Erfahrungen, die durch eine von drei unterschiedlichen, zustandsspezifischen Vorgehensweisen ausgelöst wurden.

Wir wollen uns zunächst die umfassenderen Bezugsrahmen anschauen. Um in den Zustand innerer Achtsamkeit zu gelangen, brauchen wir ein Gefühl von Sicherheit und eine kooperative Haltung. Die Sicherheit ist nötig, damit die »Abwehr« fallengelassen werden kann und ein offener, verletzlicher und sensibler Zustand möglich wird, der innere Achtsamkeit darstellt. Zusammenarbeit ist nötig, damit wir uns an dem fortlaufenden Prozeß beteiligen können. Die Zusammenarbeit ist sowohl bewußt als auch unbewußt; wir wollen vor allem das Unbewußte dafür gewinnen und arbeiten darauf hin. Wir gewinnen es, indem wir uns fortlaufend innerhalb der Grundsätze bewegen und die Klientin oder den Klienten verstehen. Wenn wir das Unbewußte zur Mitarbeit gewonnen haben, bereiten das Gefühl von Sicherheit und diese Zusammenarbeit den Boden dafür, den Zustand innerer Achtsamkeit herzustellen und ihn für die Arbeit zu nutzen.

Innere Achtsamkeit herstellen

Innere Achtsamkeit ist ein spezieller Zustand der Selbstbeobachtung. Sie bedeutet, die eigene augenblickliche Erfahrung wahrzunehmen. Sie ist ein Zustand geistiger Offenheit und Bereitschaft, sich von dem, was geschieht, berühren zu lassen. Typisch für innere Achtsamkeit ist eine unverkrampfte Willenskraft. Sie ist ein entspannter, unverteidigter und stiller Zustand. Man kann in diesem Zustand extrem sensibel sein. Kleine, festumrissene und genaue Eingaben können eine große Wirkung haben. Das ermöglicht es, so schnell und leicht Informationen über das Kernmaterial zu gewinnen,

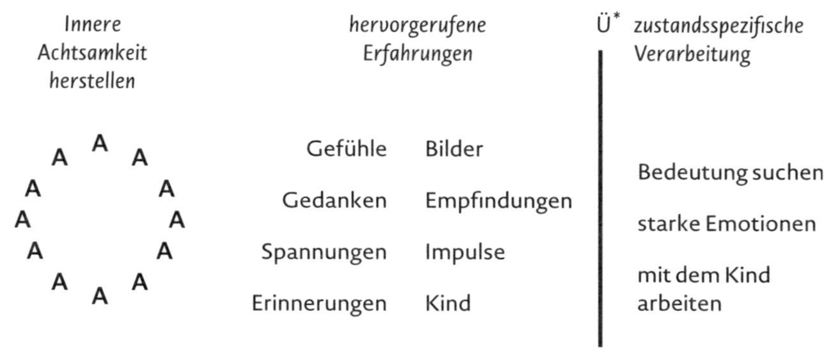

Hervorgerufene Erfahrungen im Zustand innerer Achtsamkeit

* Das Ü steht für den Übergang zur Durcharbeitung

wie es anders nicht möglich wäre. Wir stellen innere Achtsamkeit her, indem wir darum bitten, sie – falls nötig – zu beschreiben, vor allem aber indem wir so sprechen und handeln, daß wir sie einladen, nämlich: langsam, einfach und direkt, mit gesammelter Konzentration und ohne Anspannung oder Urteile.

Erfahrungen hervorrufen

Erfahrungen, die wir im Zustand innerer Achtsamkeit hervorrufen, unterscheiden sich in mehrfacher Hinsicht von gewöhnlichen Erfahrungen. Sie sind zwanglos, automatisch und spontan und sagen deshalb etwas über unsere Gewohnheiten und unsere Kernorganisatoren aus. Hervorgerufene Erfahrungen sind außerdem unberechenbar und entsprechend informativ, auf natürliche Weise interessant und wahrscheinlich von Bedeutung. Wir können einen Zusammenhang wahrnehmen zwischen dem aufrufenden Reiz und der erlebten Reaktion. Für die Therapie ist außerdem von Vorteil, daß bei hervorgerufenen Erfahrungen im Zustand innerer Achtsamkeit klar ist, wo die Verantwortung für die Erfahrung liegt. Der Therapeut bekommt keine Vorwürfe zu hören, weil er eine bestimmte Erfahrung eingeleitet hat. Der Klient hat nicht das Gefühl, daß ihm etwas »angetan« wird. Durch innere Achtsamkeit kann der Klient erkennen, daß er selbst auf einer tiefen Ebene seine speziellen Reaktionen entwickelt. Natürlich muß die Therapeutin oder der Therapeut die Erfahrungen völlig gewaltlos hervorrufen.

Wie wir im Zustand innerer Achtsamkeit Erfahrungen hervorrufen, wird in den nachfolgenden Kapiteln beschrieben. Zu den verschiedenen Möglichkeiten zählen: die unterschiedlichsten Sonden in Form von Worten, Berührungen und Bildern, Bestätigung, Abnehmen und kleine Experimente. Ohne das Training und die Fähigkeit, diese Techniken anzuwenden, sind sie kaum von Nutzen. Wie das Auslösen von Erfahrungen verläuft, hängt mehr vom inneren Zustand des Klienten sowie der Beziehung zwischen Klient und Therapeut als von der Technik ab. Wir arbeiten mit acht verschiedenen Arten von Erfahrungen, die hervorgerufen werden: mit Bildern, Gedanken, Gefühlen (von schwachen bis zu überwältigenden), Empfindungen, Erinnerungen, Impulsen, Verspannungen, dem Kind. Wenn die Klientin oder der Klient von Gefühlen überwältigt wird, behandeln wir das als einen besonderen Bewußtseinszustand. Wenn das Kind wachgerufen wird (siehe Kapitel 11), stellt auch das einen Bewußtseinszustand dar, und »das Kind« macht in diesem Zustand ebenfalls bestimmte Erfahrungen wie Gefühle, Empfindungen usw. Wir können direkt mit dem Kind zu arbeiten beginnen.

Der Übergang zur Durcharbeitung

Hervorgerufene Erfahrungen sind das Rohmaterial für die Durcharbeitung. Nachdem eine wichtige Erfahrung aufgerufen wurde, besteht der nächste Schritt darin, sie durchzuarbeiten. Als Grundlage für diesen Übergang finden wir einen Weg, der es erlaubt, bei einer Erfahrung so lange zu verweilen, bis sie sich zu einem der verschiedenen Verarbeitungszustände entwikkeln kann. Länger als üblich bei einer Erfahrung zu bleiben kann heißen, daß wir uns wenige Sekunden, Minuten oder noch länger bei ihr aufhalten. Wir können warten, ohne uns einzumischen, und sehen, ob der Kli-

Übergänge zur Durcharbeitung

Hervorgerufene Erfahrung	*Beispiele für mögliche Herangehensweisen*
Bilder	vertiefen durch Fragen nach Einzelheiten
Gedanken	abnehmen, die körperliche Erfahrung ausfindig machen
Empfindungen	vertiefende Fragen stellen
Erinnerungen	Details herausfinden, um zu intensivieren und zu stabilisieren
Impulse	aktives Abnehmen
Spannungen	wiederholen, willentlich machen, nach der Bedeutung suchen
das Kind	Methoden der »Arbeit mit dem Kind« anwenden
schwache Gefühle	als Zugang zu Erinnerungen oder starken Emotionen nutzen
starke Emotionen	die Methode der »Arbeit mit den Stromschnellen« anwenden

ent spontan bei seinem Erlebnis bleibt; wenn er verwirrt oder unsicher ist, klärende Schritte unternehmen (vielleicht die Erfahrung noch einmal aufrufen); vertiefende Fragen stellen, die sich direkt auf die Erfahrung beziehen. Wir können diesen Übergang auch mit Hilfe von Zugangsmethoden ansteuern, um direkt zu einem der Durcharbeitungsprozesse zu gelangen, indem wir zum Beispiel mit dem Kind sprechen oder nach der Bedeutung des Geschehens forschen. All diese Methoden werden in den nachfolgenden Kapiteln ausführlich dargestellt. Auch mit Techniken wie Abnehmen, Sonden geben oder kleine Experimente machen können wir zur Durcharbeitung übergehen.

Das Kind oder starke Emotionen haben jederzeit Priorität. Im Durcharbeitungsprozeß scheint die Suche nach der Bedeutung in den meisten Fällen der abschließende Schritt zu sein. Und doch kommt es häufig vor, daß Emotionen und das Kind auftauchen. Außerdem können all diese Zustände sich während der Durcharbeitungsphase ändern. Kommen beispielsweise während der Suche nach Bedeutung starke Emotionen auf, folgt das Durcharbeiten in den *Stromschnellen* (siehe Kapitel 10), bis wir wieder zur Bedeutung zurückkehren.

Zustandsspezifisches Durcharbeiten

Das zustandsspezifische Durcharbeiten gleicht dem zustandsspezifischen Erinnern. Wir arbeiten mit drei verschiedenen Bewußtseinszuständen: mit starken Emotionen, dem Kind-Zustand und der Suche nach Bedeutung. Die Suche nach Bedeutung ist keine intellektuelle Aktivität. Wir lassen zu, daß unbewußte Zusammenhänge ins Bewußtsein treten.[1] Dieser Vorgang ähnelt der inneren Achtsamkeit. Er ist eher passiv und rezeptiv als aktiv oder analytisch. So können wir zum Beispiel folgende Frage stellen: »Was mag Ihr Körper sagen wollen, wenn er sich so verspannt wie jetzt?« Wir können den Klienten auch anweisen, sich nicht den Kopf darüber zu zerbrechen, sondern etwas von selbst auftauchen zu lassen. Jeder spezielle Bewußtseinszustand und sein Prozeß hat seine eigenen Methoden, aber das Ziel ist immer das gleiche. Die Methoden sind folgende: Bei starken Emotionen unterstützen wir das spontane Verhalten. Damit meinen wir in diesem Fall die spontan auftretenden Verspannungen und Haltungen, die der Klient einsetzt, um seine Emotionen zu bewältigen. Wir unterstützen ihn meistens durch aktives *Abnehmen*. Beim Kind wenden wir eine Methode an, die »der Therapeut als magischer Fremder« heißt. Darüber mehr in Kapitel 11. Für die Suche nach Bedeutung arbeiten wir an der Schnittstelle von Geist und Körper und wechseln zwischen nonverbalen Erfahrungen und dem spontanen, verbalen Ausdruck dieser Erfahrungen hin und her.

Die Ziele dieser Durcharbeitung sind: Freisetzung von Emotionen, Verständnis und eine Veränderung der Kernorganisatoren der Erfahrung. Um diese Ziele zu erreichen, besteht die Möglichkeit, eine Erfahrung auszulösen, die geschehen will, aber nicht kann, weil die Kernorganisatoren es nicht zulassen. Eine solche Erfahrung beginnt damit, daß der Klient in die »Stromschnellen« oder den Kind-Zustand geht, daraufhin die neue Erfahrung durch die Suche nach Bedeutung verarbeitet und sie mit einem tiefen Gefühl der Befriedigung, Erleichterung und des Wohlbehagens abschließt. Während dieses Ablaufs oder danach entfalten sich oft neue Einsichten und ein tiefes Verständnis. Der Prozeß geht dann über zur Integrations- und Abschlußphase.

Der beste Leiter

Lernen heißt, täglich etwas hinzufügen.
Das Tao leben heißt, täglich etwas hinwegnehmen,
immer weniger handeln.
Wird durch Handeln nichts verfolgt,
bleibt nichts ungetan.
Wer die Welt gewinnen will, muß allem entsagen.
Wer immer noch eigenen Zielen dient,
wird die Welt niemals gewinnen können.

— Laotse[2]

Viele Menschen stört es nicht, wenn die Therapeutin oder der Therapeut ihnen Vorschriften macht. Sie wollen Anweisungen und Vorschläge. Das erleichtert ihnen die Therapie. Unser Modell von Therapie und Heilung, das wir alle in uns tragen, begünstigt eine problemlösende Haltung, bei der der Klient seine Schwierigkeiten vorträgt, die der Therapeut durch Fragen, Tests, Ratschläge und bestimmte Verfahren löst. Dieses Modell funktioniert in vielen Situationen, zum Beispiel wenn jemand sich einen Arm gebrochen hat. Aber nicht (man verzeihe mir die poetische Freiheit) bei gebrochenem Herzen. Für die Arbeit mit tiefen Gefühlen, schmerzlichen Erinnerungen und dem verletzten, offenen und verängstigten Kind haben Tests, Fragen, Ratschläge und Vorschriften wenig Wert.

Für diese Arbeit brauchen wir Geduld, um warten zu können, und müssen so weise sein, daß wir uns von der Selbstentfaltung des anderen leiten lassen können. Wenn der andere offen und verletzlich ist, können wir nicht absehen, was als nächstes geschieht. Die Ereignisse in diesen Augenblicken werden stark beeinflußt von den Umständen, die genau hier und jetzt gegeben sind. Diese Freiheit existiert nicht ständig.[3] Die Freiheit, sich auf der Ebene der Identität zu verändern, eine andere oder ein anderer zu werden, als die oder der Sie sind, tritt nur sehr selten und in ganz besonderen Momenten auf. Diese Augenblicke sind zum Teil deshalb möglich, weil der Therapeut folgendes mitbringt: Er ist extrem sensibel für das, was im Rahmen der Erfahrung des anderen geschieht, vor allem für die Anzeichen, die darauf hinweisen, welche Richtung der Prozeß nimmt, eine Richtung, die vielleicht neu ist. Nicht sämtliche Prozesse sind so lebendig wie dieser. Einige verlaufen automatisch und beruhen auf gewohnheitsmäßigem, unbewußtem Handeln. Bei manchen stockt der Fluß der Ereignisse, weil die Angst übergroß wird. Die Prozesse, die kontrolliert, überwältigend, gewohnheitsmäßig oder unbewußt ablaufen, bergen nichts Neues, weder neue Gefühle und neue Erfahrungen noch Einsichten und ein Umlernen. Sie bewirken keine tiefgreifenden Veränderungen, denn diese erfordern etwas anderes. Die Therapie muß einen Punkt erreichen, an dem der Klient spürt, daß er wirklich entscheiden kann und bewußt handelt. Damit der Klient tatsächlich eine Wahl hat, muß der Therapeut ihm folgen, statt ihn zu führen. Die Ereignisse, die sich entfalten, müssen bewußt verlaufen und von den tiefsten Seinsebenen des Klienten gesteuert werden. In solchen Zeiten ist es störend, wenn der Therapeut die Richtung vorgibt.

Der grundlegende Prozeß hängt immer von der Fähigkeit des Therapeuten ab, eine ganz bestimmte Atmosphäre für den Klienten zu schaffen. Der Klient muß spüren, daß der Therapeut dem folgt, was er, der Klient, tut, braucht oder will. In welchem Stadium der Prozeß sich auch befinden mag, der nächste Schritt muß sich immer in Übereinstimmung mit dem befinden, was der Klient selbst in seinem tiefsten Inneren gutheißt.

Das Prozeßdiagramm

Bevor wir zur Durcharbeitung übergehen

Den Prozeß steuern, indem wir:	**Phasen**	**Informationen sammeln durch:**
bei den Grundsätzen bleiben, das Unbewußte zur Mitarbeit gewinnen	EINE HEILENDE BEZIEHUNG AUFBAUEN	Spuren verfolgen*, Mitgefühl, dem Erzähler folgen, nicht der Geschichte
langsam machen, uns nach innen wenden, entspannen, uns auf die augenblickliche Erfahrung konzentrieren	INNERE ACHTSAMKEIT HERSTELLEN	die Bewußtseinszustände verfolgen, Stille, Innerlichkeit
bestätigen, Sonden, abnehmen, kleine Experimente	ERFAHRUNGEN AUFRUFEN**	Ergebnisse von Experimenten usw. verfolgen, die aufgerufenen Erfahrungen verfolgen
Zugang schaffen, vertiefen, abnehmen, Stimmen abnehmen, dem Unbewußten des anderen folgen	ZUGANG SCHAFFEN, VERTIEFEN UND ÜBERGANG ZUR DURCHARBEITUNG	Veränderung der Interessen, der Emotionen und des Bewußtseins folgen

* Wir verfolgen: die augenblickliche Erfahrung, den Erfahrungsinhalt, Stil, systematische Verhaltensweisen, Interaktionsmuster und Signale aus dem Unbewußten.

** Wir rufen Erfahrungen auf wie Gedanken, Gefühle, Bilder, Erinnerungen, Spannungen, Impulse und das Auftauchen des Kindes. Diese decken sich mit den augenblicklichen Erfahrungen, deren Spuren wir verfolgen.

Zustandsspezifische Durcharbeitung

Richtlinien

Worte suchen für Erfahrungen und/ oder tiefe Gefühle, Erinnerungen klären — DIE BEDEUTUNG UND DAS KERNMATERIAL SUCHEN

ein mitfühlender Erwachsener sein oder die Rolle des magischen Fremden übernehmen — MIT DEM KIND ARBEITEN

spontanes Verhalten unterstützen, vor allem das Management von Erfahrung — MIT STARKEN EMOTIONEN ARBEITEN*

die Erfahrung schaffen helfen, die geschehen will — TRANSFORMATION

die Klärung von Zusammenhängen unterstützen, eigene anbieten, dem Klienten Zeit für diese innere Arbeit lassen — INTEGRATION

verfolgen, wie der andere spontan zum Abschluß kommt, falls nötig, entsprechende Techniken anwenden — ABSCHLUSS

* wird manchmal als »Stromschnellen« bezeichnet.

6

Kontakt, Spuren lesen und innerlich achtsam werden

Einleitung

Kontakt machen und Spuren lesen gehören zu den Fähigkeiten und auch grundlegenden Aufgaben. Als Fähigkeiten sind sie während des gesamten Prozesses erforderlich. Als Aufgaben sind sie besonders wichtig zu Beginn der Therapie, wenn wir eine heilende Beziehung aufbauen. Wie alles in der Hakomi-Therapie sind auch diese beiden Techniken Ausdruck der Grundsätze. Spuren zu verfolgen ist die Fähigkeit, mit dem augenblicklichen Erfahrungsfluß des anderen mitzugehen, ein ständiges Sehen und Hinhören, um den anderen in seinem Erleben begleiten zu können. Wir müssen fähig sein, über uns selbst hinauszugehen und kontinuierlich bei dem zu bleiben, was ein anderer Mensch fühlt und tut. Spuren zu verfolgen heißt, ständig Zeichen zu lesen, so als folgten wir einer Tierfährte im Wald. Es gilt, beharrlich auf einen bestimmten Zielbereich eingestimmt zu bleiben, als würden wir ein Flugzeug über Radar verfolgen. Wir sind auf eine ganz bestimmte Art und Weise mit einem anderen Menschen zusammen und begegnen ihm mit Interesse und Neugierde. Dabei geht es nicht um den Inhalt seiner Geschichte und auch nicht darum, Probleme zu lösen oder herauszufinden, wer er ist. Es ist ganz einfach so, daß die Therapie ohne diese beiden Fähigkeiten nicht weiterkommt.

Kontakt hat mehrere Ebenen. Einmal geht es um die Aufgabe, eine Verbindung herzustellen, »Kontakt zu machen«, und andererseits darum, diese Verbindung kontinuierlich zu bewahren, den »Kontakt zu halten«. Dazu kommen Fertigkeiten, mit denen dies bewerkstelligt wird; und auf der technischen Ebene sind es die Kontaktaussagen. Eine heilende Beziehung beinhaltet viel mehr, als Kontakt zu machen und zu halten. Trotzdem erfordert sie, daß diese Aufgaben erfüllt werden. Und die Aufgaben wiederum verlangen entsprechende Fertigkeiten. Eine dieser Fertigkeiten besteht darin, Kontaktaussagen zu formulieren und anzuwenden. Kontakt ist etwas, woran wir arbeiten müssen. Als Analogie können wir das Empfangen und Senden von Botschaften heranziehen. Wenn wir guten Kontakt haben, fließen die Botschaften mühelos in beide Richtungen. Ich weiß, daß Sie mich verstehen, und Sie wissen, daß ich Sie verstehe. Die Kommunikation plätschert fröhlich dahin. Wenn der Kontakt (wie bei einer Funkstörung) unterbrochen wird, müssen wir unsere Äußerungen wiederholen. Wir hören Worte falsch, und das Verstehen wird schwierig. Wenn Sie in einer Therapiesitzung erleben, daß eine Äußerung wiederholt werden muß und mißverstanden wird, können Sie sicher sein, daß der Prozeß erst dann wirklich weitergeht, wenn ein besserer Kontakt hergestellt wird. Andererseits verbessert die Kommunikation sich beträchtlich, wenn wir immer geschickter darin werden, Spuren zu lesen und Kontaktaussagen zu machen. Sind diese Fähigkeiten voll entwickelt, ist eine gute Kommunikation fast garantiert.

Den Zustand innerer Achtsamkeit herzustellen ist für den Prozeßablauf eine wesentliche Aufgabe. Sie beruht zum großen Teil auf dem gründlichen Verfolgen von Spuren und einer gelungenen Kontaktaufnahme. Sie erfordert auch, daß wir mit einem anderen Menschen in einem außergewöhnlichen Bewußtseinszustand kommunizieren und ihm die Gefühlsqualität dieses Zustandes vermitteln können. Das erreichen Sie, indem Sie selbst achtsam sind und diesem Zustand durch einen veränderten Rhythmus, den Tonfall Ihrer Stimme, entsprechende Sprachmuster und die verwendeten Formulierungen gerecht werden. Manchmal lassen sich dafür auch Bilder benutzen.

Kontakt

Eine Verbindung herstellen Hier ein einfaches Beispiel dafür, wie eine Verbindung herzustellen ist. Ich arbeite in einem Krisenzentrum, und eine Frau kommt herein. Sie redet sehr schnell. Sie sieht sehr ängstlich aus und klingt auch so. Ich sitze an meinem Schreibtisch, und sie setzt sich in den Stuhl davor. Dabei redet sie ununterbrochen über den Verkehr auf der Straße und die Kinder, die dort spielen, und daß man dort eine Spielstraße bauen sollte, und immer so weiter. Ein einziger großer, langer Satz. Sie schaut mich niemals an, sondern blickt vor sich auf den Boden. Offensichtlich will sie nicht, daß ich ihr antworte. Sie redet weiter, als spräche sie zu sich selbst. Nach einer langen Zeit hört sie auf, um tief einzuatmen. An dem Punkt neige ich mich etwas zu ihr vor und sage deutlich: »Das ist beängstigend, nicht wahr?« Sie schaut mich an und blickt mir in die Augen, bis etwas in ihr zufrieden ist. Dann antwortet sie sanft: »Ja, ich habe Angst.« Gut. Jetzt ist die Kommunikation zweiseitig. Jetzt spricht sie mit mir und ich mit ihr. Wir haben Kontakt aufgenommen.

Um eine Verbindung herzustellen, zeigt der Therapeut Verständnis. Zu Beginn heißt das oft, daß er die Einzelheiten der Geschichte verfolgt, die der Klient vorbringt. Aber das kann zur Falle werden. Wenn Sie zu oft deutlich machen, daß Sie der Geschichte folgen, nimmt der Klient an, Sie seien am Inhalt dessen interessiert, was er erzählt. Auf diese Weise werden Sie viele Geschichten zu hören bekommen, aber der Klient läßt sich wahrscheinlich nicht sehr tief auf seine Erfahrung ein. Um das Gegenteil zu erreichen, müssen Therapeut und Klient sich auf die Erfahrung konzentrieren, und Erfahrungen geschehen immer in der Gegenwart. Es ist also effektiver, wenn der Therapeut verständnisvoll ist, indem er zeigt, daß er mit dem in Berührung ist, was der Klient genau in diesem Moment tut oder fühlt. Wenn der Therapeut sowohl der Geschichte als auch der augenblicklichen Erfahrung folgt, hilft er dem Klienten, sich gehört und verstanden zu fühlen. Der Therapeut muß deutlich machen, daß er dem Klienten Verstehen entgegenbringt. Nur zu sagen, »Ich verstehe« oder »Hm, hm«, reicht nicht. Wir stellen die Verbindung zum Klienten auch her, indem wir ihm vermitteln, daß diese Zeit ihm gehört, und zwar vor allem dadurch, daß wir warten. Wenn der Klient spricht, hört der Therapeut zu und beobachtet. Er wartet geduldig, bis der Klient zu Ende gesprochen hat und ihm signalisiert, daß er jetzt bereit ist, den Therapeuten etwas sagen zu lassen. Wenn der Klient dann zuhört, kann der Therapeut eine Kontaktaussage (siehe weiter unten) machen.

Natürlich ist das nicht jedesmal zwingend notwendig. Kontaktaussagen sind kein Muß, sondern freiwillig. Eine Verbindung herzustellen hingegen ist ein Muß. Und dafür kann eine einzige gute Kontaktaussage reichen. Auch muß der Therapeut den Klienten nicht in allem verstehen, um eine

Kontaktaussage machen zu können. Es reicht, wenn er einen Teil dessen erfaßt, was der Klient im Augenblick erlebt. Der Klient tut ständig sehr viele Dinge. Vielleicht hat er gerade Schwierigkeiten, etwas zu begreifen. Der Therapeut sagt dazu ein paar einfache Worte wie: »Ich sehe, daß das verwirrend für Sie ist.« Es ist weder notwendig noch ratsam, die Verwirrung zu lösen. Benennen Sie sie, und schauen Sie, wie der Klient dann weitermacht. Wenn der Therapeut die augenblickliche Erfahrung des Klienten kurz kommentiert, zeigt er, daß er versteht, was für den Klienten passiert – und das bewirkt etwas! Oft ist der Klient erleichtert und fühlt sich sicherer. Wenn er weiß, er wird gehört und verstanden, entspannt er sich und geht tiefer. Außerhalb der Therapie erleben wir selten wirklich guten Kontakt. Wenn wir in der Therapie eine gute Verbindung herstellen, schaffen wir damit die Voraussetzungen für die Mitarbeit des Unbewußten, und der Prozeß kann sich entfalten.

In Kontakt bleiben Der größte Teil unserer Erfahrungen durchläuft nur das Kurzzeitgedächtnis. Wenn Gedanken, Gefühle und Empfindungen auf uns einstürmen, kann das Erlebte in einem einzigen Moment verlorengehen. Die augenblickliche Erfahrung dauert nur so lange, wie sie dauert. Wenn Stimmungen oder Gefühle sich ändern, stehen sie dem Bewußtsein vielleicht nur noch wenige weitere Sekunden zur Verfügung und verschwinden dann so endgültig wie der Traum von letzter Nacht. Falls Sie sich zu etwas Bestimmtem hinwenden wollen, müssen Sie eine Kontaktaussage finden und aussprechen – und zwar während etwas geschieht, spätestens aber in den drei oder vier Sekunden, in denen es zu verblassen beginnt. Ich fuhr einmal mit einer Freundin, die sechs, sieben Jahre Aikido gelernt hatte, nach Albuquerque. Sie war guter Stimmung und entspannt, als plötzlich hinter und links neben uns ein höllischer Lärm losbrach. Sie reagierte, indem sie ihre linke Hand etwa in Bauchhöhe brachte, sie flach mit der Handfläche nach unten hielt und sich dann ohne Eile mit dem ganzen Körper dem Geräusch zuneigte. Diese Bewegung dauerte nicht länger als fünf Sekunden. Sie war anmutig und gefaßt, ein schönes Beispiel dafür, sich dem zuzuwenden, was kommt, sei es, was es will. Im Aikido heißt das »Irimi«.[1] Ich beobachtete sie fasziniert. Etwa eine halbe Minute lang sagte ich gar nichts. Dann fragte ich sie, ob sie wüßte, wie sie auf den Lärm eben reagiert habe, aber sie konnte sich an nichts erinnern. Sie war in unser Gespräch vertieft gewesen und hatte auf ihre eigene schöne Bewegung gar nicht geachtet. In ihrer Geste zeigte sich ein jahrelanges Training, und diese war zur Gewohnheit geworden. Hätte ich aber im ersten Augenblick gesagt: »Du machst da gerade Aikido, nicht?«, wäre ihr alles zu Bewußtsein gekommen, vielleicht begleitet von einem Lächeln der Selbsterkenntnis. Wir stellen Kontakt her, indem wir uns sofort, aber langsam äußern. Das Gefühl ist entspannt und angenehm, aber der Zeitpunkt unserer Äußerung ist entscheidend.

Ist der Kontakt erst einmal hergestellt, hält der Therapeut ihn, indem er auf die Bedürfnisse und das Tempo des Klienten sensibel eingestimmt bleibt und das auch zeigt. Das kann zum Beispiel so aussehen, daß Sie den Klienten reden lassen, bis Sie ein Signal (meistens einen Blick) bekommen und Sie wissen, daß es in Ordnung ist, wenn Sie sprechen. Oder Sie bleiben still, während der Klient nach innen geht, weil er nachdenken, sich erinnern möchte oder ähnliches. Der Therapeut kann auch Kontaktaussagen machen, wenn der Klient Traurigkeit oder Freude empfindet, um zu zeigen, daß er die Veränderungen im Klienten in jedem Augenblick bewußt verfolgt. Bei diesen Übergängen von einem Gefühl zum anderen oder einer Aktivität zur anderen können Kontaktaussagen angeboten werden. Auch wenn der Klient auf diese Aussagen nichts erwidert und sie vielleicht noch nicht einmal bemerkt, haben sie einen starken Einfluß auf den Verlauf des Prozesses. Wir müssen nicht viele solcher Kontaktaussagen machen. Je besser die Verbindung ist und gehalten wird, desto weniger Äußerungen sind erforderlich, damit der Prozeß weitergeht.

Kontakt und der fließende Verlauf des Prozesses Nachdem wir eine Kontaktaussage gemacht haben, ist es besonders wichtig, dem Klienten Zeit zu lassen. In den Augenblicken nach einer solchen Äußerung wird dem Klienten etwas bewußt – vielleicht die Traurigkeit, die Sie erwähnten, oder der Konflikt, den Sie benannt haben. In diesen Momenten entscheidet der Klient bewußt oder unbewußt, welche Richtung er einschlagen will – bei der neuen Erfahrung bleiben, die Traurigkeit durch Tränen ausdrücken, Erinnerungen wachrufen, mit dem Prozeß weitermachen oder auch nicht. Dafür müssen Sie dem Klienten Raum lassen. Für die zeitliche Abstimmung ist dies das allerwichtigste, und Sie signalisieren damit deutlich, daß Sie den Klienten in seinen Bedürfnissen und Wünschen unterstützen. Es ist also ganz einfach: Nach einer Kontaktaussage warten Sie, welchen Weg der

Klient nimmt. Zum Beispiel hörte ich einmal einer Klientin zu, die ausführlich zwei verschiedene Seiten von sich beschrieb, drei, vier Minuten lang. Ich folgte den Einzelheiten, ohne sie zu kommentieren. Als sie fertig war und mich anschaute, sagte ich nur: »Sie haben also zwei Seiten in sich.« Ziemlich simpel, werden Sie sagen. Stimmt. Aber es hatte folgenden Effekt: Sie begann zu weinen. Nicht weil ihr Therapeut ein Idiot war und sie frustrierte, sondern weil diese innere Spaltung für sie zutiefst schmerzlich war und sie in Wirklichkeit über diesen Schmerz gesprochen hatte. Ich hätte auch sagen können: »Ich weiß, wie weh das tut« oder: »Das ist ein Konflikt für Sie.« Und vielleicht hätte sie daraufhin ebenso schnell geweint. In Wirklichkeit habe ich zusammengefaßt, was sie dargestellt hatte. Ich wartete, Sie beschloß, ihre Gefühle zu dieser Situation zuzulassen. Vielleicht war das keine bewußte Entscheidung, sondern eine spontane. Trotzdem muß sie sich auf irgendeiner Ebene entschieden haben, denn nicht ich brachte sie zum Weinen. Ich hatte diese Entscheidung nur beeinflußt, indem ich Verständnis für ihre Situation gezeigt und ihr Zeit gelassen hatte, den nächsten Schritt zu tun. Und sie weinte.

Einfluß ist hier das richtige Wort. Mit einer Kontaktaussage kann der Therapeut den Verlauf des Prozesses auf eine bestimmte Weise beeinflussen. Der Therapeut gibt dem Klienten keinerlei Anweisungen, provoziert also auch keinen Widerstand bei ihm. Und dennoch beeinflußt die Kontaktaufnahme das Geschehen. Eine Kontaktaussage über Traurigkeit drückt in Wirklichkeit aus: »Ich sehe, daß Sie traurig sind, und nehme Anteil daran.« Die folgende Stille sagt: »Ich höre zu, wenn Sie weitergehen wollen.« Diese Aussagen geben dem Klienten Raum, die Richtung einzuschlagen, die er verfolgen möchte. Sie unterstützen die Zusammenarbeit und machen aus der Therapie einen wechselseitigen Prozeß. So kann der Therapeut Teil der Welt des Klienten werden, sie betraten und an ihr teilhaben, ohne um die Kontrolle zu kämpfen. Die Kontrolle liegt letzten Endes beim Klienten.

Mit Kontakt unterstützen wir den Ablauf des Prozesses, indem wir zeigen, daß das, was zum Ausdruck kommt, auch verstanden wird. Wie beim gewöhnlichen Gespräch ermöglicht eine verstehende Äußerung dem Sprecher, sich weiter mitzuteilen. Mangelt es an Verstehen, wird der Sprecher versuchen, sein Anliegen noch einmal zu erläutern, wahrscheinlich mit anderen Worten. Er kann aber auch aufgeben, das Thema wechseln oder gehen. In der Therapie muß sich der ganze Prozeß entfalten, von der Beziehung zu innerer Achtsamkeit, von der Erfahrung zur Durcharbeitung und weiter zu der Erfahrung, die geschehen will. Von der Erfahrung müssen wir dazu übergehen, sie zu besprechen, sie zu fühlen, zu erforschen, auszudrücken und zu verstehen. Eine Kontaktaussage wie »Sie sind traurig« reicht vielleicht aus, damit eine leise Traurigkeit zu einem starken Gefühl wird, das ungehindert zum Ausdruck gebracht werden kann. Indem Sie zeigen, daß Sie um die Traurigkeit (oder anderes mehr) wissen und sie akzeptieren, geben Sie ihr Raum, sich zu zeigen. Vor allem Menschen, die sich mißverstanden fühlen, werden von Kontaktaussagen berührt und getröstet. Und das ist ein weiterer Grund für Kontakt – den Klienten wissen zu lassen, daß er nicht allein ist, daß da noch jemand ist, der ihm vielleicht helfen kann, mit der Situation umzugehen.

Durch Kontakt kann der Therapeut sich auch auf die Erfahrungsbereiche konzentrieren, die sich am Rande des Bewußtseins bewegen. Der Anflug von Traurigkeit, den der Therapeut bemerkt und erwähnt, mag dem Klienten noch gar nicht bewußt sein. Wird er benannt, rückt er ins Blickfeld, so daß mit der Traurigkeit etwas passieren kann. Oft ist dieser neue Brennpunkt viel aufregender als das Gesprächsthema und ersetzt dieses ohne weiteres. Dann hat der Prozeß eine Chance, sich zu vertiefen. Dies ist ein kleiner Sprung aus dem System und damit Teil der Methode, auf die wir uns später in Kapitel 17 konzentrieren werden. Es ist auch eine gute Übung für den Klienten, der etwas über seine eigenen Systeme erfahren und lernen muß, wie er herausspringen kann. Und doch ist es der Therapeut, der zuerst springt, der die ausgetretenen Pfade der gewöhnlichen Konversation verläßt und zum fruchtbaren Boden am Rande des Augenblicks übergeht.

Meta-Ebenen Die gesamte Interaktion zwischen Klient und Therapeut hat zwei Aspekte: Inhalt und Form. Der Inhalt bleibt meistens vordergründig, während die Form Teil des realen Hintergrunds ist. Durch den Inhalt erfahren Sie etwas über die Lebensgeschichte des Klienten. Er erzählt Ihnen von sich. Während Sie ihm zuhören, bekommen Sie vielleicht einen Eindruck von dem, was auf den tieferen Ebenen geschieht, welche Kindheit der Klient hatte und welche Charaktermuster er zum Ausdruck bringt. In den Anfangsphasen einer Sitzung hören Sie sich die Geschichte wahrscheinlich an, ohne sich einzumischen, und stellen die Bereiche fest, die den Klienten interessieren. Wenn Sie konzentriert auf den Tonfall der Stimme, körperliche Verfassung, Gesichtsausdruck und Haltung achten, erfahren Sie auch etwas über die Vorstellungen, Überzeugungen, Annahmen und Ereignisse im Leben des Klienten.

Obgleich der Inhalt wichtig ist, hat die Form der Interaktion doch sehr viel mehr Einfluß auf die Therapie. Die Form des Austausches wirkt auf der Meta-Ebene von Kommunikation, jenseits des Inhalts und meistens auch der bewußten Wahrnehmung. Sie wird durch kontinuierliche kleine Schritte gestaltet – beispielsweise wer zuerst spricht, wer wen unterbricht, wer wo sitzt und all die vielen kleinen Gesten und nonverbalen Abläufe, die den Kommunikationsfluß begleiten; die wortlos kommentieren, was wir voneinander halten und welche Beziehung wir zueinander haben. Im einzelnen heißt dies:

Indem Sie zeigen, daß Sie zuhören, machen Sie deutlich, daß Sie den anderen schätzen. Mit Ihrer Aufmerksamkeit bringen Sie zum Ausdruck, daß Sie die Realität der Erfahrung des anderen anerkennen, daß Sie bereit sind, ihm den Raum zu lassen, sich selbst zu finden, indem er Ihnen verschiedene Seiten von sich vorstellt. Sie gehen nicht geringschätzig oder ignorant mit diesen Seiten um, wie manch einer es sehr wohl getan haben mag. Indem Sie auf die Stimmungen, Gefühle und Erfahrungen des anderen etwas erwidern, machen Sie sie zum Gesprächsstoff, so daß sie zu einer gemeinsamen Realität werden. Eine Äußerung wie »Sie kommen mir etwas nervös vor«, eingebracht ohne Urteil und ohne den anderen in seiner Darstellung zu unterbrechen, ist eine Möglichkeit, Gefühle real werden zu lassen und zu vermitteln, daß es in Ordnung ist, so zu empfinden und darüber zu sprechen. Oft müssen wir dies ausdrücklich versichern. Indem Sie mit den Erlebnissen des anderen mitgehen, ihn sein lassen und darin unterstützen, die Führung zu übernehmen, wenn er es möchte, helfen Sie ihm zu lernen, in seinem Leben selbst Regie zu führen. Alles, was er durchlebt, lassen Sie sein, wie es ist. Ist er still, begegnen Sie ihm in seiner Stille. »Es fällt Ihnen schwer, darüber zu sprechen.« Diese Reaktion macht es ihm leichter weiterzusprechen. Ihr eigenes Bedürfnis, »Dinge zu erledigen«, kann warten. Begegnen Sie dem Klienten dort, wo er ist. Betrachten Sie die Situation als Hausbesuch bei ihm.

Da die Aufgabe für den Klienten in der Therapie darin besteht, tief nach innen zu gehen und zum Kern seines Selbst zu gelangen, liegt die Verantwortung des Therapeuten zum großen Teil darin, dafür zu sorgen, daß der

Klient sich bei seiner Reise sicher fühlt. Die höchste Verantwortung des Therapeuten ist die, den Lebensgeist des Klienten zu schützen, das Gefühl von Hoffnung und die Lebenskraft. Das tun Sie, indem Sie selbst Sicherheit ausstrahlen und nicht urteilen, sondern den anderen akzeptieren und dafür sorgen, daß die Situation sicher ist. Kontakt ist eine sehr sichere Möglichkeit, sich einzuschalten, und vermittelt das auch. Wenn wir über den Körper sprechen, ihn betrachten oder mit ihm arbeiten, räumen wir ihm ebenfalls einen Platz in der Therapie ein. Die Vorstellung, daß der Körper das geistige Leben widerspiegelt, ist für die meisten Menschen neu. Unsere Ideen und unsere Art und Weise, mit dem Körper zu arbeiten, müssen also deutlich gemacht werden. Dabei ist natürlich auch zu vermitteln, daß es in Ordnung ist, starke Gefühle zu haben und auszudrücken – vor allem Gefühle, die als »schlecht« gelten, wie Ärger, Haß, Neid usw. Das alles sind Fähigkeiten der Persönlichkeit, Talente, natürliche Gaben unserer Natur. Wir haben ein Recht auf das ganze Spektrum unserer Gefühle. Unterstützen und akzeptieren Sie sämtliche Gefühle und deren Ausdruck. Sorgen Sie für einen sicheren, wohltuenden Rahmen. Klient und Therapeut legen in den Anfangsphasen ihrer Beziehung fest, welche Rollen sie spielen werden. Beide haben davon möglicherweise unterschiedliche Vorstellungen. Kontakt kann helfen, diese Unterschiede aufzugreifen, ohne einen Konflikt daraus zu machen.

Kontakt und Lebendigkeit Therapeutinnen und Therapeuten (und das gleiche gilt für Gruppenleiterinnen und -leiter), die effektiv arbeiten, wissen, wie sie an den Punkt der Erregung gelangen. Die Erregung, die der Klient zeigt, wird von erfahrenen Therapeutinnen und Therapeuten gewohnheitsmäßig registriert. Emotional stark besetzte Themen bekommen besondere Aufmerksamkeit. Hier bewegt Kontakt den Prozeß in die Richtung der anstehenden Arbeit. Der Therapeut kann auch abwarten, bis der Klient Erregung zeigt, bevor er dann – vielleicht in Form einer Kontaktaussage – sein Interesse bekundet. »Das Dingliche dringt hervor«, sagte Fritz Perls. Wir nutzen die vorhandene Erregung, indem wir uns ihr zuwenden, wenn sie auftritt. Stark besetzte Themen zu kontaktieren, noch bevor sie angesprochen werden, ist eine gute Möglichkeit, das Unbewußte einzubeziehen. Wenn wir zu einem Menschen, der sich ständig gehetzt und getrieben fühlt, sagen: »Nehmen Sie sich die Zeit, die Sie brauchen«, wecken wir damit meistens sofort sein Interesse.

Kontaktaussagen Wenn der Therapeut eine einfache, direkte Aussage über die augenblickliche Erfahrung des Klienten macht, ohne diese zu interpretieren, ist das eine Kontaktaussage. Wenn der Klient beginnt, etwas Traurigkeit zu zeigen, ist eine Äußerung wie »Sie sind traurig« dafür ein gutes Beispiel. Wie ich bereits erwähnt habe, kann sich die Aussage auf einen Inhalt oder die gegenwärtige Erfahrung beziehen. Beispiele für das Kontaktieren des Inhalts sind:

Der Klient spricht über:	*Kontaktaussage:*
Zweifel, Unsicherheiten	Da sind viele Fragen.
alles, was er für seine Familie getan hat ...	Sie haben wirklich versucht zu helfen.
das, was ihm durch den Kopf geht	Das interessiert Sie also.

Einige Beispiele für das Kontaktieren der augenblicklichen Erfahrung:

Sie sehen:	*Kontaktaussage:*
Tränen, feuchte Augen	Traurig. *Oder:* Jetzt taucht Traurigkeit auf.
Überraschung	Das überrascht Sie.
Verwirrung	Das ist für Sie schwer zu verstehen.

Wir haben auch bereits erwähnt, daß sich eine Kontaktaussage auf bewußte Inhalte oder auf Dinge beziehen kann, die sich nur am Rande des Bewußtseins befinden. Hier ein Beispiel für das letztere: Nehmen wir an, der Klient regt sich über irgend etwas auf, das ihm letzte Woche passiert ist. Statt zu sagen »Das muß schwer für Sie gewesen sein« und sich damit über die Vergangenheit zu äußern, nehmen Sie Kontakt zur gegenwärtigen Erfahrung auf: »Das weckt viele Gefühle in Ihnen.« Was so viel bedeutet wie: »Ich sehe, daß Sie gerade sehr starke Gefühle empfinden. Wenden wir uns ihnen doch zu.« Oder vielleicht ringt der Klient um Worte für irgendein Erlebnis, und Sie sagen: »Es fällt Ihnen schwer, darüber zu sprechen.« Diese Kontaktaussagen wenden sich an ein gegenwärtiges Geschehen, über das noch nicht gesprochen wurde.

Kontaktaussagen sind meistens kurz und simpel, denn wir wollen vermeiden, den Klienten von seinem Prozeß abzulenken. Kurze Sätze sind außerdem leichter zu formulieren und sprechen wahrscheinlich auch das Unbewußte direkter an. Wir können Erfahrungen oft in ein einziges Wort kleiden, etwa Traurigkeit, Ärger, Verwirrung oder Verletztheit. Auch wenn sie noch so kurz und simpel formuliert werden, können Kontaktaussagen sehr subtil und intuitiv sein; wir können damit einen großen Sprung vom Gesagten zu dessen Bedeutung machen. Eine Äußerung wie »Sie fühlen sich allein gelassen« kann scheinbar aus völlig heiterem Himmel kommen und trotzdem genau das ausdrücken, was der andere fühlt. Selbst Kontaktaussagen, die weniger riskante Themen ansprechen und etwas ganz Offensichtliches kommentieren, können eine starke Wirkung haben. Wenn der Klient innerlich arbeitet, nicht spricht (und dabei vielleicht innehält), kann der Therapeut etwas ganz Simples sagen wie: »Da passiert etwas in Ihnen.« Und der Klient beginnt darüber zu sprechen. Einfach, aber wirkungsvoll. Dadurch bleibt der Prozeß in Bewegung und nimmt weiterhin seine Richtung.

Eine Kontaktaussage muß dem Klienten Raum lassen, sie abzulehnen. Wir arbeiten jedoch nicht darauf hin; zu viele Differenzen zerstören die Kommunikation und können die Mitarbeit des Unbewußten zunichte machen. Wenn Sie Kontakt aufnehmen, beginnen Sie keinen Streit darüber, wer recht hat. Um wessen Erfahrung geht es denn schließlich? Der Klient hat immer recht. Selbst wenn Sie sicher sind, im Recht zu sein, selbst wenn dem Klienten die Tränen über das Gesicht laufen und er sagt: »Nein, ich bin nicht traurig«, fangen Sie keinen Streit an. (Laotse sagt: »Es ist besser, kilometerweit zurückzuweichen, als einen Zentimeter zu gewinnen.«) Es ist besser, die Mitarbeit zu gewinnen und einen sicheren Raum zu schaffen, als über ein dummes kleines Hindernis auf dem Weg zu stolpern. Der Therapeut muß also bereit sein, unrecht zu haben und das auch zuzugeben. Sie können nicht jedesmal sagen: »Vielleicht irre ich mich ja, aber ...« Ihre Haltung muß sich in der Art und Weise zeigen, wie Sie sich äußern, und zwar kontinuierlich, bei jedem Satz. Sie muß Teil Ihres Unbewußten sein. Wenn das nicht der Fall ist, werden Kontaktaussagen nicht viel bewirken. Sie dürfen auch nicht als Frage formuliert sein. Eine Frage, selbst wenn sie sich nur im Tonfall der Stimme äußert, zeigt, daß der Therapeut nichts weiß, nicht in Kontakt mit dem anderen ist. Vielleicht drückt sie Interesse und sogar Anteilnahme aus, aber sie vermittelt dem anderen nicht, daß Sie ihm wirklich mit dem Verstehen folgen.[2] Wenn ich als Therapeut Verstehen demonstrieren kann, ist weitermachen möglich. Vermittle ich aber statt dessen, daß ich mehr Information brauche, beginne ich in gewisser Weise, für den Klienten zu arbeiten. Dann gerät der Prozeß ins Stocken. Und wessen Prozeß ist es denn schließlich? Zu viele Fragen, und schon wartet der Klient wie bei einem Interview auf die nächste und die nächste, ohne daß sich sein Prozeß spontan entfalten kann.[3] Bei Kontakt geht es darum, den Prozeß in Bewegung zu halten. Fragen lösen außerdem auch Denken und Distanz aus, während Kontaktäußerungen zu Erfahrung und Nähe einladen.

Mit Kontaktaussagen bieten wir nicht eifrig Erklärungen oder Theorien an. Wir geben keine Ratschläge und stellen auch keine Fragen (um Himmels willen nicht!). Damit würden wir einen völlig falschen Eindruck erwecken. Wir versuchen zu zeigen, daß wir den Menschen begleiten, daß wir seine Erfahrung wahrnehmen und dem Ablauf seines Prozesses und nicht nur seinen Worten folgen. Die Worte sind zweitrangig. Das Primäre ist die Erfahrung. Ich möchte das ganz stark betonen, denn auch wenn alles recht simpel klingt, ist es keinesfalls leicht zu erlernen.

Spuren lesen ...

... heißt, nach Anzeichen der Erfahrung des anderen Ausschau halten, wie feuchten Augen, Gesichtsausdruck, Tonfall der Stimme, Gesten (kleinen oder großen, aber vor allem kleinen), Veränderungen der Körperhaltung, Bewegungen, ja, selbst der Art der Bewegungen oder der feinen Nuancen der Stimme. Das alles sind Anzeichen für die Erfahrung des anderen. Wir lernen, sie zu lesen, und praktizieren das Gelernte während der ganzen Therapiesitzung. Die Zeichen können sehr subtil sein. Beim gewöhnlichen Gespräch entgehen sie uns meistens oder werden nur unbewußt wahrgenommen. In der Therapie stellen sie eine Sprache dar, die der Klient kontinuierlich spricht und der der Therapeut kontinuierlich lauscht. Wenn wir in dieser Sprache nicht bewandert sind, sind einfühlsame Kontaktaussagen unmöglich. Spuren lesen heißt, all die kleinen Dinge bemerken (und ihnen folgen), die ablaufen, während jemand spricht; vor allem die Dinge, über die nicht geredet wird. Das heißt, wir wissen, wie wir diese Hinweise auf die augenblickliche Erfahrung des Sprechers und deren Bedeutung entschlüsseln können. Das, was jenseits von Worten passiert, birgt sehr viel nützliche

Information. Fragen Sie einen wirklich guten Pokerspieler. Äußere Zeichen kommentieren, wie der Sprecher sich fühlt bei dem, was er sagt. Sie sind Ausdruck seiner Körpersprache, dessen, was nicht mit Worten vermittelt wird. Sie sind sogar noch mehr als nur Hinweise auf die augenblickliche Erfahrung, nämlich direkte Äußerungen des Unbewußten. Der Therapeut hat folgende doppelte Aufgabe: Sich in der Welt des Klienten zu bewegen, und zwar ganz auf die übliche Weise, und sich gleichzeitig außerhalb dieser Welt aufzuhalten, um sie aus einem größeren Blickwinkel betrachten zu können. Spuren lesen heißt, ständig der ganzen Person folgen, bewußt und unbewußt, ohne den Kontakt jemals zu unterbrechen.

Wenn wir die Spuren des Unbewußten lesen, bereiten wir den Weg vor, mit ihm Kontakt aufzunehmen und uns mit ihm auszutauschen, um eine heilende Beziehung aufzubauen. Hier ein einfaches Beispiel: Die Person kommt zur Tür herein, setzt sich hin, und Ihnen fällt auf, daß sie angespannt und nervös aussieht. Sie sagen: »Ich nehme an, dies ist beängstigend für Sie.« Vielleicht hat die Person in Wirklichkeit darüber nachgedacht, was sie sagen könnte, und ist sich in diesem Augenblick ihrer Nervosität gar nicht bewußt. Wenn Sie Ihre Aussage machen, nimmt der andere im selben Augenblick seine Nervosität wahr und weiß – möglicherweise wiederum ohne nachzudenken –, daß Ihnen bewußt ist, was er empfindet. Das ist für die meisten Menschen erleichternd. Vor allem wenn Ihre Stimme Mitgefühl ausdrückt. Damit schaffen Sie eine sichere Atmosphäre und fangen eine sinnvolle Kommunikation mit dem ganzen Menschen an. Wenn Sie sich hingegen ständig auf den Inhalt des Gesprächs konzentrieren, nicht sehen, was sonst noch passiert, und nicht in Kontakt mit der Erfahrung und den Gefühlen kommen können, wird der ganze Prozeß schnell langweilig. Langeweile weist darauf hin, daß der Therapeut die Spur dessen verloren hat, was für ihn und den anderen wirklich interessant ist.[4] Sie ist ein Signal dafür, einen Weg zu suchen, aus dem System zu springen, es sei denn, wir träumen weiter und halten uns dabei für wach. Die Therapie bleibt dadurch lebendig, daß wir die Spuren dessen verfolgen, was wirklich vor sich geht. Wenn wir diese Fähigkeit erst einmal beherrschen, ist sie eine endlose Quelle von Neugierde und unglaublichem Vergnügen. Durch Spurenlesen wächst unsere Wachheit, und wir gelangen an den Rand des Bewußtseins dessen, was gefühlt wird und real geschieht, ohne daß darüber gesprochen wird. Noch nicht.

Einige der Gesten, Bewegungen, Wendungen und Veränderungen des Gesichtsausdrucks, die wir verfolgen, verlaufen sehr schnell. Manchmal dauern sie weniger als eine halbe Sekunde. Diese nonverbalen Äußerungen geschehen ständig, und fast nie nehmen wir sie wahr. Ausgehend von dieser natürlichen Tendenz, uns in den Bann der Worte ziehen zu lassen, muß die Therapeutin oder der Therapeut die Fähigkeit des Spurenlesens bewußt entwickeln. Das dauert meistens eine Weile. Nicht daß es so schwierig wäre. Das Schwierige ist eher, sich daran zu erinnern, daß wir es auch wirklich tun. Das Spurenlesen ist der inneren Achtsamkeit stark verwandt, da wir auch hier offen und sensibel und weniger zielorientiert sind. Wenn wir die Spuren der Erfahrungen des Klienten genau verfolgen, können wir gute Kontaktaussagen machen. Und bei allem, was wir äußern, bei jeder Technik, die wir anwenden, jedem kleinen Experiment, das wir machen, verfolgen wir, wie der Klient auf das, was wir getan haben, reagiert. Die Bewegung verläuft also in einem kleinen Kreis. Spuren lesen, Kontakt machen, verfolgen, welche Auswirkungen der Kontakt hat. Wie verhält sich der Klient weiter, nachdem wir dies oder das getan haben? Kontakt dazu aufnehmen. Und so weiter und so weiter, wie mit einem Kugellager den Prozeß mit einem Minimum an Reibung und bei möglichst geringer Energievergeudung in Gang halten. Zu Orten gehen, indem wir folgen. Therapeuten, die Fertigkeiten wie Spurenlesen und Kontaktmachen anwenden, sind wie Forscher, die Experimente durchführen und die gegebenen Details verfolgen, während sie nach umfassenderen Wahrheiten suchen. Wie bei abgehärteten Reisenden auf dem Weg zum Pol sind unsere Augen fest auf die Schlittenhunde vor uns gerichtet, während wir auf den Horizont zu fahren.

Bewußtseinszustände verfolgen

Einige äußere Anzeichen für die vier verschiedenen Bewußtseinszustände sind:

Alltagsbewußtsein

- Der Klient schaut den Therapeuten an.
- Die Augen sind geöffnet.
- Ton und Tempo sind gesprächsmäßig.
- Die Emotionen sind schwach oder kontrolliert.

Innere Achtsamkeit

- Die Augen neigen dazu, sich zu schließen.
- Das Sprechen wird sanfter und ist etwa halb so schnell wie gewöhnlich.
- Wenn ein Mensch im Zustand innerer Achtsamkeit spricht oder Fragen beantwortet, bleibt er ruhig, spricht langsam und läßt die Augen geschlossen.
- Es treten sämtliche Anzeichen auf, die für eine leichte Trance typisch sind.
- wenig Bewegung
- bedächtiges, sorgfältiges Vorgehen
- Der Atem ist sanft.

Kind-Zustand

- Die Stimme ist kindlich.
- Die Satzstruktur ist einfach.
- Der Gesichtsausdruck, die Gesten und der Körper wirken jünger.
- kindliche Schüchternheit
- ein Gefühl von Staunen

Stromschnellen

- Erregung
- Starke Emotionen kommen zum Ausdruck.
- wellenförmige Bewegungen des Körpers
- schweres Atmen

Innerlich achtsam werden

Ein Bewußtseinszustand

Bevor wir versuchen, im Zustand innerer Achtsamkeit Erfahrungen hervorzurufen, muß diese erst einmal hergestellt werden. Innere Achtsamkeit ist, wie Sie vielleicht aus Kapitel 2 erinnern, ein außergewöhnlicher Bewußtseinszustand, in dem wir offen und verletzlich sind und eine Beziehung brauchen, die bereits auf einem sicheren und harmonischen Boden steht. Bevor wir Techniken wie Sonden und Abnehmen anwenden, um Erfahrungen hervorzurufen, müssen mehrere Vorbereitungen getroffen worden sein. Zunächst einmal ist der Aufbau einer Beziehung notwendig. Die

Methoden hierfür, wie Spuren lesen, Kontakt machen, das Unbewußte zur Mitarbeit gewinnen, kommen bereits zur Anwendung. Sämtliche Anzeichen für eine Mitarbeit sind vorhanden. Zweitens weiß ich ganz genau, wo das Interesse des anderen zu diesem Zeitpunkt liegt, bevor ich auf innere Achtsamkeit hinarbeite. Ich weiß, was ich tun werde, wenn der Zustand innerer Achtsamkeit hergestellt worden ist. Ich habe eine Vorstellung davon, wie ich eine interessante, sinnvolle Erfahrung hervorrufen kann. Eine verschwommene Erfahrung wäre sinnlos. Drittens warte ich, bis der andere fertig ist mit dem, was er mir zu erzählen hat.[5] Selbst wenn ich genau weiß, was ich tun werde, möchte ich ihn so gut wie möglich verstehen und ihn ausreden lassen. Wenn der Klient mir erzählt hat, was er mir erzählen wollte, wird er schweigen und darauf warten, daß ich den nächsten Schritt tue. Vielleicht lehnt er sich dann auch zurück und entspannt sich. Auch auf dieses Langsamerwerden und diese Entspannung arbeite ich hin und warte darauf. Wenn all das gegeben ist, kann ich ihn fragen, ob er an diesem offensichtlich interessanten Thema arbeiten möchte.

Wenn er einverstanden ist, bitte ich ihn, nach innen zu gehen, vielleicht seine Augen zu schließen, sich zu entspannen und darauf zu achten, was geschieht, wenn ich ..., und dann gebe ich eine Sonde oder eine Bestätigung. Ich bitte nicht direkt um innere Achtsamkeit. Ich bitte darum, nach innen zu gehen, und zwar mit Worten wie

> *Achten Sie darauf, was geschieht ... Sie müssen nichts tun ... Seien Sie offen, lassen Sie meine Worte auf sich wirken, und achten Sie auf alles, was in Ihrer Erfahrung auftaucht ... Das kann ein Gedanke, ein Gefühl, eine Empfindung oder ein Bild sein ... oder eine Erinnerung ... ein Impuls oder eine Muskelverspannung ... Und es ist auch in Ordnung, wenn gar nichts geschieht.*

So spreche ich etwa eine halbe Minute. Ich rede nicht in einem normalen, gesprächsmäßigen Tonfall oder Tempo. Ich stimme mein Tempo, meinen Tonfall und meine Worte auf den Bewußtseinszustand ab, den ich herstellen möchte. Genauso gehe ich vor, wenn ich mit dem Kind oder direkt mit dem Unbewußten arbeite. Um mich auf innere Achtsamkeit einzustellen, spreche ich etwa halb so schnell. Meine Stimme ist sanft, als spräche ich zu jemandem, der bereits in Trance ist. Ich benutze präzise, einfache Worte und kurze Sätze. Um mich auf den Rhythmus des Klienten einzustimmen, verfolge ich ständig, wie entspannt und nach innen gerichtet er ist. In diesem Stil spreche ich nur, wenn ich sehe, daß der Klient empfänglich und still ist. Wenn sich der Klient im Zustand innerer Achtsamkeit befindet, ist sein Körper ganz ruhig, und meistens bewegen sich die Augäpfel unter den Lidern auf und ab. Ich lese diese Spuren und weitere Zeichen – zum Beispiel eine leichte Neigung des Kopfes –, die darauf hinweisen, daß der Klient interessiert ist und wirklich zuhört.

Gelegentlich fällt es einem Klienten schwer, innerlich achtsam zu werden. Das ist zwar selten, vor allem wenn die Beziehung gut, die Geschichte erzählt und ein interessantes Thema abgesteckt worden ist; aber es kommt vor. Meistens kann ein solcher Mensch sich nicht so weit entspannen, daß er innerlich still wird. Dann brauchen wir andere therapeutische Mittel: Massage, Körperübungen, Diät, Ferien oder vielleicht eine medizinische Behandlung. Das geschieht zwar nur selten – mir ist es weniger als ein Dutzendmal in ebenso vielen Jahren passiert –, aber es kommt vor.

Wenn der Zustand innerer Achtsamkeit auf diesem Wege hergestellt wurde, wenden wir spezielle Techniken an, um Erfahrungen hervorzurufen. Die Techniken werden später beschrieben. Im Augenblick reicht es zu wissen, daß der erste Grundsatz bei Anwendung der Techniken *Gewaltlosigkeit* ist. Gewalt wird die innere Achtsamkeit immer zerstören, es sei denn, es handelt sich um einen außergewöhnlichen Menschen. Wir gehen davon aus, daß selbst kurze Augenblicke von innerer Achtsamkeit zu bedeutenden Erfahrungen führen können. Mit Hilfe dieser ausgelösten Erfahrungen können wir Zugang zu den Emotionen, dem Kind-Zustand, Kernüberzeugungen, Erinnerungen und Bildern gewinnen. Oder sie können vertieft werden, womit wir sie stabilisieren und erweitern. Dann gehen wir über zum nächsten Schritt, zur Durcharbeitung.

7

Aufrufen, erster Teil: Sonden und Bestätigung

Einleitung

Wenn der Klient sich im Zustand innerer Achtsamkeit befindet und bereit ist, sich der augenblicklichen Erfahrung zuzuwenden, können wir bestimmte Erfahrungen hervorrufen; nachdem der andere uns erzählt hat, was er uns erzählen wollte. Ist der andere innerlich achtsam und sein Unbewußtes zur Mitarbeit gewonnen, sind wir an der Reihe, behutsam die Führung zu übernehmen und uns an die Arbeit zu machen. Haben wir zugehört und wissen, wie wir weiter vorgehen wollen, machen wir entweder ein kleines Experiment, geben eine Sonde, eine Bestätigung oder nehmen etwas ab. Wir können diese Techniken auch elegant miteinander kombinieren. Wir tun etwas sehr Simples. Wir wenden wahrscheinlich eine der Techniken an, die in diesem und in den folgenden Kapiteln besprochen werden.

Durch Theorien erfahren wir nicht, was in der Therapie tatsächlich geschieht. Techniken verleihen dem Geist der Arbeit oft deutlicher Ausdruck als sämtliche Diskussionen darüber, wie und warum sie etwas bewirken. Die Theorie wird wichtig, wenn es an der Zeit ist, die Arbeit zu lehren. Techniken hingegen bleiben greifbare, klinische Fakten. Die Gestalttherapie zum Beispiel arbeitet mit Techniken wie Gewahrsein, dem heißen Stuhl, dem Ausdruck der verschiedenen »Anteile« der Persönlichkeit und erforscht Träume und Phantasien. Diese Techniken machen deutlich, worum es in der Gestalttherapie geht: Vertrauen in die Imagination, das Spielerische und die Kreativität, Nähe und Präsenz, echt sein, im vollen Besitz unseres Selbst sein und ihm eine Stimme geben. Diese Dinge werden uns nicht durch Worte wie »Retroflexion« und »Konfluenz« vermittelt.

In der Bioenergetik wird der Klient zu extremen Körperhaltungen und starkem Gefühlsausdruck ermutigt. Die Techniken zeigen, daß es darum geht, energiegeladen zu sein (im alten Sinne von viel Aktion), hart zu arbeiten und nicht vor dem eigenen Schmerz davonzulaufen. Auf Emotionen und Ausdruck wird gedrängt, denn darin ist der Klient echt. In der Psychoanalyse stehen die Couch, das freie Assoziieren und die Arbeit mit den Träumen im Mittelpunkt. Der Mensch als Anwender von Symbolen wird betont, mit verborgenen, verschlossenen Welten, die sein tägliches Handeln und Denken bestimmen. Hier liegt das Gewicht auch auf einer Arzt-Patienten-Beziehung, die einer Einbahnstraße gleicht.

Sonden, Bestätigung geben, Kontaktaussagen, kleine Experimente und die verschiedensten Formen des Abnehmens sind die Hauptinterventionen in der Hakomi-Therapie. Wir machen während der Therapiesitzung ausführlich davon Gebrauch. Dies sind die Kerntechniken, so wie innere Achtsamkeit und Gewaltlosigkeit die zentralen Grundsätze darstellen. Ohne sie wäre die Hakomi-Therapie nicht möglich.

Meine erste Sonde gab ich spontan. Alles, was meine Klientin sagte und tat, zeigte mir, daß sie sich für einen schlechten Menschen hielt. Ich bat sie, mir zuzuhören und zu schauen, was geschah, wenn ich etwas sagte. Dabei hatte ich im Kopf, daß sie ihre Reaktionen beobachten sollte, während ich ihr mitteilte, daß sie ein guter Mensch sei. Ich wollte sehen, was dann geschah. Sie hatte niemals wörtlich gesagt, sie sei ein schlechter Mensch. Vielmehr schien diese Überzeugung ihr gewohntes Selbstbild zu sein, das sie nicht direkt zum Ausdruck brachte.

Ich machte eine kleine Aufführung daraus. Ich bat sie, mir in die Augen zu schauen, meine Wort hereinzulassen und auf alles zu achten, was geschah. Ich beobachtete ihre Augen, um zu sehen, wann sie bereit war. Dann sagte ich langsam und feststellend: »Sie sind ein guter Mensch.« Ich versuchte nicht, sie zu überzeugen, sondern machte meine Aussage.

Zu jener Zeit war ich stark von der Bioenergetik beeinflußt. Ich hielt die Freisetzung von Emotionen für das primäre Ziel von Therapie und arbeitete betont darauf hin, manchmal auch, indem ich Menschen durch schmerzhafte körperliche Prozesse führte. Ich hatte die Vorstellung, daß es sehr schwer sei, an Emotionen heranzukommen. Als ich nun zu dieser Frau sagte: »Sie sind ein guter Mensch«, brach sie in Tränen aus und weinte so heftig, wie ich es nie zuvor erlebt hatte. Nach einer Weile sprachen wir über ihr Gefühl, ein schlechter Mensch zu sein.

Mir war damals aber noch nicht klar, daß ich eine neue Technik erfunden hatte. Es dauerte ein weiteres halbes Jahr, bis ich meine zweite Sonde gab. Und erst zwei Jahre darauf wurden Sonden zum kontinuierlichen, entwickelten Bestandteil meiner Arbeit. (Wenn ich nach einem Vorreiter für Sonden Ausschau halte, scheint mir die Jungsche Anwendung der Wortassoziationstechnik, von Wilhelm Wundt entwickelt, dem am nächsten zu kommen.) Die zweite Sonde gab ich einer Frau, die mir in ihrer ersten Sitzung erzählte, daß sie das älteste von zehn Kindern sei und selbst Kinder habe, die sie ohne Mann großziehe. Das alles stellte sich innerhalb der ersten zehn Minuten heraus. Ich überlegte, was sie als Kind, das immer auf seine kleinen Brüder und Schwestern aufpassen mußte, von ihren Eltern wohl gern gehört hätte. Ich bereitete sie ebenso vor wie die erste Frau, indem ich sie um ihre ganze Aufmerksamkeit bat und ihr in die Augen schaute, um zu sehen, was in ihr vorging. (Heute blicken wir den Klienten nicht mehr in die Augen. Die meisten Menschen möchten während einer Sonde ihre Augen geschlossen lassen.) Ich sagte zu ihr: »Ich möchte so gern, daß du mein kleines Mädchen bist.« Das, so dachte ich mir, war sie wahrscheinlich niemals für einen Menschen gewesen – ein kleines Mädchen. Mit Unterbrechungen weinte sie die ganze restliche Sitzung lang. Sie war eine starke Frau und hatte es auch immer sein müssen. Wenn sie nicht weinte, redeten wir, und sie saß in meinem Schoß und lehnte ihren Kopf an meine Schulter. Sie fühlte, was ihr gefehlt und was sie nie bekommen hatte, ein Bedürfnis, vor dem sie weggelaufen war, etwas, das sie – so hatte sie einst beschlossen – auch niemals bekommen würde. Ich hegte die Hoffnung, daß sie mit dem neuen Bewußtsein ihrer Situation und der neuen Erfahrung zumindest manchmal versuchen würde, sich wieder Zuwendung zu verschaffen.

Mir gefiel, was da passierte. Sie hatte Schmerz verspürt, aber es war der Schmerz, der auftritt, wenn wir uns auf uns selbst besinnen. Mein Gefühl war, daß dieser Schmerz ihr half, etwas Unbewußtes bewußt zu machen. Den Rest der Geschichte weiß ich nicht mehr genau, nur daß Sonden allmählich zum regulären Bestandteil meiner Arbeit wurden. Als ich später Menschen zu unterrichten begann, schienen Theorie und Technik schon immer wie füreinander geschaffen zu sein. Das stimmte auch, und trotzdem war diese Ehe nur langsam zustande gekommen. Als mir die Zusammenhänge bewußt wurden, hatte ich schon eine Weile so gearbeitet. Die anderen Haupttechniken, Abnehmen und Bestätigen, entwickelten sich ebenso allmählich. Aber darüber später in diesem Kapitel mehr.

Ich bin von einigen großartigen Therapeutinnen und Therapeuten inspiriert worden. An dieser Stelle möchte ich zwei von ihnen erwähnen, Albert Pesso und Moshé Feldenkrais. Ich machte Workshops bei ihnen, las ihre Bücher, und ihre Ideen und Techniken waren für die Entwicklung meiner eigenen Vorstellungen von größter Bedeutung. Sowohl Feldenkrais als auch Pesso erforschen die Organisation von Erfahrung, und beide arbeiten auf ihre Weise mit innerer Achtsamkeit. Albert Pesso brachte mir bei, zu experimentieren und zuzulassen, daß der Klient so wach wird, daß er den Sinn seiner Erfahrungen selbst entdeckt. Ich erlernte Techniken, mit deren Hilfe der Klient diese Wachheit entwickeln und sich selbst kennenlernen kann, während zugleich genug Raum für den Therapeuten bleibt, den Prozeß zu unterstützen. Von Pesso erfuhr ich, wie wichtig es ist, fortlaufend für eine sichere und nährende therapeutische Umgebung zu sorgen. Ich sagte: »Was geschieht, wenn ...« Er fand ständig neue kreative Wege, die Situation so zu strukturieren, daß der Klient selbst herausfinden konnte, was für ihn stimmte und ihn stärkte. In dieser Kunst war Pesso ein Meister.

Sonden

Eine Sonde ist ein Experiment in innerer Achtsamkeit, ein Beispiel für hervorgerufene Erfahrung, für Meditation mit Unterstützung, wenn Sie so wollen. Wir nehmen uns Zeit, uns vorzubereiten. Wir stellen innere Achtsamkeit her, geben einen Stimulus und erforschen die Reaktion. Wir halten Ausschau nach Hinweisen auf die Organisation von Erfahrung. Wir bitten den Klienten wahrzunehmen, was geschieht, und seine Reaktionen zu beobachten. Wenn dem Klienten Reaktionen auffallen und er darüber berichten kann, reagiert er nicht, sondern antwortet, denn eine Reaktion zu beobachten ist etwas anderes als das Reagieren selbst. Im Zustand innerer Achtsamkeit kann das Bewußtsein sich selbst reflektieren und erforschen.

Eine Sonde ist kein Gespräch und keine Stärkung um der Stärkung willen. Wir geben keine Sonden, wenn der Klient in seinem Alltagsbewußtsein ist. Eine Sonde ist ein Experiment, das eine Erfahrung auslösen soll, die es wert ist, daß wir sie erforschen und mit ihr arbeiten. Wir hoffen, damit automatische und unbewußte Abläufe ins Bewußtsein zu bringen. Dazu müssen wir nur einen Moment lang innerlich achtsam sein.

Verschiedene Arten von Sonden

Es gibt verbale und nonverbale Sonden. Verbale Sonden haben folgende Form:

1. Bitten Sie den Klienten, innerlich achtsam zu werden (falls nötig, helfen Sie ihm dabei).

2. Warten Sie, bis der Klient bereit ist. (Sie können ihn bitten, Ihnen ein Zeichen zu geben.) Wenn der Klient so weit ist, bieten Sie ihm eine kurze, einfache Äußerung an. Dieser Äußerung geht fast immer eine Anweisung/Frage voran wie:

Bitte, beachten Sie, was geschieht, wenn ich Ihnen sage ...
Bitte, beachten Sie, was geschieht, wenn Sie hören ...
Was fällt Ihnen auf, wenn Sie jemanden sagen hören ...

3. Für Menschen, die noch keine Erfahrung im Umgang mit Sonden haben und Anleitung brauchen, erweitere ich die Einleitungsfrage um ein paar Sätze, die ihnen helfen, innerlich achtsam zu werden. Ich sage langsam und mit sanfter Stimme:

Bitte, achten Sie auf das, was Sie erleben ... Das kann ein Gedanke ... ein Gefühl ... eine Empfindung oder ein Bild sein. ... Vielleicht taucht eine Erinnerung auf, oder Ihr Körper verspannt sich. ... Ganz gleich, was geschieht, Sie beobachten es. Auch wenn nichts geschieht, ist das völlig in Ordnung. ... Sie können mir ein Zeichen geben, wenn Sie so weit sind. Ich warte auf Ihr Zeichen, und dann ... Bitte, achten Sie also darauf, was Sie erleben, wenn ich Ihnen sage ...

Diese ausführliche Einleitung hilft dem Klienten, innerlich achtsam zu werden, und vermittelt ihm, daß es um ein passives, müheloses Beobachten geht. Nachdem ich die Sonde gegeben habe, verfolge ich, wie der Klient darauf reagiert. Verbale Sonden können wie folgt aussehen:

Was erleben Sie, wenn ich sage ...

Sie sind ein guter Mensch.
Sei mein kleines Mädchen.
Ihr Leben gehört Ihnen.
Sie sind hier von ganzem Herzen willkommen.
Alles, was Sie fühlen, ist gut.
Sie sind hier sicher.
Ich bin für Sie da.

Und so weiter und so weiter. Die oben aufgeführten Sonden sind, bis auf »Sei mein kleines Mädchen«, »allgemeine« Sonden, die wir bei fast jedem Klienten benutzen können. Bestimmte Sonden wenden sich an entsprechende Charakterzüge, die es dem Klienten erschweren, das Gesagte zu glauben. Auf diese Zusammenhänge gehe ich später noch näher ein.

Bei nonverbalen Sonden ist die Vorgehensweise ähnlich, nur daß wir hier etwas tun, statt etwas zu sagen. So können wir den Klienten zum Beispiel sanft berühren oder ihn bitten, seine Körperhaltung leicht zu verändern. Wenn wir die Form dieser physischen Interaktion präzise und mit innerer Achtsamkeit wählen, kann sie sehr effektiv Material wachrufen, mit dem wir arbeiten können.

Die Form einer guten Sonde

Zeitliche Abstimmung Sonden geben wir langsam. Unser Tempo soll dem Klienten als Beispiel dienen; wir geben den Ton an. Wir gehen sorgsam und bedächtig vor. Mit unserer Konzentriertheit wollen wir dem Klienten nahelegen, ebenso aufmerksam zu sein. Vor allem rufen wir damit innere Achtsamkeit hervor und unterstützen sie. Sie haben um innere Achtsamkeit gebeten oder darauf hingearbeitet und unterstützen sie jetzt durch den Tonfall Ihrer Stimme und Ihr Tempo.

Die Pause Zwischen dem einleitenden Satz »Was geschieht, wenn ich sage ...« und der Aussage der Sonde ist eine Pause. Dieser kurze Augenblick zwischen Frage und Aussage gibt dem Klienten Zeit, sich auf das Hereinlassen der Sonde zeitlich genau einzustimmen, vor allem wenn er gerade in Erfahrungen verweilte. Wenn Sie zu abrupt vorgehen, kehrt der Klient schnell zum Alltagsbewußtsein zurück und reagiert auf Ihr Tempo statt auf den Inhalt Ihrer Aussage. Sprechen Sie also langsam, und machen Sie eine Pause zwischen den Sätzen.

Die Stimme Wie bereits erwähnt, demonstriert und fördert der Tonfall der Stimme innere Achtsamkeit. Er ist gemäßigt, bedächtig und neutral. Wir vermeiden jeden Versuch, überzeugend zu klingen. Die Stimme übt keinerlei Druck aus, die Aussage akzeptieren oder ablehnen zu müssen. Die meisten Menschen entdecken den leisesten Anklang von Zwang und reagieren darauf, vor allem wenn sie offen und entspannt sind. Unser Tonfall muß also neutral sein. Darüber hinaus darf die Stimme am Ende des Satzes nicht angehoben werden, wie es bei einer Frage der Fall wäre. Eine Sonde ist eine Aussage innerhalb einer Frage, und die Stimme muß die Aussage betonen. Fragen rufen automatisch die Tendenz hervor, das Bewußtsein auf die verbale Ebene zu verlagern und sich von der Erfahrung abzuwenden. Wenn Sie vermeiden, die Aussage der Sonde wie eine Frage klingen zu lassen, helfen Sie dem Klienten, seine Reaktionen zu beobachten, statt über Antworten nachzudenken.

Die Wortwahl (wie oben vorgegeben), der Tonfall und die zeitliche Abstimmung helfen, die Sonde als Experiment zu gestalten. Bei nonverbalen Sonden können wir gut mit folgenden Formulierungen arbeiten:

Was passiert bei Ihnen, wenn ich ...
Wie ist das für Sie, wenn ich ...

Ein warnender Hinweis zur Wortwahl: Vermeiden Sie Fragen, die auf eine bestimmte Erfahrung aus sind, wie

Was fühlen Sie, wenn ...
Welche Gedanken kommen Ihnen, wenn ...

Benutzen Sie allgemeinere Begriffe als »fühlen« oder »denken«, es sei denn, Sie möchten gezielt Gedanken, Erinnerungen oder Verspannungen ansprechen und etwas Bestimmtes erfahren. Wenn der Klient die Angewohnheit hat, sich in Empfindungen oder Gedanken zu verrennen, können Sie nach Bildern oder Erinnerungen fragen. Aber wenn Sie nichts Bestimmtes wollen, sollten Sie Worte und Redewendungen wie »Erfahrung«, »was geschieht« und »was passiert« verwenden. Der Grund dafür ist simpel. Vielleicht fühlt der Klient nichts, wenn Sie die Sonde geben. Wenn Sie aber nach Gefühlen fragen, wird er danach Ausschau halten und vielleicht von anderen Erfahrungen nichts erzählen. Sie lassen dem Klienten sehr viel mehr Freiheit, wenn Sie allgemeinere Begriffe wie »Erfahrung« benutzen. Teilen Sie einzelne Gedanken in einer simplen Sprache mit. Sie können keine kurze, einfache, wahrnehmbare Reaktion auf eine Sonde erwarten, wenn Ihr Satz gewunden, kompliziert, kniffelig oder philosophisch ist. Die Sonde sollte aus einem einzigen, simplen Gedanken bestehen, den auch ein fünfjähriges Kind verstehen könnte. Auch wenn Sie langsam sprechen, müssen Sie die Sonde in kurzer Zeit geben können, ohne daß Sie mittendrin anfangen nachzudenken. Bevor Sie den Klienten fragen, ob er bereit ist, sollten Sie die Sonde bereits fertig formuliert haben.

Auf dem Boden der Realität Versuchen Sie nicht, dem Klienten etwas zu verkaufen. Bleiben Sie auf dem Boden der Tatsachen. Sagen Sie nicht Dinge wie »Kein Mensch wird jemals wieder ärgerlich auf Sie sein«. Das ist unrealistisch und wird bei dem Klienten gemischte Gefühle hervorrufen. Machen Sie realistische und wahrheitsgetreue Aussagen. Wenn Sie aufrichtig sind, unterstützend und akzeptierend, haben Sie Ihr Bestes getan und damit ziemlich sicher auch das, was der ganze Mensch und vor allem das innere Kind braucht und will.

Stärkung Sonden sollten den Klienten tatsächlich oder potentiell stärken. Wir experimentieren nicht mit Worten oder Taten, die dem anderen schaden. Natürlich empfindet der Klient oft Schmerz, wenn er eine Sonde annimmt. Aber das ist ein alter Schmerz, der oft vor allem deshalb auftritt, weil die Sonde ihm etwas gibt, das er sehr dringend brauchte und sich wünschte, ohne es als Kind und wahrscheinlich auch als Erwachsener bekommen zu haben. Diese Art von Schmerz ist der Anfang von Heilung. Mit einer Sonde bieten wir dem Klienten Unterstützung an. Wir geben ihm die Möglichkeit, etwas anzunehmen, das er braucht; oder auch deutlich zu sehen, daß er zurückweist, was ihm angeboten wird. Von diesem Punkt aus können wir erforschen, warum und wie diese stärkende Zuwendung zurückgewiesen wird. Wir bieten die Unterstützung an, die der Klient unserem Gefühl nach am dringendsten braucht und wünscht und die anzunehmen ihm am schwersten fällt. Genau hier liegt sein Wachstumspotential.

Maßarbeit Auch wenn wir gelegentlich etwas »fischen« gehen und eine Reihe von Sonden benutzen, von denen mindestens zwei oder drei Dutzend eine Standardform haben, entwickeln und verbessern wir die besten Sonden in einer fortlaufenden Sitzung mit einem bestimmten Klienten. Ich erinnere mich an eine Sonde, die lautete: »Sie brauchen den Abwasch nicht zu machen, wenn Sie nicht wollen.« Wenn Sie mit einem Klienten arbeiten, verändern und verfeinern Sie Ihre Sonden so lange, bis Sie den entscheidenden Punkt treffen. Oft macht eine scheinbar geringfügige Änderung der Wortwahl in bezug auf die Reaktion des Klienten einen gewaltigen Unterschied aus. Und selbst wenn die schließlich formulierte Sonde der Standardform gleicht, können kleine Abwandlungen für den Klienten sehr wichtig sein.

Ich-Aussagen vermeiden Am besten machen Sie überhaupt keine Ich-Aussagen wie »Ich mag Sie«. Besser sind Formulierungen wie »Sie sind ein liebenswerter Mensch«. Da die Sonde Teil des Versuches ist, Reaktionen zu beobachten, sollten Sie alles vermeiden, was diese Beobachtung erschweren könnte. Bei Ich-Aussagen können Sie leicht in eine Interaktion geraten, die auf Übertragung beruht. Dann fängt der Klient an, sich zu verhalten, als führten Sie beide ein ganz gewöhnliches Gespräch. Wenn das geschieht, ist es klug, deutlich zu machen, daß die Sonde ein Experiment und nicht unbedingt Ausdruck Ihrer wahren Gedanken und Gefühle ist. Die experimentelle Haltung ist ganz entscheidend. Sie bildet den Kern innerer Achtsamkeit, der Umwandlung überholter Gewohnheiten und schmerzlicher Überzeugungen. Wir gewinnen damit ein wenig Abstand zu uns selbst. Und zugleich ist die Arbeit intim, denn sie befaßt sich mit tiefgehenden, schmerzlichen Dingen aus der Vergangenheit, die dem Alltagsbewußtsein meistens entgehen. Diese Kombination aus offener Selbstbeobachtung und großer Intimität ist in unserem Alltagsleben selten und gehört zu den Dingen, die eine Therapie ausmachen. Als Therapeut spielen Sie nicht die Rolle guter Eltern. Sie bieten dem Klienten im Rahmen eines Experiments eine

Aussage an. Geben Sie nicht vor, ein anderer zu sein als der, der Sie sind. Das führt nur zu Verwirrung und Komplikationen.

Negativformulierungen vermeiden Um Sonden einfacher zu formulieren, so daß der andere sie leichter annehmen kann, sollten Sie auf Wörter wie »nicht«, »nicht tun«, »nein« usw. verzichten. Statt zu sagen »Es gibt nichts zu befürchten«, sollten Sie Sätze benutzen wie »Sie sind hier völlig sicher«. Natürlich kann der Klient um eine Aussage mit einer Verneinung bitten. Dann kommen Sie seinem Wunsch nach. Die generelle Regel lautet: Wenn der Klient um etwas Bestimmtes bittet, versuchen Sie es ihm genau in der gewünschten Form zu geben. Ansonsten aber sollten Sie Negativformulierungen vermeiden.

Berichterstattung Und schließlich ist am wichtigsten, die Sonde so zu formulieren, daß Sie um einen Bericht bitten. Sie fragen: »Was geschieht, wenn ...« und möchten eine Antwort auf Ihre Frage. Das Ziel ist, Reaktionen zu beobachten und über sie zu berichten. Warten Sie also auf einen Bericht! Und fragen Sie nach, wenn Sie keinen bekommen. Der Klient kann Ihnen zum Beispiel so antworten, als würden Sie beide eine ganz gewöhnliche Unterhaltung führen und als hätten Sie Ihre Aussage wie nebenbei fallengelassen. Angenommen, Sie beginnen mit dem folgenden Satz:

»Was geschieht, wenn ich sage, Sie sind ein guter Mensch?«

Und der Klient antwortet:

»Nun, das hat mir noch niemand gesagt.«
Oder: *»Das meinen Sie doch gar nicht wirklich.«*

Wenn das eintritt, müssen Sie um einen Bericht bitten.

»Ich verstehe, was Sie sagen, aber ich glaube, Sie haben mir nicht erzählt, was geschehen ist. Ist Ihnen irgend etwas aufgefallen – ein Gedanke, ein Gefühl oder sonst etwas?«

Lassen Sie sich berichten! Probieren Sie es noch einmal, nachdem Sie den Ablauf klargestellt haben. Wenn der Klient sich festfährt und nur reagiert, ohne zu berichten, müssen Sie über die Situation mit ihm sprechen und etwas tun, um sie zu verändern. Vielleicht führen Sie ihm den Ablauf mit einem anderen Menschen vor oder sorgen für mehr Sicherheit und Entspannung.

Dies sind einige Aspekte der Form, die Sonden annehmen können. Sie brauchen nur ein wenig Übung, um Sonden leicht und richtig zu geben. Als nächstes wollen wir uns der Frage zuwenden, wie wir Sonden entwickeln.

Sonden entwickeln

Die Standardsonden Hakomi-Therapeutinnen und -Therapeuten haben in mehr als zehn Jahren Dutzende von Sonden entwickelt und entdeckt. Die meisten spiegeln auf der einen oder anderen Ebene Charakterprozesse wider. Jeder Charakterprozeß wird von drei oder vier Kernüberzeugungen und einer Reihe eher peripherer Anschauungen begleitet. Beim Prozeß des Sensibel-Zurückgezogenen zum Beispiel spielen die Themen Sicherheit und Willkommensein eine wichtige Rolle. Hier wenden wir oft die folgende Sonde an:

»Sie sind hier völlig willkommen.«

In den Anfangsphasen einer Therapiesitzung kann eine Standardsonde sehr wirkungsvoll für einen kleinen Fischzug (siehe unten) sein.

Der Körper Eine Möglichkeit, die passende Sonde zu finden, besteht darin, sich den Körper des Klienten anzuschauen, einschließlich Haltung, Körperbau, Gesten und Art der Bewegungen. Aus solchen Beobachtungen können Sie ableiten, mit welchen Charakterprozessen Sie es in der Therapie zu tun haben werden. Es geht darum, dem Körper Informationen über den Charakter zu entnehmen und die Sonden parat zu haben, die auf den jeweiligen Prozeß zugeschnitten sind.

Der Inhalt Die persönliche Geschichte des Klienten ist eine reiche Quelle für das Formulieren von Sonden. Seine Welt wird begrenzt durch Überzeugungen und die Bedeutungen, die er wichtigen früheren Erfahrungen beimißt. Wenn Sie gegenüber den Erfahrungen des Klienten und der Bedeutung, die sie für ihn haben, aufmerksam sind, können Sie feststellen, welche Anschauungen Stärkung und Wohlergehen einschränken. Spricht der Klient zum Beispiel darüber, wie sehr er sich bemüht hat, es seinen Eltern recht zu machen, und Sie hören Traurigkeit oder Enttäuschung in seiner Stimme, können Sie mit einer Sonde wie der folgenden experimentieren:

»Sie müssen es niemandem außer sich selbst recht machen.«
Oder: *»So wie Sie sind, sind Sie liebenswert.«*

Dies sind Standardsonden für den Prozeß des Rigiden. Ein wunderbarer Vorschlag von Pat Ogden lautet: Stellen Sie sich eine gute Kontaktaussage vor, und verwandeln Sie sie in eine Sonde. So können Sie beispielsweise die Kontaktaussage »Sie sind müde« in die Sonde »Es ist völlig in Ordnung, sich auszuruhen« umwandeln.

Metakommunikation

Während einer Unterhaltung passieren ständig alle möglichen Dinge, die den Gesprächsinhalt lautlos kommentieren. Gesten, Gesichtsausdruck und Tonfall der Stimme – das alles birgt Hinweise auf das, was mit dem Klienten geschieht, und ist somit eine potentielle Quelle für Sonden. So kann zum Beispiel der Tonfall der Stimme auf eine fragende, unsichere Haltung hinweisen. An jedem Satzende wird die Stimme leicht angehoben, als stünde hinter jeder Aussage eine Frage. Das ist ein Hinweis auf einen Charakter, bei dem es oft um das Thema geht, verstanden zu werden. Eine Sonde, die hier passend wäre, könnte also lauten:

»Ich höre und verstehe Sie.«

Diese Sonde entspricht dem Prozeß des Expressiv-Klammernden, dem es wichtig ist, Aufmerksamkeit und Liebe zu bekommen. Übrigens können Sie Sonden auch in Bestätigungen umwandeln. Die obige würde dann lauten:

»Ich weiß, Sie brauchen es, daß ich Ihnen zuhöre und Sie verstehe.«

Es ist also ganz wesentlich und von primärer Bedeutung, daß wir die Erfahrung des Klienten und seine mentalen Prozesse verfolgen. Auf der Grundlage der gelesenen Spuren können Sie dann Kontaktaussagen, Bestätigungen oder Sonden formulieren.

Auch die Worte, die der Klient benutzt, sind Hinweise. Eine Äußerung wie »Ich bekomme nie, was ich will« würde aus mir wahrscheinlich bei der nächsten Gelegenheit den Satz hervorlocken: »Was passiert, wenn ich sage ... Sie können genau das bekommen, was Sie haben wollen«?

Das bedeutet nicht, daß ich gemein wäre. Es gibt viel zu entdecken, wenn jemand sich vor dem Hintergrund einer so bedrückenden Anschauung organisiert. Die Reaktion auf diese Sonde kann sehr wohl darin bestehen, daß Erinnerungen auftauchen, die direkt mit dieser Anschauung zusammenhängen.

Inhalt, Körperhaltung und Tonfall der Stimme bilden ein Muster, das der generellen Erfahrung des Klienten einen Sinn verleiht. Indem Sie zuhören, hinschauen und mit Ideen experimentieren, die Ihnen kommen, entdekken Sie, was mit dem Menschen passiert, mit dem Sie arbeiten. Mit etwas Übung fallen Ihnen Sonden von selbst ein.

Die Zusammenhänge von Grundsätzen, Methode und Prozeß

Der Zusammenhang zwischen Sonden und dem Grundsatz der inneren Achtsamkeit liegt auf der Hand. Wir benutzen für die Selbstentdeckung unser bestes Werkzeug. Wir forschen mit Hilfe eines bestimmten Bewußtseinszustandes. Wir untersuchen und nehmen wahr. Mit Sonden wenden wir in der Hakomi-Therapie innere Achtsamkeit praktisch an und machen deutlich, daß wir uns auf diesen Weg verpflichtet haben. Wir gehen auch ohne jede Gewalt vor. Wir lassen den Klienten seine eigenen Entdeckungen machen. Es wird nichts erzwungen oder interpretiert, und der Klient bekommt auch keine Erklärungen für sein Verhalten geliefert.

Der Klient reagiert auf verbale Sonden oft mit körperlichen Empfindungen, Verspannungen oder Bewegungen, während die Reaktion auf nonverbale Sonden in Gedanken, Bildern, Erinnerungen usw. bestehen kann. Das hat etwas von Ganzheitlichkeit. Es ist ein ständiger Wechsel an der Schnittstelle von Geist und Körper. Die Aufmerksamkeit für die eigenen Reaktionen – die ja gewöhnlich ganz mechanisch verlaufen – trägt auf eine paradoxe Weise zu dem Gefühl bei, ein lebendiges und »organisches« Wesen zu sein. Die Seite, die wahrnimmt, die Seite, die das Gefühl entwickelt, frei entscheiden zu können, empfindet eine wachsende Lebendigkeit.

Wir verwenden Sonden an verschiedenen Punkten des Prozesses. Sehr wirksam sind sie am Anfang, nachdem der Therapeut den Klienten einige Minuten lang gesehen und ihm zugehört hat, so daß er sich eine Vorstellung machen konnte von dem, was vor sich geht. An diesem Punkt benutzen wir Sonden, um Erfahrungen hervorzurufen, mit denen wir arbeiten können. Diese Form, Sonden einzusetzen, nenne ich gern »Fischzug«. Wenn Sie in dem, was der Klient sagt, wie er sitzt, sich bewegt usw. etwas Bestimmtes wahrnehmen, können Sie es mit einer Sonde probieren, die das vermutete Material anspricht. Haben Sie dann eine starke, deutliche Reaktion erhalten, können Sie zur Durcharbeitung übergehen. Alles, was als Reaktion auf eine Sonde passiert, kann als Übergang zur Durcharbeitung benutzt werden. Hilfreich ist auch, wenn Sie eine begründete Vermutung über die Bedeutung der Reaktion haben. Dann kann Ihre nächste Sonde noch genauer und treffender sein. Sie müssen zuhören, um Sonden formulieren zu können.

Während der Freisetzung starker Emotionen oder bei der Arbeit im Zustand des Kindbewußtseins verwenden wir keine Sonden. Diese beiden Bewußtseinszustände erfordern eine direkte körperliche und verbale Interaktion. Sie eignen sich nicht für die Arbeit im Zustand innerer Achtsamkeit. Während des Übergangs zur Durcharbeitung, das heißt, während wir eine Erfahrung vertiefen oder Zugang schaffen, sind Sonden sehr effektiv. Sie werden auch benutzt, um das Verhalten an den Barrieren des Sensibilitätskreises (siehe Kapitel 15) zu klären. Das Variieren der Sonden, also die Erforschung verschiedener Aspekte der Einwände gegen Stärkung sowie die Abneigung, Berichte zu geben, gehört mit zu diesem Klärungsprozeß.

Bestätigen

Protokoll einer Bestätigung

Therapeutin: Ich weiß nicht, wie Sie mit dieser Traurigkeit umgehen möchten. Wollen Sie herausfinden, was für eine Traurigkeit das ist, oder wissen, warum sie jetzt auftritt?

Klientin: *(Sieht immer noch traurig aus und nickt zustimmend zum zweiten Vorschlag.)*

THERAPEUTIN: Sie möchten also herausfinden, warum die Traurigkeit jetzt auftritt.

KLIENTIN: *(Nickt wieder.)*

THERAPEUTIN: Gut. Ich möchte der Traurigkeit eine Frage stellen. Sie müssen nicht selbst darauf antworten. Sie können warten und sehen, was die Traurigkeit antwortet. Einverstanden?

KLIENTIN: *(Nickt zustimmend.)*

THERAPEUTIN: Ich möchte die Traurigkeit jetzt fragen: »Traurigkeit, was machst du hier?«

KLIENTIN: *(Wird noch ein klein wenig trauriger und ...)* Sie sagt: »Ich will einfach hier sein.«

THERAPEUTIN: In Ordnung. Sie will also einfach hier sein. Ich möchte das bestätigen. Ich möchte etwas zu dem Teil sagen, der traurig ist, und möchte Sie bitten, darauf zu achten, was geschieht, wenn ich das sage. Einverstanden?

KLIENTIN: *(Nickt. Zeigt immer noch viel Traurigkeit.)*

THERAPEUTIN: Geben Sie mir ein Zeichen, wenn Sie bereit sind.

KLIENTIN: *(Kleine Pause. Nickt, um zu zeigen, daß sie bereit ist.)*

THERAPEUTIN: Traurigkeit, ich weiß jetzt, daß du einfach da sein möchtest. *(Dies ist die Bestätigung, mit sanfter Stimme langsam gesprochen, während die Klientin sich im Zustand innerer Achtsamkeit befindet.)*

KLIENTIN: *(Erleichterung. Der Ausdruck von Traurigkeit vertieft sich. Geht zu einem eher kindlichen Bewußtseinszustand über.)*

Nach diesem kurzen Austausch zeigt sich deutlich, daß sich die Beziehung zwischen Klientin und Therapeutin vertieft hat. Das innere Kind, das sich allein fühlt und Schwierigkeiten hat, sich auszudrücken, findet jemanden, der ihm zuhört, und kann plötzlich sprechen. Der ganze Prozeß kommt zur Entfaltung. Die Klientin öffnet sich für die Erfahrung, ihre Traurigkeit einfach da sein zu lassen, und erlebt, daß das für andere in Ordnung ist. Sie kommt in Kontakt mit dem Gefühl, daß sie das niemals erlebt und geglaubt hat, daß sie es auch niemals erleben wird. Durch die Bestätigung hat sich die Beziehung zwischen Klientin und Therapeutin sowie zwischen der bewußten Erwachsenenseite der Klientin und ihrem Kind eindeutig verändert.

Einige Aspekte in der Klientin liegen im Dunkeln, wurden ignoriert oder verleugnet und kaum jemals anderen mitgeteilt. In der Vergangenheit dieses Menschen waren solche Erfahrungen nicht akzeptabel für andere und konnten deshalb auch nicht erzählt werden. Sie wurden »beiseite geschoben«. Die Klientin gesteht sich diese Erfahrungen vielleicht noch nicht einmal ein, und doch warten sie darauf, geschehen zu dürfen, und sie sind erfüllt von schmerzlichen Erinnerungen, Gefühlen und Vorstellungen.

In dem oben wiedergegebenen Protokoll erlebte die Klientin eine Traurigkeit, die einfach da war und für die es keine Erklärung zu geben schien. Zu einem früheren Zeitpunkt der Sitzung wollte die Klientin, daß die Traurigkeit verschwindet. Aber sie verschwand nicht. Die Klientin war – wie kurz nach dem weiter oben geschilderten Austausch sichtbar wurde – davon überzeugt, daß Menschen sie allein lassen würden, wenn sie ihre Traurigkeit zeigen und einfach da sein lassen würde. Das Kind hatte beschlossen, immer stark zu sein und niemals Schwächen oder Bedürfnisse zu zeigen.

Bei einer Bestätigung ist der Klient im Zustand innerer Achtsamkeit oder manchmal mit dem Unbewußten präsent und hört zu, während der Therapeut eine Kernerfahrung bestätigt, die verleugnet wurde und in diesem Augenblick erneut erlebt wird. Entscheidend ist, dem Unbewußten zu vermitteln, daß wir verstehen, was es uns zu erzählen versucht. Solche Interventionen haben eine tiefgreifende Wirkung. Sie untermauern die Wahrheit und Zulässigkeit von Erfahrungen, die (1) reale Seiten des Klienten darstellen, (2) dicht am Kern sind, (3) bislang mit wenig Erfolg nach Bewußtwerdung und Ausdruck gedrängt haben und (4) in der persönlichen Geschichte des Klienten keine Verbündeten haben. Manchmal kann das, was nicht besprochen oder verstanden werden konnte oder wollte, jetzt neu überdacht werden; und wenn jemand Zeuge ist, wird es real und präsent.

Bestätigung hilft uns, eine heilende Beziehung aufzubauen, indem der Therapeut wirkliches Verstehen zeigt. Wir gehen dabei ähnlich wie bei einer Sonde vor. Bestätigung ist »Kontakt im Zustand innerer Achtsamkeit«. Ich wende sie an, wenn mir klar wird, daß der Klient mit einer tiefen, viele Jahre alten Erfahrung gelebt hat. Wird diese tiefgreifende und generelle Erfahrung, die von klein auf das grundlegende Erleben des Klienten prägte, anerkannt, kann sie sichtbar werden, sich vertiefen und in den augenblicklichen Prozeß mit einfließen.

Soviel zu Sonden und Bestätigung. Weitere Haupttechniken sind Abnehmen und kleine Experimente.

8

Aufrufen, zweiter Teil: Abnehmen und kleine Experimente

Abnehmen

Von Moshé Feldenkrais lernte ich viel über Sensibilität und Hintergrundrauschen und darüber, die Anstrengung herauszunehmen. Der gesamte Sensibilitätskreis (Kapitel 15) ist eine Weiterentwicklung des Weber-Fechnerschen Gesetzes, über das er in seinem ersten Buch *Der Weg zum reifen Selbst* schreibt. Obgleich ich dieses Gesetz von meinem Studium der Psychophysik kannte, hatte ich es noch nie zuvor in der Therapie in Anwendung gesehen. Eine von Feldenkrais' Begabungen bestand darin zu sehen, wie diese Dinge sich auf die grundlegenden therapeutischen Techniken anwenden ließen. Nicht jedes Denken kann solche Sprünge vollziehen. Die Idee des Abnehmens stammt von Moshé und basiert auf dem taoistischen Gedanken, den natürlichen Lauf der Dinge zu unterstützen. Diese ganz spezielle Umsetzung von Sensibilität und Wachheit erlernte ich direkt von Moshé.

Das Abnehmen umfaßt eine ganze Gruppe von Techniken. Bei ihnen allen nimmt die Therapeutin oder der Therapeut dem Klienten etwas ab, das dieser gewöhnlich selbst für sich tut. Es ist ein Angebot, es sich leichter zu machen. Wenn Sie sich am Kopf kratzen, kann ich Ihnen anbieten, das für Sie zu tun. Sie müssen es nur erlauben. Sie lassen Ihre Anstrengung los, wie zum Beispiel das Heben und Bewegen des Arms. Vielleicht sagen Sie auch etwas zu sich selbst, was ich Ihnen sagen könnte. Abnehmen heißt, auf allen möglichen Ebenen Unterstützung und Beteiligung anzubieten.

Die Technik des Abnehmens ist simpel. Wir lassen dabei zum Beispiel den Kopf des Klienten sanft in unserer Hand ruhen und übernehmen sein Gewicht, wenn er traurig nach vorn fällt. Wenn der Klient auf eine Sonde mit innerer Stimme reagiert, können wir ihm diese Stimme abnehmen und sagen, was er innerlich hört. Es gibt sehr viele verschiedene Dinge, die wir abnehmen können, sie sind nur durch unsere eigene Kreativität begrenzt. Weiter unten in diesem Kapitel gebe ich unter »Was wir abnehmen« (S. 164) eine kleine Übersicht wieder. Was aber bewirkt die Technik des Abnehmens? Durch das Abnehmen

1. unterstützen wir den Klienten in seinem Bedürfnis nach Sicherheit,
2. vermindern wir das Hintergrundrauschen und erhöhen damit die Sensibilität,
3. helfen wir, eine Distanz zu den Reaktionen zu gewinnen und diese zu kontrollieren,
4. unterstützen wir die heilende Beziehung,
5. verlagert sich die Wahrnehmung von ängstlicher Abwehr weg und hin zur Bewußtheit der Gefühle, Impulse, Bilder und Erinnerungen, die abgewehrt werden.

Indem wir etwas abnehmen – beispielsweise das Gewicht des Kopfes –, schaffen wir für die Muskeln, die den Kopf beim Vornüberfallen halten, eine Entspannungsmöglichkeit. Wir versuchen nicht, ein bestimmtes Ziel zu erreichen; wir schaffen Gelegenheiten. Den Kopf nach vorn fallen zu lassen, als Teil eines traurigen Gefühls, ist meistens ein unbewußtes Verhalten, um Traurigkeit und deren Ausdruck zu bewältigen. Das Gewicht des nach vorn fallenden Kopfes, der sich mit Hilfe der Muskeln von Brustkorb und Rücken bewegt, erschwert es, tief zu atmen. (Das können Sie leicht selbst ausprobieren: Versuchen Sie einmal, tief durchzuatmen und dabei den Kopf einmal nach hinten und dann nach vorn fallen zu lassen.) Durch diese Einschränkung der Atmung werden auch Gefühle reduziert.

Indem der Therapeut das Gewicht des Kopfes abnimmt, übernimmt er die Arbeit dieser Muskeln. Auch wenn der Kopf weiterhin auf dem Brustkorb ruht, kann der Klient jetzt tiefer atmen und wird entweder genau das tun und damit die Erfahrung vertiefen, oder er versucht die Gefühle zu bewältigen, indem er das Gewicht des Kopfes wieder übernimmt oder andere Muskeln anspannt (wahrscheinlich die Zwerchfellmuskeln).

Wenn der Klient das Angebot, etwas abzunehmen, akzeptiert (beispielsweise durch Entspannung der Muskeln), wird einer wichtigen Reaktion die Anstrengung genommen. Wenn die Anstrengung abnimmt, vermindert sich auch das Hintergrundrauschen. Der Lärm der Anstrengung maskiert die Erfahrung. Verspannungen und Anstrengung verengen das Erleben und werden von Menschen auch unter anderem so eingesetzt. Stellen Sie sich vor, Sie schlagen sich mit dem Hammer auf den Finger. Der Atem steht still, der ganze Körper verkrampft sich, um die Schmerzerfahrung zu bewältigen. Wenn wir dem Klienten anbieten, ihm die Anstrengung bei der Bewältigung seiner Erfahrung abzunehmen, geben wir ihm Gelegenheit, mit dem Bewältigen aufzuhören, sensibler zu werden und Gefühle zu vertiefen. Oft macht das Abnehmen tatsächlich blockierte Gefühle bewußt. Es ist ein direkter Weg zu verdrängten, unterdrückten oder in anderer Form bewältigten Erfahrungen.

Die ersten Erfahrungen mit der Technik des Abnehmens machte ich in einem Workshop in New Mexico. Ich arbeitete mit einer Frau, die gerade ganz dicht an etwas Wichtiges, mit starken Gefühlen Belastetes herankam. Sie lag mit dem Rücken auf dem Teppich, und als wir uns auf ihre Erfahrung konzentrierten, begann sie ihren Rücken allmählich immer stärker durchzubiegen. Nach einigen Minuten ruhte ihr Körper nur noch auf Kopf und Fersen. Damals arbeitete ich noch nach bioenergetischen Prinzipien. Meine Einstellung zu Abwehr bestand darin, das Nachgeben zu forcieren. Da ich ihre Körperhaltung als Abwehr ansah, machte ich mich bereit, starken Druck auf den Unterleib der Frau auszuüben, damit ihre Brücke zusammenstürze. Das war in meinem Denken das logische Vorgehen, um die Abwehr zu besiegen. Was konnte archetypischer rigide sein, als den Rücken zu einer Brücke durchzubiegen? Das wußte ich, denn ich hatte selbst einmal eine solche Brücke gemacht. Ich erinnerte mich, wie unwillkürlich diese Bewegung verlaufen war. Sie geschah einfach. Ich wußte also auch, wie schrecklich es für die Klientin sein würde, wenn ich versuchte, ihre Brücke zum Einsturz zu bringen. Ich konnte mich nicht dazu überwinden, auch nicht im Namen von Therapie. Statt dessen legte ich ihr meine Hände unter den Rücken – und sagte ihr, ich würde sie halten, wenn sie ihren Rükken entspannen wolle. Das war meine erste Erfahrung mit dem Abnehmen, obwohl ich damals und auch lange Zeit später noch keinen Namen dafür hatte. Die Klientin testete meine Hände, indem sie anfangs nur vorsichtig nachgab, dann allmählich aber das ganze Gewicht ihres Rückens in meine Hände legte. Das Ganze dauerte nicht länger als eine Minute. Während sie mir das Gewicht ihres Körpers überließ, erlaubte sie sich zugleich, die Dinge zu erleben und zu fühlen, die sie bekämpft hatte – eine schmerzliche Erinnerung und die damit einhergehenden Gefühle und Einsichten. In all das entspannte sie sich, und wir arbeiteten damit. Unvorstellbar, hätte ich auf ihren durchgebogenen Körper Druck ausgeübt! In welchen Kampf wäre sie verwickelt worden – auf der einen Seite ich, der sie nach unten drückte, und auf der anderen Seite die unbewußten Kräfte, die ihren Körper nach oben schoben. Welch ein Chaos, wie viel Anstrengung und Schmerz! Wenn sie schließlich zusammengebrochen wäre, hätten wir dem Bewußtsein Einsichten aufgezwungen, begleitet von schmerzlichen, chaotischen Gefühlen. Sie hätte auch – und mit Recht – angenommen, daß man ihr all das antäte und ihre Energie damit vergeude, den Therapeuten zu bekämpfen und den Schmerz zu ertragen. Vor jeder Heilung oder Integration hätte sie erst einmal diese Behandlung verwinden müssen.

Aber dieser Kampf blieb ihr erspart. Statt dessen konnte sie sich langsam und in ihrem eigenen Tempo in eine Erfahrung hinein entspannen, vor der sie bislang weggelaufen war. Sie sah sie ganz deutlich vor sich. Sie verarbeitete sie bewußt, und obwohl sie meine Unterstützung anerkannte, schrieb sie es sich völlig zu Recht selbst zu, daß sie sich dieser schmerzlichen Erfahrung auf eine neue Weise gestellt und sich damit auseinandergesetzt hatte. Es war ihr Verdienst. Sie hatte es getan. Ich hatte die Gelegenheit geschaffen, und sie hatte sie wahrgenommen. Diese Erfahrung und dieses Erlebnis gaben ihr sehr viel Kraft.

Für mich war es eine Befreiung. Ich begann immer mehr Möglichkeiten zu sehen, Klientinnen und Klienten zu helfen, ohne gegen sie zu kämpfen – indem ich ihnen half, das zu tun, was sie bereits taten. Ich sah einen Weg, mich den Abwehrmanövern der Klienten anzuschließen. Wie ein Aikido-Zauberer half ich der Energie, dorthin zu fließen, wohin sie fließen wollte, mühelos und ohne die gewichtige Rolle des Egos, mit dem Unbewußten zu kämpfen.

Ein Mensch, der seinen Körper durchbiegt, sich zusammenkrümmt oder sich selbst mit den Armen umklammert, versucht, seine Erfahrung zu organisieren, damit sie für ihn sicherer wird und nicht so sehr schmerzt. Wenn der Therapeut ihm dabei hilft, fühlt sich der Klient in fast jedem Fall noch sicherer. Er hat dann das Gefühl, jemanden auf seiner Seite zu haben, der ihm Zeit läßt, sich vorzubereiten und das, was kommt, anzunehmen. Er muß keine unterschwellige Angst haben, daß der Therapeut ihn beurteilt, direkt auf sein Leiden starrt und sozusagen direkt darauf losgeht. Wenn der Klient sich mit all dem nicht auseinandersetzen muß, nimmt das Hintergrundrauschen ab, und er gewinnt die Stärke und den Mut, sich den Dingen zu stellen, die für ihn anstehen. Der Therapeut ist dann nicht die angstbesetzte Figur, die beim Klienten »nur zu seinem Besten« Schmerz hervorruft, sondern unterstützt ihn, erleichtert ihm die Arbeit der Selbstentdeckung und hilft ihm, sie sicherer und klarer zu gestalten. Der Therapieverlauf wird ein anderer. Er bewirkt eine heilende Beziehung, die vom Unbewußten geschätzt und mitgestaltet werden kann.

Die Kombination von Sensibilität und Sicherheit ermöglicht es dem Patienten, seine Identifikation von der Bewältigung der Erfahrung zu jenen Impulsen und Gefühlen zu verlagern, die bewältigt werden. Wenn dem Klienten diese Bewältigungsreaktion abgenommen wird, hat er die Freiheit, andere Seiten zu erfahren, die dem Bewußtsein vorenthalten wurden. Dadurch kann sich seine Perspektive verändern, und das ist eine tiefgreifende Möglichkeit, Zugang zu Kernmaterial zu bekommen. Der stark-großzügige Mensch kommt dann sehr schnell in Kontakt mit dem traurigen, verängstigten inneren Kind, das er beschützt. Und der Leidend-Aushaltende verspürt fast sofort den Impuls, sich zu befreien.

Stellen Sie sich nur einmal vor, wie hemmungslos Sie Ihren Ärger zum Ausdruck bringen könnten, wenn Sie sicher sind, daß andere Menschen Sie zurückhalten. Oder wie befriedigend der Versuch wäre, sich an einer langen Warteschlange im Flughafen vorbeizumogeln, über den Schalter zu springen und dort ordentlich auf die Pauke zu hauen, wenn sechs starke Freunde zur Stelle wären, um Sie davon abzuhalten. Denken Sie nur, wie wunderbar Sie dem Polizisten, der Sie gerade beiseite gewunken hat, Ihre Meinung sagen könnten, wenn jemand Ihnen die Hand auf den Mund legte. Überlegen Sie einmal, wie oft Sie sich selbst zurückhalten, sich den Mund verbieten und Ihr Denken vernebeln.

Sie würden sich in einem einzigen Augenblick vom wohlerzogenen Clark Kent in Superman verwandeln. Sie könnten sich mit Ihren eigenen aggressiven Impulsen identifizieren, obwohl Sie gerade noch darin gefangen waren, sie zurückzuhalten und die Kontrolle zu bewahren. Jetzt ist es sicher, sich auszudrücken. Jemand hält Sie zurück. Jemand hat Ihnen die Kontrolle abgenommen, die Kontrolle über Seiten Ihrer Persönlichkeit, die Sie ins Schattenreich verbannt haben. In dieser sicheren Situation können Sie Seiten von sich sehen und spüren, von denen Sie glaubten, Sie hätten sie bereits vor langer Zeit verloren und vergessen.

Abnehmen fördert also die Bewußtwerdung von Material, das lange unbewußt war – ein großer Schritt bei der Umwandlung von Gewohnheiten in willkürliche Prozesse. Wie bereits erwähnt, habe ich von Moshé Feldenkrais viel über das Abnehmen gelernt, indem ich ihn beobachtete und seine Bücher las. Seiner Auffassung nach hängen fast alle unsere Bewegungsgewohnheiten damit zusammen, daß wir uns im Feld der Schwerkraft befinden. Alle unsere weiteren Anstrengungen gestalten wir um diesen zentralen Kern herum. Um uns neu zu organisieren, müssen wir also diesen zentralen, organisierenden Kern so weit wie möglich herausnehmen. Deswegen wies Feldenkrais die Leute an, sich hinzulegen und so viel Gewicht wie möglich an den Boden oder den Massagetisch abzugeben. Oder er legte Handtücher und Kissen unter jene stark verspannten Körperbereiche, die nicht in Kontakt mit dem Boden kommen konnten. Das heißt, er nahm den Bewegungen lediglich die Anstrengung.

Der Boden nimmt dem Körper die Anstrengung ab, sich aufrechtzuerhalten, so daß sich neue Gewohnheiten herausbilden können. Der organisierende Kern, die Reaktion auf die Schwerkraft, wird nicht länger benötigt, und die Gewohnheiten, die mit diesem Kern verbunden sind, müssen nicht länger von ihm gestaltet werden. Sie lassen sich neu organisieren und integrieren. Ebenso verlieren die automatischen Verhaltensweisen, mit denen wir das Kernmaterial bewältigen (zurückhalten statt uns auszudrücken, zurückziehen statt zu beharren), viel von ihrer Kraft, wenn wir ihnen die Anstrengung nehmen.

Vor einiger Zeit arbeitete ich in Chicago mit einer Frau, die zu Suizid und Selbstverstümmelung neigte. Als wir uns zum ersten Mal begegneten, spürte ich sofort, wie zerbrechlich sie war. Sie wirkte nicht etwa klein und zart. Nein, sie war groß, hatte ausladende Hüften und ein breites Becken, während der Rumpf einschließlich des Brustkorbs unverhältnismäßig schmal war. Während wir sprachen, wurde ich immer sanfter. Sie war sowohl zerbrechlich als auch sehr verspannt, wie ein verängstigter Vogel, der in der Luft schwebt und jederzeit bereit ist, sich zurückziehen. Während unserer

Unterhaltung führte sie ihre Faust seitlich gegen ihren Körper. Ich fragte nach. Sie sagte, sie verspüre den Impuls, sich selbst zu stechen. Ich beschloß, ihr das Zurückhalten dieses Impulses abzunehmen, so daß sie tiefer in den Versuch hineingehen konnte, sich selbst zu stechen. Es war ganz offensichtlich, daß sie innerlich mit diesem Impuls kämpfte. Ich sagte also: »Gut. Ich werde Sie zurückhalten, und Sie versuchen, sich zu stechen.« Ich schaute mich nach etwas um, das sich dafür eignete, und fand einen schönen großen Löffel. Etwas Schärferes, wie ein Messer, wäre noch geeigneter gewesen.

In dem Augenblick, als ich ihr Handgelenk zu fassen bekam, schlug diese stille, angespannte Frau wie wild um sich und versuchte mit aller Macht, mit diesem Löffel auf sich einzustechen. Wir kämpften, bis wir umfielen, setzten aber den Kampf am Boden fort. Ich war völlig erledigt. Ich hätte sie nicht viel länger zurückhalten können, und sie schien nicht im geringsten erschöpft zu sein. Sie zeigte keinerlei Anzeichen, aufhören zu wollen. Tatsächlich amüsierte sie sich prächtig. Wie mußte es für sie sein, nach dem jahrelangen Kampf gegen den Impuls, sich umzubringen, nach all der Verzweiflung, der Angst und dem Schmerz, den Zweifeln und dem Gefühl, durch die Hölle zu gehen, nach all den schrecklichen Einschränkungen und der Kontrolle eine Chance zu bekommen, das alles herauszulassen! Diese Chance ergriff sie. Vielleicht fühlte sie sich sicher genug, weil sie glaubte, ich als Therapeut wisse schon, was ich tue. Vielleicht war sie davon überzeugt, daß die Verantwortung bei mir lag.

Schließlich kamen wir an einen Punkt, an dem ich sie stoppen mußte. Ich war völlig erschöpft. Ihre Augen glänzten so dämonisch, daß ich keine Sympathie für mein Vorhaben erwarten konnte. Also riß ich mich zusammen, um so ruhig und vernünftig wie möglich zu klingen (meine Stimme sollte so überzeugend sein, daß sie gar nicht auf die Idee käme, an meinen Worten zu zweifeln), und sagte zu ihr: »Lassen Sie uns einen Moment aufhören.« (Ich versuchte auch den Eindruck zu erwecken, als hätte ich noch all meinen Mut und meine Kräfte beisammen.) Sie schaute mich völlig ungläubig an. Was meinte ich mit »aufhören«? War ich verrückt geworden? Glaubte ich, sie könnte aus diesem leidenschaftlichen, köstlich selbstmörderischen Spiel, in dem sie total aufging, aussteigen? Einfach so? War es das, was ich dachte?

Ich sah den ungläubigen Ausdruck ihres Gesichts, ohne in meiner lieben, täuschenden Ruhe (die ich nur mühsam aufrechterhielt) zu schwanken. Ich war die reine, verläßliche Vernunft selbst, als ich ruhig, aber entschlossen erwiderte: »Ja, genau das meine ich.« Nach einer Weile hatten wir den toten Punkt überwunden. Sie entspannte sich langsam und gab den Kampf auf. Vor meinen Augen verwandelte sie sich in ein ruhiges, vernünftiges menschliches Wesen. Wir sprachen eine Weile über ihre Erfahrung. Weil sie das Spiel so liebte, nahmen wir es wieder auf, als ich mich ausgeruht hatte. Das gleiche geschah. Dann redeten wir wieder und ruhten uns aus. Und begannen noch einmal. Als wir zum vierten Mal aufhörten, konnte sie ohne die geringsten Schwierigkeiten aussteigen, sobald ich sie darum bat.

Sie genas in der therapeutischen Behandlung ihres eigentlichen Therapeuten, und als ich ein halbes Jahr später wieder nach Chicago kam, erkannte ich sie nicht wieder. Sie hatte sich in einen lockeren, glücklichen Menschen verwandelt. Sie mußte mich darauf hinweisen, daß sie die Frau war, die Selbstmordtendenzen gehabt hatte. Meine Vermutung war, daß sie durch unsere Sitzung unter anderem ein tieferes Verständnis ihres Selbsthasses gewonnen und direkt erfahren hatte, daß sie jederzeit damit aufhören konnte.

Formen des Abnehmens

Es gibt drei grundlegende Dimensionen des Abnehmens:

1. mit oder ohne innere Achtsamkeit,
2. aktiv oder passiv,
3. körperlich oder verbal.

Mit oder ohne innere Achtsamkeit Im Zustand innerer Achtsamkeit benutzen Sie das Abnehmen wie eine Sonde, um auf Fischzug zu gehen und Material wachzurufen, mit dem Sie arbeiten können. Ohne innere Achtsamkeit setzen Sie es während des spontanen oder überwältigenden Ausdrucks starker Emotionen (Stromschnellen) ein. Abnehmen ist die grundlegende Form der Unterstützung des spontanen Verhaltens in diesem Bewußtseinszustand. Während der Stromschnellen bitten wir nicht um innere Achtsamkeit, sondern unterstützen alles, was der Klient spontan tut, um den Fluß der Gefühle zu bewältigen. Wenn er sich beispielsweise zu einer Kugel zusammenrollt, helfen wir ihm dabei. Das gleiche gilt, wenn er sich auf die

Seite rollen oder eine Hand auf sein Herz legen will. Wir bieten ihm bei allem, was er tut, unsere Hilfe an, um den Fluß der Erfahrungen zu bewältigen.

Aktiv oder passiv Das Abnehmen geschieht entweder aktiv oder passiv. Bei der aktiven Version bitten wir den Klienten, etwas zu tun, aktiv zu werden. Wir können ihn zum Beispiel auffordern zu schlagen, während wir seinen Arm festhalten. Bei der Arbeit mit der suizidgefährdeten Frau habe ich aktiv abgenommen – das heißt, wir haben aktiv gekämpft. Beim passiven Abnehmen bitten wir den Klienten, passiv zu bleiben. Wir können ihn zum Beispiel anweisen, sich zu entspannen und darauf zu achten, was geschieht, wenn wir langsam seinen Arm so anheben, als wollte er nach etwas greifen. Wenn der Klient seine Augen bedeckt, können wir ihm anbieten, das für ihn zu tun.

Das passive Abnehmen im Zustand innerer Achtsamkeit erfordert vom Klienten ein hohes Maß an Sensibilität. Wenn er nicht ruhig und sensibel auf das achten kann, was geschieht, wenn er zu angespannt oder sein Bedürfnis, sich zu bewegen oder etwas durchzuarbeiten, zu groß ist, wenden wir das aktive Abnehmen an. Statt nach subtilen Bedeutungen zu suchen, bitten Sie den Klienten, einen Weg zu finden, aktiv so zu kämpfen, wie es sich gut oder richtig für ihn anfühlt. Der Spaß daran, die körperliche Anspannung zu nutzen, ist ein wirkungsvolles Mittel für Entspannung und erhöhte Sensibilität.

Körperlich oder verbal Das Abnehmen kann körperlich oder verbal gestaltet werden. Sämtliche oben geschilderten Beispiele sind körperlich. Beim verbalen Abnehmen übernimmt der Therapeut eine innere Stimme oder einen Gedanken, die oder der beim Klienten als Reaktion auf eine Sonde oder die Bedeutung einer körperlichen Verspannung auftaucht. Einige Beispiele:

Bei meinem ersten Besuch in Deutschland kam eine Frau in meine Abendgruppe, die sehr aufgewühlt und müde aussah. Als ich nachfragte, erzählte sie mir, daß sie mehrere Nächte lang nicht geschlafen habe. Sie hatte Magenkrebs. Eine Weile arbeitete ich mit ihr anhand von Sonden, und wir entdeckten, daß sie sich in einem ungeheuren Konflikt in bezug auf das Schlafen befand. Einerseits war sie davon überzeugt, daß der Krebs wachsen und sie allmählich umbringen würde, während sie schlief. Andererseits glaubte sie aber genauso fest, daß sie ruhen mußte, weil sie sonst immer schwächer werden und nicht genesen würde. Wir arbeiteten weiter mit passivem Abnehmen. Ich bat sie, sich hinzulegen, sich so weit wie möglich zu entspannen und auf das zu achten, was geschah, wenn ... Ich bat zwei andere Teilnehmer, sich rechts und links neben sie zu setzen und diese beiden Überzeugungen zu wiederholen, und zwar möglichst präzise und mit der gleichen Stimme und den gleichen Worten, die sie benutzte. Die beiden arbeiteten eine Weile daran, die Sätze möglichst genau zu formulieren, und wiederholten sie dann kontinuierlich, wobei beide gleichzeitig sprachen. Nachdem sie die ersten zwei, drei Sätze gehört hatte, entspannte diese Frau sich tief und war in wenigen Minuten fest eingeschlafen. In diesem Fall haben wir den gesamten Konflikt in passiver, verbaler Form abgenommen.

Hier ein weiteres Beispiel: Nehmen wir an, Sie geben eine Sonde, und der Klient hat das Gefühl, daß sein Hals sich zusammenschnürt. Sie bitten ihn, den Hals ein paarmal willkürlich anzuspannen, um herauszufinden, was der Körper mit dieser Reaktion sagen will. Dem Klienten fallen daraufhin die Worte ein: »Ich werde nicht weinen.« Dann schlagen Sie ihm vor, sich zu entspannen und darauf zu achten, was geschieht, wenn Sie diesen Satz ruhig für ihn sprechen. Sie sagen also ein paarmal: »Ich werde nicht weinen«, und der Klient erwidert vielleicht: »Mein Hals entspannt sich. Ich kann spüren, wie mein Kinn zittert und mir Tränen in die Augen steigen.«

Jedesmal wenn wir der Klientin oder dem Klienten etwas abnehmen, sind Aspekte sämtlicher drei Dimensionen beteiligt – verbal oder körperlich, aktiv oder passiv, mit oder ohne innere Achtsamkeit.

Was wir abnehmen

Gedanken und Überzeugungen Wie bei dem genannten Beispiel der Frau aus Deutschland, die mehrere Nächte lang nicht geschlafen hatte.

Muskelverspannungen Es gibt viele Wege, Muskelverspannungen abzunehmen. Bei chronisch verspannten Muskeln, die viel mit der Haltung zu tun haben, wenden wir das aktive Abnehmen an. Wenn ein Mensch zum Beispiel seine Schultern hochzieht und festhält, umfassen wir sie mit beiden Händen und drücken sie nach oben und nach vorn. Dann bitten wir den Klienten zu versuchen, seine Schultern gegen unseren Widerstand nach unten zu drücken. Meistens genießt der Klient diesen Kampf. Das ist eines der Anzeichen dafür, daß wir uns auf der richtigen Spur befinden. Schließlich nehmen wir ihm etwas ab, das er bislang für sich getan hat, vielleicht sein Leben lang. Während er die Schultern losläßt, wird er vielleicht außerdem Dinge zum Ausdruck bringen, die er so lange wie die Schultern zurückgehalten hat.

Während einer emotional intensiven Sitzung spürt der Klient oft, wie bestimmte Muskeln sich verspannen, und zwar dann, wenn er auf etwas Bedeutsames zusteuert. Wir können ihn dann bitten, die entsprechenden Muskeln loszulassen, während wir sie für ihn anspannen. Verkrampfen sich beispielsweise bei intensiven Gefühlen die Muskeln im Unterleib, kann der Therapeut mit der Hand oder Faust dort Druck ausüben, während der Klient zuläßt, daß die Muskeln sich entspannen. Das ist ein passives Abnehmen von Verspannungen. Ich habe einmal einem Klienten sehr langsam und präzise die Muskelverspannung abgenommen, die bei ihm Kopfschmerzen auslöste. Als ich diese Verkrampfung entsprechend gut simuliert hatte, schlug ich ihm vor, sich zu entspannen und zuzulassen, daß ich für ihn der Kopfschmerz bin. Langsam tat er das auch. Nachdem ich ihn einige Minuten gehalten hatte, bat ich ihn, mich anzuweisen, meine Finger einen nach dem anderen langsam wegzunehmen, während er sich darauf konzentrierte, sich dabei nicht wieder zu verspannen. Wenige Minuten später hatte ich alle meine Finger weggenommen, und seine Kopfschmerzen waren »zu 95 Prozent verschwunden«: Da er Lehrer für Biofeedback war, nahm ich an, daß seine Einschätzung ziemlich präzise war.

Ausdrucksblockaden Durch die Sicherheit, gehalten zu werden, können Impulse auftauchen, die sich vielleicht zum ersten Mal seit vielen Jahren ausdrücken wollen. Damit einher geht die Erkenntnis, daß wir uns bislang begrenzt und kontrolliert haben. Das gilt besonders im Hinblick auf Blokkierungen im Ausdruck von Ärger, Wut und Haß sowie der Impulse, anderen Schaden zuzufügen. Indem wir dem Klienten die Arme festhalten oder den Kiefer zusammendrücken, kann dem Impuls, zu schlagen, zu beißen oder zu würgen usw. nachgegeben werden. Oft sind solche Ausdrucksblockaden von entsprechenden Muskelverspannungen begleitet. Das Abnehmen beruht immer auf Freiwilligkeit, und wir lassen uns dabei von dem leiten, was der Klient will und womit er sich wohl fühlt. Wir hören sofort auf, wenn der Klient sich entsprechend äußert. Beim Abnehmen verhalten wir uns niemals provokativ, denn es ist eine dienende Geste. Wir tun nur das, was der Klient möchte. Die Kontrolle liegt immer bei ihm. Ohne diese Sicherheitsvorkehrungen kann der Prozeß niemals spontan oder wirklich tiefgreifend verlaufen. Vielleicht agiert der Klient seine Emotionen aus und ist laut und wild, aber ... den Rest können Sie sich denken.

Gesten Viele Gesten beinhalten, daß wir uns selbst berühren. Menschen legen sich oft unwillkürlich die Hände auf den Brustkorb, bedecken ihre Augen, klatschen in die Hände oder kratzen sich am Arm, am Bein oder am Hals. All diese Gesten können wir abnehmen. Zunächst fällt der Klientin vielleicht nur auf, daß es sich gut anfühlt oder sie auf angenehme Weise traurig wird, wenn Sie sie berühren. Aber nach einiger Zeit und mit innerer Achtsamkeit kann deutlich werden, welchen Sinn die Berührung hat. Sie steht natürlich für etwas, das die Klientin für sich selbst tun zu müssen glaubt, obwohl es schöner wäre, wenn jemand anderes ihr das abnähme und ihr zum Beispiel Trost und Zuwendung gäbe. Ich weiß noch, wie mein Vater sich morgens immer mit kreisenden Bewegungen den Brustkorb rieb, während er mit etwas abwesendem Blick dastand. Mit über dreißig Jahren ertappte ich mich dabei, daß ich es ihm nachmachte. Als mir in der Therapie – inzwischen war ich 45 Jahre alt – ein Kollege diese Berührung abnahm, machte ich die Erfahrung, daß sie mich beruhigen sollte. In meiner Kindheit hätte ich es gebraucht, daß mein Vater mir gesagt hätte, es werde alles gut werden. Einfach das. Er war dazu nicht imstande. Er hätte selbst jemanden gebraucht, der ihn beruhigte. Als Bill mir diese Bewegung abnahm, empfand ich zunächst Traurigkeit, dann weinte ich, und dann wurde mir klar, worum es ging. Das ist der typische Verlauf beim Abnehmen: Auf eine unmittelbare Erfahrung hin, etwa ein Gefühl oder ein Bild, folgen weitere Gefühle und deren Ausdruck, und parallel dazu oder im Anschluß daran folgt die Einsicht.

Impulse Wenn der Klient sehr stark mit der Abwehr gegen ein bestimmtes Verhalten identifiziert ist (beispielsweise zum Schlag ausholen), können wir ihm den Impuls selbst abnehmen: »Sie machen eine Faust, ich versuche Sie zum Schlagen zu bewegen, Sie weigern sich. Lassen Sie uns einmal sehen, was dann geschieht.« Oft tauchen dann strikte Verbote gegen den Ausdruck von Ärger auf und parallel dazu Erinnerungen an entsprechende Situationen. Nach einer Weile können wir die Rollen tauschen, so daß der Klient zuzuschlagen versucht und der Therapeut ihn zurückhält. Oder sie können beide Rollen mehrmals tauschen. Sollte das Abnehmen in die eine Richtung zunächst wenig bewirken – vor allem wenn der Klient unter starken chronischen Verspannungen leidet –, können wir (wie beim Wechseln in der Gestalttherapie) zwischen dem Abnehmen der Blockierung und dem Abnehmen des Impulses pendeln.

Selbstunterstützung Es wurde bereits erwähnt, daß Feldenkrais seinen Klienten Kissen unter die Hohlräume zwischen Körper und Behandlungstisch oder Boden legte. Überall dort, wo der Klient sich in irgendeiner Weise hält, indem er zum Beispiel seinen Kopf auf einen Arm stützt oder sich gegen die Wand lehnt, können wir ihm das abnehmen. Diese Form des Abnehmens wirkt besonders gut bei Menschen, die Ruhe brauchen, sie sich aber nicht gönnen, weil sie das Gefühl haben, daß niemand für sie da ist – wie es beim selbständigen und beim abhängig-gewinnenden Stil der Fall ist. Es ist eine gute Möglichkeit zu erforschen, wie und wo Blockaden gegen das Annehmen von Stärkung auftreten. Die hier erwähnten Beispiele sind aber bei weitem nicht erschöpfend, es werden noch viele weitere folgen.

Abnehmen – Grundsätze und Methode

Abnehmen ist ein gutes Beispiel für den taoistischen Grundsatz, mit dem Strom zu schwimmen. Diese Technik spiegelt wunderbar das Prinzip der Gewaltlosigkeit wider und ist bereits in sich gewaltlos. Indem wir dem Klienten helfen, das zu tun, was er bereits tut, schließen wir uns schlicht seinem Erfahrungsfluß an, und zwar so, daß wir ihn unterstützen. Darin zeigen sich Respekt und Achtung für die Selbstbestimmung des Klienten. Für mich ist das Abnehmen eine geradezu königliche Technik. So rief mich zum Beispiel einmal eine Frau an, die Babys in einer Kindertagesstätte in Boulder massierte. Sie erzählte mir, sie hätten ein drei Monate altes Kleinkind in der Tagesstätte, das, immer wenn es berührt würde, die Beine über den Kopf höbe und sie dort lasse. Es wollte offensichtlich nicht berührt werden. Ich sagte ihr, sie solle dem Säugling helfen, die Beine in dieser

Position zu halten. Eine halbe Stunde später rief sie mich erneut an. Sie hatte meinen Rat befolgt. Nachdem sie die Beine des Kindes etwa zwei Minuten so gehalten hatte, hatte sich das Kind total entspannt, seine Beine waren auseinander geschnellt, und es erhielt von ihr eine Massage, die es ihrem Gefühl nach sehr genoß.

Einen weiteren Anruf erhielt ich von einer Frau, deren zwölfjährige Tochter nachts in der eigenen Wohnung vergewaltigt worden war. Die Frau hatte vor einiger Zeit an einem Einführungsworkshop mit mir teilgenommen, und sie sagte, sie wolle mir dafür danken, daß ich ihr das Abnehmen beigebracht hätte. Nach der Vergewaltigung hatte ihre Tochter nachts nicht mehr schlafen können. Sie starrte nachts auf die Tür zu ihrem Zimmer und löschte das Licht nicht. Die Mutter sprach vernünftig und tröstlich mit ihr, aber das half nicht. Schließlich sagte sie zu ihrer Tochter: »Ich werde die Tür für dich bewachen.« Sie versprach ihr, die ganze Nacht dort zu sitzen, die Tür für sie im Auge zu behalten und nicht wegzugehen, ohne es ihr zu sagen. Nach vielen beruhigenden Worten schloß die Tochter ihre Augen und schlief ein. »Ich werde die Tür für dich bewachen.« Und das tat die Mutter auch. Das ist Abnehmen.

Das Abnehmen steht im Einklang mit der Gesamtmethode und ist primär eine Technik zur Verringerung des Hintergrundrauschens, eine Hilfe, die Sensibilität zu erhöhen und Informationen zu gewinnen, die vorher nicht verfügbar waren. Wie bereits oben erwähnt, wenden wir das Abnehmen an, um die Erfahrung zu erforschen und Kernmaterial zu wecken. Wir benutzen es in sämtlichen Phasen des Prozesses. Beim Sensibilitätskreis und bei der Arbeit mit den Barrieren (Kapitel 15 und 16) setzen wir es ganz bewußt ein. Die verschiedenen Formen des Abnehmens sind an den einzelnen Barrieren unterschiedlich sinnvoll. Während das aktive Abnehmen an der Handlungsbarriere angemessen ist, indem wir helfen, zurückgehaltene Impulse freizusetzen, die zum Ausdruck drängen, ist an der Abschlußbarriere das passive Abnehmen sinnvoller und effektiver, da, wo der Klient weich werden und loszulassen lernen muß. Durch das Abnehmen der Selbstunterstützung finden wir guten Zugang zur Stärkungsbarriere, und wenn wir dem Klienten helfen, den Zufluß an Informationen zu kontrollieren, indem wir ihm Blockaden gegen Gefühle, Einsichten und Empfindungen abnehmen, hilft uns das bei der Arbeit an der Einsichtsbarriere.

Kleine Experimente

In der Hakomi-Therapie sind die kleinen Experimente Teil der Arbeit; wie im Fall der Frau, bei der mir auffiel, daß sie große Schwierigkeiten hatte, mir in die Augen zu schauen. Also führten wir mehrere Experimente durch. Ich schloß meine Augen, und sie achtete darauf, was dann für sie geschah. Oder sie schaute weg und richtete dann ihren Blick langsam auf mich. Wir experimentierten mit mehreren Variationen dieses Spiels, und sie achtete jedesmal darauf, was für sie geschah. Sie verspannte oder entspannte sich. Bilder und Erinnerungen tauchten auf. Das alles lieferte uns Informationen darüber, wie das Kernmaterial dieses Vermeiden von Blickkontakt organisierte.

Alle unsere Techniken beinhalten eine »experimentelle Haltung«. Wir erforschen das, was geschieht, und zwar nicht als Krankheit, die wir loswerden müssen, sondern als Hilfe für den Klienten, sich bewußt zu machen, wie er seine Erfahrungen bewältigen und seinen Erlebensspielraum erweitern kann. Wir sind dabei mehr auf Spaß und Spiel aus als auf Arbeit, und unser Handeln ist motiviert durch Neugierde statt durch Angst. Mit dieser Haltung geben wir zum Ausdruck, daß wir die Macht des Bewußtseins anerkennen und die Heilungskräfte im Klienten selbst ansiedeln. In einer Beziehung, in der Neugierde, innere Achtsamkeit, Selbststeuerung und Sicherheit Schlüsselfaktoren sind, können aufrichtige und interessante Fragen gestellt und beantwortet werden. Diese Haltung beizubehalten gehört zu den Aufgaben des Therapeuten. Sie hilft uns, zwischen Klient und Therapeut und auch zwischen dem Klienten und seinem »Problem« eine gewisse Distanz zu wahren. Sie verringert tendenziell auch das Übertragungsproblem. Indem wir eher forschen als kurieren, entfernen wir uns von der Zwangsläufigkeit der unbewußt organisierten Erfahrung. Wir pflegen eine gesunde Distanz zu automatischen Gewohnheiten und lernen, sie weise zu nutzen, statt uns von ihnen benutzen zu lassen.

Durch die kleinen Experimente, die wir durchführen, wenn in der Therapie interessante Dinge auftauchen, verändert sich die gesamte Atmosphäre. Es gibt keine Dringlichkeit. Alles ist »Korn für die Mühle«. Der Klient hat von allerhand Dingen zu berichten, und er ist wahrscheinlich festgefahren und blind für das, was wirklich geschieht. Und er möchte, daß der

Therapeut etwas daran ändert. Andererseits muß es aber im Klienten auch eine Seite geben, die sich Veränderungen widersetzt, denn sonst würden sie ja geschehen. Wenn der Therapeut davon ausgeht, daß diese Seite erforscht werden kann, verlagert sich das Zentrum der Aktivitäten vom Tun zum Lernen, und wir vermeiden die Dinge nicht mehr, sondern erkennen sie an. Dann können wir langsamer und ruhiger vorgehen. Mit kleinen Experimenten bewahrt der Therapeut die Therapie davor, zur stürmischen und drangvollen Problemlösung voller Leidenslitaneien mit einem Fokus auf Leid zu werden. Statt dessen ist sie ein Prozeß des Wachsens und der Selbsterkenntnis, der bereits als solcher therapeutisch ist.

Sonden und Abnehmen sind spezielle Formen von kleinen Experimenten. Wir fragen: »Was geschieht, wenn ...?«, und tun dann etwas. Bei anderen Experimenten achtet der Klient auf das, was passiert, wenn der Therapeut zum Beispiel langsam auf ihn zukommt oder sich langsam von ihm entfernt. Oder was er wahrnimmt, wenn er versucht, langsam zu sprechen oder ein Lächeln zu erforschen, das er in unpassenden Situationen aufsetzt. Wir können fast alles in ein Experiment verwandeln. Wir müssen aber darauf achten, daß der Klient sich nicht mißachtet oder als Objekt behandelt fühlt. Die Beziehung muß stark genug sein. Therapeut und Klient müssen zusammenarbeiten. In diesem Rahmen können Experimente wirken.

Wachstum

Einige Menschen werden bezweifeln, daß wir das Wachstum des Klienten fördern können, wenn wir ihn in dieser Form unterstützen, ohne Abhängigkeiten zu frustrieren. Sie glauben, daß der Klient niemals lernt, aus eigenen Quellen zu schöpfen, wenn er nicht in seinen Versuchen frustriert wird, sich Unterstützung von anderen zu verschaffen. In der Hakomi-Therapie stellen genau die Dinge, die wir abnehmen, Versuche des Klienten dar, sich selbst zu unterstützen und zu kontrollieren und damit etwas für sich zu tun. Wir nehmen dem Klienten die Selbstunterstützung ab, die er sich angewöhnt hat, zum Beispiel die Verspannungen, die ihm helfen, den Gefühlsfluß zu bewältigen.

Das sind Dinge, um die uns der Klient nicht bitten würde, und er würde auch nicht versuchen, uns dazu zu bringen, daß wir sie für ihn tun. Seine Anschauungen würden deutlich machen, daß er hier gar keine Unterstützung für möglich hält. Wir bieten ihm Unterstützung in Bereichen an, in denen der Klient weder Fragen noch Erwartungen hat, in denen er in der Bewältigung von Bedürfnissen, Wünschen und Schmerzen derart versagt, daß sein Erleben stark eingeschränkt und sein Wachstum behindert wird. Indem wir diese Unterstützung anbieten, erschließen wir dem Klienten neue Kräfte und Hilfsquellen, so daß er von der bloßen Bewältigung von Schmerz und Frustration zu Neuorganisation und Wachstum übergehen kann.

In der Hakomi-Therapie geht es darum, Kontakt herzustellen und mit dem Kernmaterial zu arbeiten. Wir fördern das Wachstum, indem wir es so sicher und leicht wie möglich gestalten, so daß wir das Kernmaterial ins Bewußtsein bringen und den Einfluß dieses Materials auf die Organisation der Erfahrung verändern können. Es gibt mindestens zwei Möglichkeiten, das persönliche Wachstum zu fördern. Die eine besteht darin, Abhängigkeiten zu frustrieren, und die andere sieht so aus, daß wir die Bemühungen um Wachstum direkt unterstützen. In der einen Phase nährt die Mutter die Jungen und läßt ihre Abhängigkeit zu. In der anderen entwöhnt sie sie und bringt ihnen bei, sich selbst zu versorgen. Diese Kombination, das eine zu frustrieren und das andere zu unterstützen, hilft, das Wachstum zu steuern.

Indem wir etwas abnehmen, während wir bei der Erfahrung verweilen, bieten wir dem Klienten (1) Unterstützung bei seinem Bemühen an, Erfahrungen zu bewältigen, den Fluß von Gefühlen und Bildern zu kontrollieren, damit er sich sicher fühlen kann und weiß, daß er verstanden wird, während wir ihn (2) gleichzeitig zur bewußten, direkten Erfahrung dieser schmerzlichen Erinnerungen, Gefühle und Überzeugungen, die bislang nicht hinterfragt worden sind, ermutigen.

Wenn wir überhaupt irgend etwas durchkreuzen, dann den Impuls, zu verbergen und zu ignorieren, was auf der Ebene des Kernmaterials vor sich geht, indem wir dasitzen und weitschweifig plaudern, ohne uns unsere innere Welt ernsthaft anzuschauen. Ich kann allerdings sagen, daß mir kaum Frustration und Abhängigkeit begegnet sind. Vermutlich weil der Impuls zu persönlicher Freiheit, Kraft und Selbstvertrauen langfristig immer der stärkere ist. Indem wir innere Achtsamkeit und das Bemühen um Verstehen unterstützen, fördern wir Wachstum.

9

Zugang schaffen, Vertiefen und Übergang zur Durcharbeitung

Zugang schaffen

In diesem Abschnitt behandeln wir die Grundsätze und Techniken des Zugangschaffens (*accessing*). Dieser Begriff stammt aus der Computerwissenschaft, und er wird benutzt, um Operationen zu beschreiben, mit deren Hilfe Information verfügbar gemacht wird. Zugang schaffen ist der Prozeß, der den Pfad zu Informationen erschließt, die anders nicht verfügbar wären. Für uns bedeutet das vor allem, den Klienten anzuleiten, von einem Bewußtseinszustand zum anderen überzugehen. Wir nutzen Zugangstechniken, um dem Klienten zu helfen, sich vom Alltagsbewußtsein in den Zustand innerer Achtsamkeit zu begeben oder von einem dieser beiden Zustände in den Kind-Zustand. Im Zustand innerer Achtsamkeit vertiefen wir den therapeutischen Prozeß, indem wir Zugang zum Kernmaterial schaffen. Insofern ist das Zugangschaffen Teil des Übergangs zur Durcharbeitung.

In der Psychotherapie möchten wir Informationen über die Anschauungen, Gewohnheiten und Erinnerungen gewinnen, die die Reaktionen des Klienten motivieren und organisieren – das Kernmaterial. Diese Informationen treten normalerweise nicht ins Alltagsbewußtsein und sind diesem noch nicht einmal verfügbar. Der Kern hilft, die Inhalte des Bewußtseins zu organisieren, während er selbst im Verborgenen bleibt. Im Fall von schmerzlichem Material kann er durch stark verwurzelte Gewohnheiten vom Bewußtsein ferngehalten werden. Und trotzdem sind es diese Informationen, die unser emotionales Leben prägen und ihm Bedeutung verleihen.

Sie haben sowohl symbolische als auch emotionale Auswirkungen. Sie benennen unsere Erfahrungen und bestimmen, wie wir mit den grundlegenden Elementen unserer Existenz umgehen.

Für diese Art Information gibt es verschiedene Begriffe. Karl Popper nennt sie »intuitiver Glaube«[1], Joseph Campbell »mythische Bilder«[2]. Mir gefallen beide Bezeichnungen. Der Begriff »intuitiver Glaube« drückt aus, daß diese Information nonverbal und nicht objektiv ist. Sie ist intuitiv und wortlos; wir fühlen oder spüren sie eher, als daß wir sie gedanklich erfassen. Trotzdem handeln wir gleichzeitig nach ihr; sie lenkt unsere Aktivitäten und ist somit tatsächlich ein Glaube. Als nonverbale Handlungsanweisung kann sie in Form von Bildern oder Erinnerungen gespeichert sein, was nachdrücklich darauf hinweist, daß ihr Ursprung in der rechten Gehirnhälfte liegt. Diese Bilder organisieren die Erfahrung. Sie fassen Erlebnisse, Gefühle, Beziehungen und Entscheidungen zusammen. Sie strukturieren die verschiedensten Haltungen, die wir in uns und anderen spüren, und auch unsere üblichen Reaktionen auf diese Haltungen. Sie sind Zusammenfassungen, symbolisiert, kompakt und mysteriös wie Traumbilder.

Zu diesen tiefsten intuitiven Anschauungen, den mächtigsten Motivatoren des Verhaltens, den »Lebensmythen«, den persönlichen Mythen, die meist nicht vom Bewußtsein erfaßt werden, möchten wir Zugang gewinnen. Wir können sie zwar unter mehr oder weniger großen Schwierigkeiten ins Bewußtsein bringen, haben sie dann aber noch nicht im Zustand innerer Achtsamkeit untersucht. Ohne daß wir sie klar verbalisieren, können wir sie auch nicht hinterfragen oder anzweifeln. Und wenn sie nicht bezweifelt werden können, können wir sie auch nicht verändern. Nur Worte können in Frage gestellt werden, und deswegen müssen diese Überzeugungen ins Bewußtsein gebracht und verbalisiert werden, denn sonst verändern sie sich nicht.[3] Wie ich bereits erwähnt habe, sind sie in manchen Fällen derart schmerzlich, daß sie systematisch vermieden werden. So ist zum Beispiel den meisten Menschen die Angewohnheit nicht bewußt, als Reaktion auf einen Gedanken bestimmte Muskeln anzuspannen. Ein Therapeut kann diese Muskelverspannungen dadurch ins Blickfeld rücken, daß er sie erwähnt. Schwieriger hingegen ist es, die Erinnerungen und Überzeugungen, die zu diesen gewohnheitsmäßigen Verspannungen geführt haben, ins Wachbewußtsein zu bringen. Und genau zu dieser Information wollen wir Zugang erlangen.

Es gibt keine Möglichkeit, diese Information im Zustand des Alltagsbewußtseins zu gewinnen. Während der Fahrt darf nicht mit dem Busfahrer gesprochen werden. Sie können den Motor nicht auseinandernehmen, während er in Betrieb ist. Information, die einen bestimmten Ablauf steuert, kann nicht verändert werden, während dieser Ablauf im Gang ist. Diese feste Regel aus der Computerkunde gilt auch für menschliche Prozesse. Anders würde ein Computer nicht funktionieren, und das gilt auch für uns. Deswegen brauchen wir innere Achtsamkeit, einen Bewußtseinszustand, in dem alle unsere »Operationen« außer Kraft gesetzt sind. Im Zustand innerer Achtsamkeit tun wir nichts. Er gleicht dem Staunen des Kindes, das für alles offen ist und nichts Bestimmtes vorhat. (»Wo bist du gewesen?« – »Draußen.« – »Was hast du da getan?« – »Gar nichts.«) Über dieses kindliche »Gar nichts« gewinnen wir Zugang zur inneren Welt.

Wir können keinen Zugang zu Menschen schaffen, die gerade zu tun haben. Wenn der Geist beschäftigt ist, nimmt er keine Anrufe an. So pflegte mein alter Freund Junior Peacock den Zustand von Menschen zu beschreiben, die unter dem Einfluß von Drogen stehen: »Keiner nimmt den Hörer ab.« Der geschäftige Geist benutzt seine Anschauungen als Grundlage für seine Aktivität. Es ist gefährlich, diese Anschauungen verändern zu wollen, während er gerade in Aktion ist. Sie können die Leiter nicht auseinandernehmen, wenn Sie gerade auf der obersten Sprosse stehen. Ihre Glaubenssysteme sind geschützt, während Sie beschäftigt sind. Diese Anschauungen sind vor Störungen sicher, wenn Sie mit Ihrer Aufmerksamkeit auf äußere Abläufe konzentriert sind, sich in ein kontinuierliches äußeres Geschehen vertiefen und auf ein Ziel aus sind. Um Zugang zu Information über den Charakter zu schaffen, müssen wir zumindest für einen Augenblick unser charakterliches Verhalten aufgeben.

Diese Information steht uns nur in speziellen Bewußtseinszuständen zur Verfügung. Wir alle haben unsere Erfahrungen damit. Dasitzen und unseren Blick umherschweifen lassen ... das Staunen des Kindes ... Wir kennen das. In diesen Zuständen stehen uns die Anschauungssysteme auf eine ganz spezielle Weise zur Verfügung und sind nicht nur dem logischen Verstand zugänglich. Nein, es sind keine Diskussionsthemen. Bewußtseinszustände wie Staunen und innere Achtsamkeit haben überhaupt keine intellektuelle Qualität. Es sind Zustände, in denen wir tief mit der reinen Existenz in Kontakt sind. Die Anschauungen, nach denen wir unser Leben gestalten, sind sehr real und damit auch zugänglich für uns, wenn wir sie als real empfinden, wenn sie gefühlte Realität sind. Eugene Gendlin benutzte dafür den Begriff *»felt sense«*[4] (etwa »ganzheitliches inneres Empfinden«).

Organisierende Anschauungen sind keine rein philosophischen Standpunkte. Sie werden mit Nachdruck und der ganzen emotionalen Geladenheit vertreten, die sie erzeugt hat. Einen Satz wie »Niemand hat mich je geliebt« sprechen Menschen nicht mit ruhiger, beiläufiger Stimme aus. Wenn Sie wirklich davon überzeugt sind, sagen Sie einen solchen Satz nicht lässig dahin. Er ist in der Regel von einem unerträglichen Kummer begleitet. Gefühlte Realität. Das Zugangschaffen zu einer Anschauung ist nicht mit einer philosophischen Erörterung gleichzusetzen!

Es gibt viele verschiedene Möglichkeiten, in diese veränderten Bewußtseinszustände zu gelangen, zum Beispiel durch rituelle Tänze, Yoga, Hypnose, Poesie, Kunst, Mythologie, Musik, Drogen und vieles andere. Rituale, Zeremonien, Meditation – das alles sind Wege, Zugang zu schaffen, indem wir uns auf innere Signale konzentrieren, während wir das Hintergrundrauschen verringern. Wenn Sie Menschen helfen wollen, sich auf einer tiefen Ebene zu verändern, müssen Sie Ihnen zunächst zeigen, wie sie in diese speziellen Zustände gelangen können. Sie müssen ihnen helfen, Zugang zu schaffen. Wenn sie diesen Zugang erst einmal gefunden haben, können sie weitergehen und all die Dinge durcharbeiten, die auftauchen. Sind sie innerlich achtsam, können sie auch wahrnehmen, wie das, was zutage tritt, sie beeinflußt. Sie können beobachten, wie das geschieht. Wir haben diesen Zustand als innere Achtsamkeit und »Zeuge sein« bezeichnet. In der Hakomi-Therapie gibt es spezielle Techniken, mit denen wir Zugang schaffen, innerlich achtsam werden und den Zeugen aufrufen.

Perls schaffte Zugang, indem er Menschen bat, im Hier und Jetzt zu bleiben, und sie dann auf Dinge hinwies, die ihrer Wahrnehmung entgingen.[5] Er hielt sie in einer leichten Trance. Sie können sich das auch so vorstellen, daß wir aus der Ich-Trance aussteigen, in der wir uns meistens befinden. Die Techniken, mit denen Milton Erickson Zugang schaffte, grenzen ans Wunderbare.[6] Gendlin hat für diese Zwecke eine sehr einfache und wirkungsvolle Technik entwickelt. Er nennt sie *Focusing* und hat darüber ein Buch mit gleichnamigem Titel geschrieben: Eugene Gendlin, *Focusing. Technik der Selbsthilfe bei der Lösung persönlicher Probleme,* Salzburg 1981. Die Techniken, die ich benutze, beinhalten Qualitäten wie eine kontinuierliche

Aufrechterhaltung bewußter Wachheit und Erinnerung, und sie werden nur innerhalb der Grenzen angewendet, die der Klient durch seine Erlaubnis und seine Entscheidungen steckt. Diese Eigenschaften stimmen mit den Grundsätzen von innerer Achtsamkeit und Gewaltlosigkeit überein und steuern auch den Prozeß, der vor und nach dem Zugangschaffen stattfindet.

Richtlinien für das Zugangschaffen

Das Zugangschaffen beruht auf folgenden vier leitenden Grundsätzen. Wenn Sie diese Grundsätze so lange praktizieren, bis sie Ihnen zur Gewohnheit geworden sind, wird es Ihnen nicht schwer fallen, Zugang zu schaffen.

Sicherheit Schaffen Sie zunächst eine sichere Situation. Sie müssen den Menschen, mit denen Sie arbeiten, ein Gefühl von Sicherheit vermitteln oder ihnen dabei helfen, sich sicher zu fühlen. Wenn Menschen sich nicht geschützt fühlen, werden sie ihre Außenwahrnehmung nicht aufgeben; das heißt, sie werden der Außenwelt nicht so weit vertrauen, daß sie nach innen gehen können. In diesem Fall werden sie Sie beobachten und fortgesetzt im Auge behalten. Sie als Person müssen für den Klienten ein sicherer Ort sein. Er muß sich so geschützt fühlen, daß er seine Zielgerichtetheit, sein Zeitgefühl und die bewußte Wahrnehmung seiner Umgebung aufgeben kann, um nach innen zu gehen. Immer wenn es beim Zugangschaffen Schwierigkeiten gibt, versuche ich herauszufinden, was ich tun kann, damit der Klient sich sicherer fühlt. Vielleicht stelle ich Fragen wie: »Was könnte Ihnen helfen, sich wohler zu fühlen?« Lassen Sie den Klienten daran mitarbeiten, daß er sich wohl fühlt. Manchmal möchte er sich vergewissern, daß Sie bestimmte Dinge auf keinen Fall tun. Dieses Gefühl von Sicherheit zu vermitteln, ist unser primäres Anliegen.

Der Therapeut muß sich total darauf verpflichten, die Gefühle und den Lebensgeist des Klienten zu schützen. Das heißt, er muß sämtliche eigenen Pläne, Urteile und »Erfolgsambitionen« zurückstellen. Vielleicht haben Sie bestimmte Eigenschaften, durch die der Klient sich bedroht fühlt. Dann müssen Sie sich damit auseinandersetzen. Warum fühlt sich der Klient unwohl? Grund dafür könnte zum Beispiel Ihr Bedürfnis sein, ihm bestimmte Antworten zu entlocken. Oder der feste Plan, den Sie für ihn im Kopf haben. Oder die Urteile, die Sie für ihn parat halten. Auch wenn diese Dinge sehr subtil sind, können sie den Klienten verunsichern. Das Beste, was Sie tun können, ist, den anderen vollständig zu akzeptieren. Wenn Sie liebevoll sind und ihn annehmen, ohne ihn zu beurteilen, wird er sich wahrscheinlich sicher fühlen. Therapeutische Techniken, mit denen Klienten herabgesetzt und vorsätzlich verletzt werden, widern mich an und machen mich wütend. Es gibt ohnehin schon genug Schmerz. Unsere Seele ist bereits verletzt worden! Wenn Sie geschickt sind, können Sie den Schmerz aus seinem Versteck locken und den Weg zur Linderung weisen. Es ist unnötig, Menschen noch mehr Schmerz zuzufügen.

Sie müssen auch »kongruent« sein, um einen Begriff von Carl Rogers zu benutzen. Sagen Sie nichts, was Sie nicht meinen. Die Menschen spüren Ihre Unaufrichtigkeit, und dadurch wird die Situation für sie unsicherer. Sie wissen nicht, was sie Ihnen glauben sollen, und müssen ständig ein Auge auf Sie gerichtet halten. Ihre Worte können zuckersüß sein, aber wenn Ihre Stimme ärgerlich klingt, werden Sie zu keinem Menschen Zugang finden. Und denken Sie daran, daß es in Wirklichkeit die Anschauungssysteme von Menschen sind, die bestimmen, wann diese sich sicher fühlen. Es hilft nichts, wenn wir ihnen mit logischen Argumenten kommen. Tun Sie das Erforderliche, damit der Klient sich sicher fühlen kann. Konfrontation zu vermeiden und sich »auf seine Seite zu schlagen« ist wichtiger, als recht zu haben.

Die gegenwärtige Erfahrung Die zweite Richtlinie für das Zugangschaffen lautet: Helfen Sie dem Klienten, sich auf seine gegenwärtige Erfahrung zu konzentrieren und dabei zu bleiben. Sie versuchen, Zugang zum Kernmaterial und zu den unterstützenden Strukturen zu schaffen, die der organisierten Erfahrung zugrunde liegen. Sie möchten, daß der Klient dieses Material als gefühlte Realität und nicht als Theorie erlebt. Gefühlte Realitäten sind Gefühle, Stimmungen, Gedanken und Muskelverspannungen, die in diesem Augenblick auftreten. Der Klient soll seine Anschauungen in diesem erlebten und nicht in einem gedanklichen Sinne kennen. Sie wollen ihm zu einem lebendigen Empfinden dieses Augenblicks verhelfen, denn dadurch wird Veränderung möglich. Sie können die Richtung nicht ändern, wenn Sie nicht an diese spezielle Kreuzung gelangen.

Wird in einer Therapie nichts bewirkt, ist in über 90 Prozent der Fälle der Grund dafür, daß kein Zugang gefunden wurde. Gendlin hat gezeigt, daß eine Therapie nichts in Bewegung bringt, wenn der Klient nicht bei seiner Erfahrung verweilt. Er spielte Studenten Tonaufnahmen von der ersten und zweiten Sitzung einer fortlaufenden Psychotherapie vor, und sie konnten mit mehr als neunzigprozentiger Sicherheit voraussagen, bei welcher Therapeut-Klient-Beziehung die Therapie gelingen würde und bei welcher nicht. Sie konnten diese Prognose aufgrund der ersten Sitzung stellen. Vielleicht könnte man die Prognose in vielen Fällen auch schon nach den ersten fünfzehn Minuten entwickeln. Die Gefahr des Scheiterns ist immer dann gegeben, wenn der Klient nicht bei seiner augenblicklichen Erfahrung bleiben kann. Der Therapeut bittet um einen Bericht über irgendein Geschehen, und schon geht die Erfahrung selbst verloren. Er fragt den Klienten nach seinen Gefühlen, und dieser erwidert: »Ach, ich weiß nicht, was das war«, oder er bietet nur Gründe und Erklärungen an. Sie fragen, was im Augenblick geschieht, und der Klient fängt an zu erzählen, was letzten Donnerstag im Supermarkt passiert ist. Was die Erfahrung betrifft, ist das nichts anderes als eine Verstärkung des Hintergrundrauschens. Und genau dann findet Therapie nicht statt. Sie fragen den Menschen nach seiner Erfahrung, und die Antwort ist Lärm.

Meiner Meinung nach ist dieser Grundsatz der schwierigste, den Menschen zu Beginn ihrer Ausbildung verinnerlichen müssen. Vielleicht deshalb, weil dieses konsequente Verweilen bei der gegenwärtigen Erfahrung nirgendwo sonst praktiziert wird. Die Gewohnheiten der üblichen Unterhaltung, nämlich anderen Menschen zu folgen, wenn sie aus der Vergangenheit berichten, zu theoretisieren und Vermutungen anzustellen usw., dem zu folgen, was interessant ist, höflich zu sein – all diese Gewohnheiten sind sehr stark verwurzelt. Lassen Sie sich nicht von früheren Geschichten und Dramen fesseln. Kommen Sie auf direktem Wege wieder zurück in die Gegenwart. Fragen Sie nach der konkreten Erfahrung. Stellen Sie Fragen, die der Klient nur beantworten kann, wenn er bei seiner gegenwärtigen Erfahrung bleibt. Sie müssen nur zwei oder drei solcher Fragen nacheinander stellen, und der Klient ist in der Gegenwart verankert. Nachdem Sie Zugang geschaffen haben, bleibt er automatisch bei seiner Erfahrung.

Es besteht die Möglichkeit, nach präzisen Informationen über das zu fragen, was gegenwärtig vor sich geht. Ist der Klient zum Beispiel traurig, fragen Sie nicht, warum er traurig ist! Das wäre der kürzeste Weg zu wortreichen Erklärungen. Fragen Sie: »Was für eine Traurigkeit ist das?« Dann kehrt der Klient sofort zu seiner Traurigkeit zurück und vertieft sich in sie. Die Traurigkeit wird sehr viel informativer. Bei dieser Suche tauchen Erinnerungen auf, und schließlich kommen Anschauungen ans Licht. In fast jedem Moment kann der Therapeut eine Frage stellen, die den Klienten zu seiner gegenwärtigen Erfahrung zurückbringt. Diese Frage mag nicht immer logisch sein, aber wenn der Klient mitarbeitet, finden wir mit ihrer Hilfe Zugang. Sie werden zum psychologischen Aikido-Meister, wenn Sie alles, was ein Mensch sagt oder tut, so aufgreifen können, daß es in Bezug zu seiner gegenwärtigen Erfahrung steht.

Langsam machen Ein weiterer Grundsatz lautet: Machen Sie langsam! Wenn Sie zu schnell vorgehen, bleibt dem Klienten nichts anderes übrig, als zu reagieren, um mit Ihnen Schritt zu halten. Wir sind aber nicht auf Reaktionen aus, sondern auf Erfahrung und innere Achtsamkeit. Reaktionen und Gewahrsein operieren mit unterschiedlicher Geschwindigkeit. Die verschiedenen Bewußtseinszustände haben ihre eigene Zeit. Wenn Sie erforschen wollen, wie das Verhalten organisiert ist, müssen Sie langsamer machen. Die Neuronen, die Gewahrsein vermitteln, sind komplexer geschaltet und viel langsamer als diejenigen, die Bewußtsein vermitteln. Wenn Sie vor langer Zeit gelernt haben, ein bestimmtes Stück auf dem Klavier zu spielen, und jemand fragt Sie heute, wie Sie dabei die Finger setzen, können Sie sich nicht sofort daran erinnern. Sie müssen langsamer machen und ganz konkret darauf achten, wie Sie diese ganz spezielle Erfahrung organisiert haben.

So wissen wir zum Beispiel aus der Neurophysiologie, daß Isaac Stern, wenn er ein schnelles Stück auf seiner Geige spielt, dabei nicht einen Finger nach dem anderen »denkt«. Die Botschaften, die er seinen Fingern sendet, müssen fertige Sequenzen vermitteln. Er schickt seinen Fingern ganze Informationsblöcke. Das Gehirn kann nicht einen Finger bewegen, die Bewegung registrieren und dann einen weiteren Impuls so schnell zum Arm hinab- und zurücksenden, wie Isaac Stern spielt. Wenn Sie sehr schnell handeln, kommt die Information in Form von Blöcken. Wenn Sie Ihre Bewegung in allen Einzelheiten exakt erfahren, registrieren und verstehen, müssen Sie sie also »strecken«, langsamer machen. Zugang wird durch langsames Vorgehen geschaffen. Sie müssen dem Klienten Zeit lassen. Sie wecken innere Achtsamkeit. Wenn Sie langsam machen, laden Sie auch den Klienten ein, langsamer zu werden und sich selbst zu beobachten. Auch wenn Sie um Information bitten, müssen Sie dabei vermitteln, daß der Klient sich Zeit lassen kann. Die Sprache, mit der wir Zugang schaffen, ist eine andere als unsere normale Alltagssprache. Der Tonfall der Stimme, das Tempo, in dem Sie reden, die Behutsamkeit Ihrer Bewegungen, all das vermittelt: »Sie sind sicher«, »Lassen Sie sich Zeit«, »Gehen Sie nach innen.« Bei sämtlichen außergewöhnlichen Bewußtseinszuständen – wie in der Hypnose zum Beispiel – sind die Form und die zeitliche Abstimmung der Kommunikation ganz wesentlich dafür, daß wir Zugang gewinnen.

Gewaltlosigkeit Die letzte Richtlinie: Seien Sie behutsam! Sie müssen gewaltlos vorgehen. Gewaltlosigkeit und innere Achtsamkeit sind die Säulen des Buddhismus, der Weg, das Höhere Selbst zu erfahren. Wenn wir mit anderen arbeiten, sollten wir uns immer von Freundlichkeit und Mitgefühl leiten lassen! Gehen Sie niemals gegen den Willen oder die Wünsche eines anderen Menschen vor! Vermeiden Sie, daß sich Abwehrsysteme einschalten. Sie müssen »unter dem Radar durchschlüpfen«. Wenn Sie Druck ausüben, stören Sie den anderen bei seiner inneren Erfahrung, und er wendet sich davon ab, um sich mit Ihnen auseinanderzusetzen. Denken Sie daran, es gibt viele Ebenen von Gewalt! Urteile, Pläne, Ratschläge, alle möglichen Vorbehalte und die Arroganz, die viele Therapeuten zeigen – das alles ist gewalttätig und ruft beim anderen Abwehr hervor. Wenn wir den anderen aber einbeziehen, seine Selbstbestimmung achten und gewaltlos vorgehen, lassen wir ihm Raum, das zu tun, was er tun will, und der zu sein, der er ist, ohne Druck, sich verändern zu müssen. Wenn wir Zugang schaffen wollen, ist diese Art unterstützenden Akzeptierens unbedingt erforderlich.

Während Sie Zugang schaffen, sollten Sie kontinuierlich die Signale verfolgen, die Ihnen zeigen, welche Richtung der Prozeß des Klienten nehmen will. Und Sie sollten immer wieder Kontakt zu ihm aufnehmen – das heißt, ebenfalls ständig Signale schicken, die ihm zeigen, daß Sie seiner Erfahrung folgen. Sobald der Klient weiß, daß Sie ihn begleiten und ihm helfen werden, das zu tun, was er tun will, schaffen Sie leicht Zugang zu seinem Inneren.

Sicherheit schaffen, nach der gegenwärtigen Erfahrung fragen, langsam machen und gewaltlos vorgehen – das sind die vier Richtlinien für das Zugangschaffen. Sie machen die feine Mixtur aus, die uns die Quellen des Selbst erschließt.

Vertiefen

Durch Zugangschaffen gelangt der Klient in den Zustand innerer Achtsamkeit. Ist das erst einmal geschehen, konzentrieren wir uns zunächst darauf, diesen Zustand zu festigen, zu vertiefen und ihn dann zu nutzen, um Zugang zum Kernmaterial zu gewinnen. Im Zustand innerer Achtsamkeit läuft der Prozeß bereitwillig auf die Anschauungen, Erinnerungen und anderes mehr zu, die am stärksten ins Bewußtsein dringen wollen.

Wenn die Kontrolle nachläßt und sich ein Gefühl von Sicherheit einstellt, kann das Unbewußte Material preisgeben, das der bewußten Wahrnehmung normalerweise vorenthalten bleibt. Klient und Therapeut sind nicht nur in einen bewußten, sondern auch sehr stark in einen unbewußten Dialog verwickelt. An diesem frühen Punkt beginnt der Therapeut zu verstehen, in welche Richtung der Prozeß sich entwickelt. Die Bedeutung des Geschehens beginnt sich klarer abzuzeichnen. Und trotzdem ist es für den Therapeuten von Nutzen, wenn er jetzt langsam vorgeht, um den Zustand der inneren Achtsamkeit zu vertiefen und zu festigen, bevor er sich auf die Suche nach dem Kernmaterial begibt.

Wenn der Zustand innerer Achtsamkeit beim Klienten eintritt, dann als Reaktion auf die therapeutische Anweisung, er solle ... »auf das achten, was geschieht, wenn ich ...« oder »wenn Sie ...«. Anschließend gibt der Therapeut eine Sonde, nimmt etwas ab oder schlägt dem Klienten vor, etwas Bestimmtes zu tun. Beim ersten Mal kann der Therapeut auch erklären, was erforderlich ist: sich nach innen wenden, um zu beobachten, was geschieht, ohne irgend etwas tun zu müssen. Der Klient sollte alle Anzeichen für innere Achtsamkeit zeigen, etwa langsames und sanftes Sprechen, geduldige Konzentration und Berichte über das gegenwärtige Erleben. Diesen Zustand können wir leicht vertiefen und festigen.

Wir stellen Fragen nach dem gegenwärtigen Erleben, die der Klient nur beantworten kann, wenn er bei diesem Erleben bleibt. Wir fragen so, daß die Antworten immer präziser werden. Wenn die Reaktion auf eine Sonde zum Beispiel darin besteht, daß der Klient sagt: »Mein Gesicht kribbelt«, könnte die vertiefende Frage lauten: »Mehr auf der rechten oder auf der linken Seite?« Wichtig bei solchen Fragen ist, daß der Therapeut die erfragte Information nicht unbedingt braucht und noch nicht einmal hören wollen muß. Der Therapeut ist möglicherweise nicht im geringsten daran interessiert, welche Seite des Gesichts kribbelt. Die Frage dient lediglich dem Ziel, die innere Achtsamkeit zu vertiefen und zu festigen. Zwei, drei solcher Fragen, und der Klient richtet sich meistens ohne weiteres im Zustand innerer Achtsamkeit ein.

Auch Kontaktaussagen sind hilfreich für den Prozeß des Vertiefens. Wie bei jeder normalen Unterhaltung auch bestimmt der Kontakt den Rhythmus des Austauschs.

Gelegentlich muß der Therapeut Klienten kontinuierlich anweisen, mit der Aufmerksamkeit innen zu bleiben, besonders wenn es um »expressive« oder »arbeitsame« Prozesse geht. Einige Menschen haben die Angewohnheit, eine Aufgabe zu erledigen und Ihnen dann sofort zu berichten, als wäre das Erlebte unmittelbare Vergangenheit. Dieses Verhaltensmuster kann eine Therapie völlig zum Stillstand bringen. Wie beim Ping-Pong-Spiel wandert der Klient zwischen innerer Achtsamkeit und Berichten im Zustand des Alltagsbewußtseins ständig hin und her, während der Therapeut ihm eine Aufgabe nach der anderen stellt. Unerfahrene Therapeuten verfangen sich oft in einem solchen Muster. Um dieses Verhalten zu unterbrechen, sollten Sie den Klienten anleiten, bei seiner Erfahrung zu bleiben und, während sie geschieht, in der Gegenwartsform darüber zu berichten, ohne die Augen zu öffnen und ohne den Zustand innerer Achtsamkeit zu verlassen. Vielleicht dauert es eine Weile, bis der Klient dazu in der Lage ist, aber die meisten Klienten können und werden diesen Anweisungen folgen.

Wird der Prozeß vertieft, scheinen einige Klienten zunächst nur Trivialitäten wahrzunehmen. Vielleicht folgt als Reaktion auf eine Sonde: »Mein Handgelenk beginnt zu jucken.« Manche Menschen berichten anfangs vor allem von Empfindungen. Sie können dann vertiefende Fragen nach diesen Empfindungen stellen, und schon bald wird der Klient – manchmal ganz plötzlich – von Gefühlen sprechen. Beim Vertiefen verläuft der Prozeß im allgemeinen von (1) Gedanken und Vorstellungen zu (2) Bildern, Empfindungen und Verspannungen, weiter zu (3) Gefühlen und schließlich (4) zu vollständigen Erinnerungen, Erfahrungen und Einsichten. Der Prozeß verläuft also im allgemeinen von lokalen Empfindungen, Verspannungen, Gefühlen usw. zu globaleren Vorgängen, die den ganzen Körper betreffen.

An jedem Punkt dieses Prozesses kann der Klient in die Stromschnellen gehen. Wenn das geschieht, müssen wir die innere Achtsamkeit vorübergehend aufgeben und die Techniken einsetzen, die für diesen Zustand entwickelt wurden. Einige Klienten können überhaupt nicht im Zustand innerer Achtsamkeit bleiben, weil sie zu verspannt, ängstlich oder nervös sind. Wenn Sie erfolglos alles Erdenkliche getan haben, um innere Achtsamkeit zu wecken und zu vertiefen, sollten Sie über das Thema Sicherheit sprechen. Das heißt: Versuchen Sie, einen Weg zu finden, der Spannungen abbaut, zum Beispiel mit Hilfe eines energetischen, physischen Austauschs. Wenn das nicht weiterhilft, braucht der Klient etwas anderes wie eine Massage, eine Ernährungsumstellung, einen Urlaub oder dergleichen. Er ist nicht bereit für eine Hakomi-Therapie, oder diese Therapie ist nichts für ihn, und dieser Tatsache müssen wir uns behutsam, aber ohne etwas zu beschönigen, stellen.

Natürlich berichten auch einige Klienten fast sofort von Gefühlen und Erinnerungen, und andere sind sehr schnell imstande, innerlich achtsam zu werden und diesen Zustand zu vertiefen. Der nächste Schritt besteht dann darin, Kernmaterial zugänglich zu machen.

Der Übergang zum Durcharbeiten

Wenn der Klient mit innerer Achtsamkeit in seinen Prozeß vertieft ist und sich Zeit für Fragen und Antworten nimmt, entwickelt der gesamte Prozeß sein eigenes Tempo. Er weist eine gewisse lebendige Qualität auf, ist voller Energie und beinhaltet zugleich etwas Fesselndes. An diesem Punkt hat der Therapeut sich bereits einige Vorstellungen von dem Prozeß gemacht und weiß, mit welcher Sonde oder Technik er den Klienten mit dem Kernmaterial in Kontakt bringen kann. Zu solchen Zeiten genügt eine einfache Sonde, um den Klienten zu einer tiefgreifenden Erfahrung zu führen. Zu anderen Zeiten haben die gleichen Worte vielleicht wenig oder gar keine Wirkung, aber im Zustand innerer Achtsamkeit, wenn der Klient offen, ruhig und aufmerksam für seine Reaktionen ist, sind die richtigen Worte wie ein Schlüssel, der plötzlich den Weg zum innersten Kern des Klienten öffnet.

Ein Beispiel: Eine Klientin berichtet, daß sie bei der Sonde »Ihr Leben gehört Ihnen« Ärger empfindet. Sie spürt auch, wie sich ihr Unterleib verkrampft. Also nimmt die Therapeutin ihr diese Verspannung ab und übt Druck auf den Unterleib aus. Jetzt versucht sie es noch einmal mit der Sonde, wobei die Klientin zuläßt, daß die Therapeutin ihr die Spannungen im Unterleib abnimmt. Dieses Mal reagiert die Klientin mit einem Gefühlsausbruch, der von einer deutlichen Erinnerung voll rasender Wut und Demütigung begleitet ist.

Oder die Klientin spürt ein ganzes Muster von Verspannungen, und die Therapeutin stellt einige Fragen, um die Erfahrung zu vertiefen. Die Klientin berichtet von sämtlichen Empfindungen in diesem und jenem Körperteil, aber immer mit der sorgfältigen Beobachtung im Zustand innerer Achtsamkeit. Wenn die Therapeutin dann das Gefühl hat, daß der richtige Zeitpunkt dafür gekommen ist, fragt sie: »Was mag Ihr Körper mit diesen Verspannungen ausdrücken wollen?« Oft versuchen wir Zugang zum Kernmaterial zu gewinnen, indem wir die Bedeutung körperlicher Vorgänge erforschen. Wenn Klienten körperlich auf eine Sonde reagieren, ist diese Reaktion Teil eines ganzen Systems von Reaktionen, die alle von Kernanschauungen, Erinnerungen usw. organisiert werden. Den engen Zusammenhang zwischen Reaktion und Kern nutzen wir, um Zugang zu diesem Material zu bekommen. Die Klientin erkennt plötzlich, daß ihr Körper sagt: »Berühre mich!« Und mit dieser Erkenntnis tauchen die Gefühle und Erinnerungen auf, die die Bedeutung des schmerzlichen Aufschreis enthüllen.

Wenn wir Zugang zum Kernmaterial schaffen, gehen wir von augenblicklichen Erfahrungen, Empfindungen, Gefühlen, Gedanken und ähnlichem über zu Anschauungen, Erinnerungen und Bildern, die, obgleich sie stark und kontinuierlich auf die Gegenwart einwirken, doch eher Teil der verborgenen, schmerzlichen Vergangenheit sind. Wir gehen von der Erfahrung über zu dem symbolischen Material, das sämtliche Erfahrungen prägt. Symbolisches Material hat eine Bedeutung, die über sein bloßes Geschehen hinaus fortwirkt. Die damaligen Ereignisse waren nicht nur tiefgreifend, sondern haben nachhaltig beeinflußt, wie die Person sich selbst, wichtige Bezugspersonen und die Welt definiert.

Natürlich gibt es noch mehr zu tun, aber der Kontakt zum Kernmaterial kann im Leben eines Menschen schon an und für sich ein tiefreichendes Ereignis sein. Es ist tiefes, prägendes Material aus dem Kern dessen, wer der Klient ist und wie er zu diesem Menschen wurde. Wenn wir mit diesen alten Ereignissen in Berührung kommen, ist es, als würden wir nach Hause kommen und uns auf eine höchst reale und bedeutungsvolle Weise kennenlernen. Wir fühlen und erleben die nahezu heilige Macht, wählen zu können, welcher Mensch wir sein werden. Leicht ist es nicht, sich zu verändern. Es gibt tiefgreifende Gründe dafür, daß wir so sind, wie wir sind. Die Kräfte, die uns geformt haben, treten nicht so leicht von der Bühne ab.

Wenn Kernmaterial zutage tritt, geht damit oft eine weitere Bewußtseinsverlagerung zu den Zuständen einher, die wir mit starken Emotionen oder dem Kind wecken. Für diese speziellen Zustände gibt es auch entsprechende Formen der Durcharbeitung. In den folgenden Kapiteln besprechen wir die Arbeit mit starken Emotionen und mit dem Kind sowie die Suche nach Bedeutung.

10

Die Arbeit mit starken Emotionen: Die Stromschnellen

Bei jeder Therapie, die sich mit tief verwurzelten Anschauungen und schmerzlichen Erinnerungen auseinandersetzt, melden sich starke Gefühle und das Bedürfnis, sie auszudrücken. Wenn Sicherheit und Unterstützung gewährleistet sind, kann der Klient eine spontane Freisetzung von Emotionen erleben, möglicherweise zum ersten Mal seit seiner Kindheit. Hat eine solche emotionale Katharsis erst einmal begonnen, wird sie fast zum organischen Bedürfnis. Die Gefühle strömen nur so hervor und bewegen sich, wenn sie nicht aufgehalten werden, wie von selbst auf ihren Abschluß zu. Die Fähigkeit, mit Emotionen zu arbeiten, ist ein wichtiges therapeutisches Werkzeug. Gefühle sind Teil der biologischen Basis menschlichen Verhaltens. Sie entfalten sich auf ganz natürlichem Weg. Während der Freisetzung von Emotionen besteht die wichtigste Aufgabe des Therapeuten darin, diese Entfaltung zu fördern, zu unterstützen und sicher zu gestalten.

Da Gefühle in der Therapie so wichtig sind, arbeiten einige Therapeuten bewußt auf ihren Ausdruck hin, selbst wenn sie dabei auf Widerstand stoßen. In der Hakomi-Therapie drängen wir den Klienten nicht zu Gefühlen, sondern arbeiten sie durch, wenn sie spontan auftauchen, ohne sie in irgendeiner Weise zu erzwingen. Wenn die Freisetzung der Emotionen als zentrales Element gilt, das der Therapeut bewußt vorantreibt, wird der Widerstand gegen Emotionen als negatives Verhalten des Klienten betrachtet. Dann kommt es oft zu einem Kampf, bei dem der Therapeut und eine Seite im Klienten versuchen, Gefühle zu erfahren und auszudrücken, während eine andere Seite im Klienten automatisch dagegen rebelliert. Das Resultat ist, daß der Klient in einen Konflikt gerät, auf der einen Seite Schuld und Versagen empfindet, andererseits aber natürliche Widerstände gegen auferlegten Zwang entwickelt. Der Teil, der nicht fühlen und sich nicht ausdrücken möchte, hat seine eigene Geschichte. Wir lauschen ihr. Wenn wir einen Weg finden, sowohl den Ausdruck als auch die Kontrolle von Gefühlen zu respektieren und zu akzeptieren, verläuft die Arbeit mit Emotionen integrierter und nicht so überwältigend. Sie trifft dann kaum auf Widerstand.

Während des gesamten therapeutischen Prozesses verfolgen wir sorgfältig noch die kleinsten Anzeichen dafür, daß sich Emotionen anbahnen und bereit sind, sich zu lösen. Zu diesem Zeitpunkt unterstützen wir ihre Freisetzung. Wir provozieren den Klienten nicht und versuchen auch in keiner Weise, seine Abwehr zu schwächen. Wir helfen ihm, den auftretenden Fluß der Gefühle zu bewältigen, indem wir den Prozeß so sicher wie möglich gestalten und den Gefühlen ihren Lauf lassen. Wenn wir Konfrontationen vermeiden und nicht beharrlich und direktiv werden, rufen wir auch keine Abwehr hervor. Wir unterstützen die spontanen Aspekte der emotionalen Freisetzung – vor allem die Verspannungen und Körperhaltungen, mit deren Hilfe der Klient automatisch versucht, starke Gefühle zu bewältigen – und gestalten den Prozeß damit sicherer und leichter für den Klienten. Meine Erfahrung zeigt, daß dieses Vorgehen befriedigender ist. Ein wichtiges Ziel bleibt dabei, innere Achtsamkeit in den Prozeß der Organisation unserer Erfahrung zu bringen. Wir wollen erforschen und begreifen, wie wir die Welt, in der wir leben, gestalten. Eine ernsthafte Untersuchung dieses Vorgangs erfordert Ruhe, ungehinderte Aufmerksamkeit und einen geistigen Zustand, der nicht durch starke Gefühle getrübt ist. Die Verarbeitung von Gefühlen hilft, den Weg für innere Achtsamkeit freizumachen. Trotzdem sind Gefühle natürlicher, wichtiger Bestandteil jedes Lebens. Sie geben der Erfahrung Substanz und eine Richtung. Wenn wir Wege finden, ihr Auftreten sicher und befriedigend zu gestalten, ist das als solches bereits therapeutisch. Wir helfen also unseren Klienten, die Erfahrung zu machen, daß Gefühle in Ordnung sind und auf sichere und befriedigende Weise zum Ausdruck gebracht werden können.

Für mich ist der spontane Ausdruck von starken Emotionen ein spezieller Bewußtseinszustand. Typisch für diesen Zustand sind ein intensives Sich-Einlassen auf die augenblickliche Erfahrung sowie spontane körperliche Aktivitäten und die Einschränkung der Denkfähigkeit und der Vernunft.

Dabei wird sehr viel Energie frei. Wutausbrüche, ein tiefes Schluchzen, der überwältigende Schmerz des Verlustes – Gefühle wie diese können den Geist überfluten. In der Therapie kommen sie meistens in Wellen und sind begleitet von Erinnerungen und Einsichten, die in den Wellentälern sichtbar werden. Sie scheinen sich jeder Kontrolle zu entziehen, obwohl wir so vieles veranstalten, um sie zu steuern. Wenn wir gegen Gefühle ankämpfen, um sie zu kontrollieren, sind sie sogar noch schmerzhafter. Werden Gefühle erst einmal als natürlich akzeptiert, ungehindert zum Ausdruck gebracht und dürfen ihren Lauf nehmen, empfinden wir sie nicht nur als erträglich, sondern als Erleichterung. Wir können Gefühle wie berechtigten Ärger oder die Trauer, die eine letzte liebevolle Botschaft an einen verstorbenen Menschen ist, sogar genießen und uns wünschen.

Starke Emotionen sind unvereinbar mit innerer Achtsamkeit. Wenn Stromschnellen auftauchen, ist kein Raum für Forschungsreisen. Wenn überall Wasser aufschäumt, müssen wir uns darauf konzentrieren, nicht unterzugehen, und haben keine Zeit dafür, Dinge auf uns wirken zu lassen. Geht der Klient zur emotionalen Verarbeitung über, bitten wir ihn nicht um innere Achtsamkeit. Wir suchen nicht nach Bedeutungen, geben keine Sonden usw., sondern tun nur wenig, etwas Einfaches, beispielsweise die Person halten, ihr Kontakt oder Bestätigung anbieten. Es wird nicht viel geredet, und wir stellen – wenn überhaupt – kaum Fragen. Wenn der Therapeut sich daran macht, dem Klienten Verspannungen abzunehmen und ihm beim Ausdruck von Gefühlen zu helfen, findet der Dialog auf der Ebene von Bewegung und körperlichem Kontakt statt. Dabei muß nicht viel gesprochen werden. Es kommt aber sehr wohl zu spontanen Bewegungen und Veränderungen der Körperhaltung. Muskeln verspannen sich unwillkürlich. Wenn der Klient automatisch und auf seine gewohnte Weise versucht, intensive Gefühle zu bewältigen, ist dies eine natürliche Folge. Es sind Notmaßnahmen, denn das, was geschieht, ist ein Ausdruck von Not. Da diese Gewohnheiten meistens der bewußten Wahrnehmung entgehen, sind sie für den Klienten überraschend. Sie scheinen ein Eigenleben zu führen. Wir begeben uns in Lebensbereiche des Klienten, mit denen er sich auf diese Weise bislang nicht befaßt hat.

Die wichtigste Aufgabe des Therapeuten besteht während der Freisetzung von Emotionen darin, den Klienten in seinem spontanen Verhalten zu unterstützen. Die spontanen Bewegungen und Verspannungen und selbst die Gesten, die der Klient in dieser Verfassung macht, sind Versuche, seine Erfahrung zu bewältigen. Diese Bewältigung geschieht meistens unbewußt und steht in einem Zusammenhang mit dem Kernmaterial. Alle unsere Versuche, sie zu unterstützen, werden auf der tiefsten Ebene als solche erkannt. Wenn wir für Sicherheit sorgen, wird uns erlaubt, an diesen Ebenen des Prozesses teilzuhaben. Opponieren wir aber gegen das, was spontan auftritt, werden wir zum Teil des Problems. Also unterstützen wir das, was unwillkürlich auftritt.

Dazu müssen wir natürlich wissen, wie sich spontanes Verhalten anfühlt und anhört. Sie müssen unterscheiden können zwischen erzwungenen Gefühlen und solchen, die hervorsprudeln und nicht aufzuhalten sind. Manche Menschen können willentlich starke Gefühle »produzieren« – das gilt vor allem für den expressiv-klammernden Stil. Diese Menschen können ein schwaches Gefühl oder ein scheinbar emotionsloses Ereignis zu einer total aufgeladenen, dramatischen Erfahrung aufbauschen. Es ist nicht etwa unwichtig, aber es geht hier nicht um das Drama selbst, sondern um das Bedürfnis zu dramatisieren. Sollten Sie ein solches Drama geliefert bekommen, können Sie damit arbeiten, ohne das spontane Verhalten zu unterstützen. Im Augenblick müssen Sie aber nur wissen, daß der Ausdruck heftiger Gefühle nicht immer ein spontanes Ereignis ist.

Produzierte Gefühle empfinden wir als gezwungen. Es fehlt ihnen an Authentizität und Natürlichkeit. Sie klingen dramatisch. Sollten Sie mit jemandem arbeiten und bemerken, daß er Gefühle erzwingt, werden Sie sich wahrscheinlich selbst entsprechend fühlen. Wenn Sie versuchen, etwas in Gang zu bringen, werden Sie frustriert sein. Folgen Sie einem solchen Prozeß, wird Langeweile aufkommen. Der Grund dafür liegt nicht nur darin, daß der Klient keine echten Gefühle zeigt, sondern auch darin, daß er mit seinen Gefühlen etwas bezweckt, nämlich die Beziehung zu erhalten. Ganz gleich also, wie sehr Sie sich in diesem Fall bemühen, der Person dabei zu helfen, daß sie sich besser fühlt, sie wird immer etwas Neues finden, das starke Gefühle weckt. Der ganze Prozeß verläuft im Sande und führt nirgendwohin, solange Sie sich nicht dem eigentlichen Thema zuwenden: dem Bedürfnis zu dramatisieren. Sie können also aufgrund Ihres eigenen Erlebens beurteilen, ob der Prozeß spontan verläuft oder nicht.

Wenn Gefühle spontan sind, gerät die Situation in Bewegung und entfaltet sich. Der Klient kann sehr emotional, überrascht und überwältigt sein und Sie trotzdem an seinem Prozeß teilhaben lassen. Er wünscht und akzeptiert Unterstützung. Die Art und Weise, wie er Sie anschaut und auf Sie reagiert, zeigt, daß er authentisch ist. Seltsamerweise kämpft ein Mensch mit spontanen Gefühlen sehr viel mehr dagegen an als jemand, der Gefühle erzwingt. Der spontane Prozeß beinhaltet realen Widerstand. Es kommt zu unwillkürlichen, automatischen Verspannungen und Bewegungen, die sonst nicht auftreten. All das signalisiert, wie Sie den Prozeß unterstützen können – indem Sie dem Klienten Verspannungen so weit wie möglich abnehmen. Wenn sich beispielsweise die Person, mit der Sie arbeiten, zusammenkrümmt, sich selbst mit den Armen umfaßt, sich verschließt und zusammenzieht, unterstützen Sie sie darin. Sie legen – vielleicht sogar von hinten – Ihre Arme um sie und helfen ihr, sich zusammenzuziehen. Sie halten sie so fest wie ein verkrampftes, verängstigtes Kind. Wenn Sie das tun, entspannt sich der andere möglicherweise, und zwar ohne daß Sie etwas sagen. Wenn der Klient auf den tiefsten Ebenen Unterstützung bekommt und das auch fühlt, kann er die Kontrolle aufgeben, und sein Prozeß kann sich weiter entfalten. Das Unbewußte spürt seine Chance und ergreift sie.

Sollte der Klient zum Beispiel auf dem Boden liegen, den Kopf zur Seite drehen und dabei weinen, helfen Sie ihm, sich zu drehen, und rollen ihn mit seiner Erlaubnis behutsam ganz auf die Seite. Sich abwenden und zusammenkrümmen sind in solchen Situationen spontane Schutzmechanismen. Wir benutzen alle möglichen Formen der Kontraktion und Verspannung, um den Fluß der Gefühle zu erleichtern. Oft bedecken Klienten ihre Augen oder verkrampfen sich im Unterleib. Indem Sie ihnen diese Dinge abnehmen, erleichtern Sie den Prozeß. Mit all diesen spontanen Verhaltensweisen wehrt der Klient überwältigende Gefühle ab. Wenn Sie ihm dabei helfen, erkennen Sie die ganz reale Erfahrung an, die der Klient macht. Auch dadurch fördern Sie den Prozeß. Diese Unterstützung ist wie eine körperliche Kontaktaussage. Sie bringen damit zum Ausdruck: »Ich weiß, was geschieht, und ich akzeptiere es. Ich bin bereit, Sie in allem zu unterstützen, was Sie Ihrem Gefühl nach tun müssen.« Sie sagen: »Ich habe Geduld. Ich folge dem, was geschieht. Ich bin hier bei Ihnen, und es ist Ihr Prozeß.« Und genau das möchte der Klient wissen.

Im folgenden noch einige typische Situationen, in denen Sie dem Klienten etwas abnehmen und ihn unterstützen sollten:

1. Das Kreuz liegt nicht ganz auf dem Boden. Legen Sie eine Hand darunter, und übernehmen Sie sein Gewicht. Das gleiche können Sie auch für den Rücken oder den Nacken tun.
2. Wenn die Knie angezogen werden, unterstützen Sie sie in dieser Haltung.
3. Auch wenn der Klient die Schultern hebt, während er auf dem Boden liegt, übernehmen Sie deren Gewicht.
4. Halten Sie Ausschau nach leichten Verspannungen, zum Beispiel der Zehen oder der Stirn, und nehmen Sie sie dem Klienten ab.
5. Hält sich der Klient die Hände vor die Augen oder vor das ganze Gesicht, zeigt sich darin der Impuls, sich zu verstecken. Legen Sie dem Klienten behutsam Ihre eigenen Hände vor das Gesicht, oder bieten Sie ihm an, Ihre Hände zu benutzen statt seiner eigenen.

Oft geht ein Klient mehrmals in die Stromschnellen und taucht wieder auf, wobei er zwischen heftigem Gefühlsausdruck und Augenblicken der Klarheit und der relativen Ruhe wechselt, die wie Inseln im Strom sind. In diesen Zeiten der Ruhe, die manchmal bis zu mehreren Minuten dauern, kann der Therapeut mit dem Kind oder dem Unbewußten sprechen, Kontaktaussagen machen oder einige Fragen stellen. Aber selbst dann konzentriert er sich hauptsächlich darauf, die Situation sicher zu gestalten; Versuche, den Klienten zu stärken und zu verstehen, sind zweitrangig. Dieser Bewußtseinszustand ist für einige Menschen völlig neu, und die meisten erleben ihn nur selten. Ein Mensch, der diese Erfahrung macht, kann das Gefühl haben, die Kontrolle zu verlieren oder sogar verrückt zu werden. An diesem Punkt kann der Therapeut durch ruhiges, sicheres Verhalten am wirkungsvollsten ausdrücken: »Es ist alles in Ordnung mit Ihnen. Was hier passiert, ist völlig natürlich. So intensiv Ihre Gefühle auch sind, sie sind völlig verständlich. Sie müssen sich keine Sorgen machen.« Es ist sinnvoll, diese Botschaft zu vermitteln. Als Therapeutinnen und Therapeuten nehmen wir an den intimsten und tiefsten Erfahrungen teil, die Menschen erleben können. Und es ist für diese Menschen wichtig, wenn wir während des gesamten Prozesses ruhig und mitfühlend bleiben können.

Wenn Menschen sich in einem emotionalen Zustand befinden, sind sie offen und empfänglich. Das ist sowohl eine Chance als auch ein Anlaß zur Vorsicht. Einerseits ist dies ein guter Zeitpunkt, um sie zu stärken. Sie können mehrere unterstützende Sätze anbieten, ohne um innere Achtsamkeit oder Berichte zu bitten. Dabei hilft Ihnen, wenn Sie die ganze Zeit über aufmerksam waren und genau wissen, was den Klienten jetzt stärkt. Andererseits ist es in solchen Situationen ratsam, keine Äußerungen mit negativen Implikationen zu machen. Der Klient ist offen und verletzlich. Eine solche Äußerung könnte unkritisch akzeptiert oder vielleicht sogar unbemerkt angenommen werden. Wir müssen hier also besonders vorsichtig sein!

Wenn nichts weiterhilft

Was geschieht, wenn nichts von dem, was ich versuche, funktioniert? Der Klient treibt in den Stromschnellen, und ich bemühe mich, sein spontanes Verhalten zu unterstützen, Stärkung anzubieten oder Fragen nach seiner Erfahrung zu stellen, ohne daß ich eine Antwort bekomme. Nicht die geringste Reaktion! An dem Punkt gehe ich dazu über, Kontakt zu machen mit einer Aussage wie: »Es ist schwer, darüber zu reden.« Das wäre eine Möglichkeit. Ich kann auch erzählen, wie ich mir seine Erfahrung vorstelle, denn sehr oft ist der Klient in diesem Augenblick nicht in der Lage zu reden. Die Gefühle sind zu stark.

Ich versuche also, wieder mit ihm in Kontakt zu kommen. Wenn Sie kontinuierlich das spontane Verhalten unterstützen, brauchen Sie keine Antworten. Bleibt der Prozeß in Bewegung, ist es völlig in Ordnung, daß keine Worte kommen. Sie machen Kontakt, bieten stärkende Aussagen an, benennen ein, zwei Anschauungen. Das ist gut so. Nur wenn der Klient sich verrennt, sein Prozeß zum Stillstand kommt und er sich abmüht, müssen Sie etwas unternehmen. Nicht nur der expressiv-klammernde Prozeß fährt sich fest. Das passiert auch im arbeitsam-überfokussierten Prozeß. Der Klient fängt an, sich abzumühen, dies und das zu versuchen, und damit erstarrt der spontane Ablauf. Ich unterbreche ihn dann in seinem Bemühen, mache eine Pause, versuche, ihm etwas anderes anzubieten, oder konzentriere mich direkt auf sein Vorwärtsdrängen.

Wenn der Klient mir nach Ausklingen der Stromschnellen ein Zeichen gibt, beginne ich mit der Suche nach Bedeutung. Das heißt, ich kläre, wie seine Überzeugungen aussehen oder leite ihn wieder zu innerer Achtsamkeit an und fahre fort, mit Sonden zu arbeiten. Die Entspannung, die auf die Freisetzung von Emotionen folgt, beruhigt das System und verringert das Hintergrundrauschen. Diese Ruhe bietet uns reiche Gelegenheit,

Zugang zu subtileren Signalen (Gefühlen, Empfindungen, Bedürfnissen, Bildern) zu finden. Jetzt ist ein guter Zeitpunkt, um an der Integration oder der Bedeutung des Erlebten zu arbeiten. Macht der Klient eine neue Erfahrung und erlebt eine Transformation, unterstütze ich ihn dabei, sie zu integrieren. Manchmal hat er aber auch erst einmal genug und läßt mich das wissen. Dann sorge ich dafür, daß er es sich bequem macht und ausruht. Vielleicht bleibe ich auch noch, um ihn zu halten und ihm zuzuhören, während wir beide zur Ruhe kommen.

11

Die Arbeit mit dem Kind: Der Therapeut als magischer Fremder

Die Erfahrungen, die wir in der Therapie hervorrufen, hängen oft direkt mit der frühen Kindheit und den Eigenheiten des Kindes zusammen. Das Kind wird in Form einer spontanen Bewußtseinsverlagerung unter dem Einfluß emotional besetzter Erinnerungen wachgerufen. Wenn wir uns an die Gefühle und Ereignisse unserer Kindheit erinnern, wird auch das Bewußtsein der Kindheit in uns wach. Es stellt einen weiteren außergewöhnlichen Bewußtseinszustand dar – den Kindzustand. (Seine typischen Eigenschaften werden im folgenden erörtert.) Wenn wir diesen speziellen Zustand wahrnehmen und darauf eingehen, können wir direkt mit dem Kind sprechen und uns mit ihm austauschen, denn seinem Bewußtsein nach befindet es sich nach wie vor in der Situation, die sein Leben prägte. Diesen Austausch bezeichnen wir als Arbeit mit dem Kind.

Es kann sein, daß Dinge, die wir in einem bestimmten Bewußtseinszustand erlernt haben, uns in einem anderen Bewußtseinszustand schwer zugänglich sind. Die Erinnerung an Träume ist dafür ein Beispiel, Hypnose ein weiteres. Wenn Sie einen gut vorbereiteten Menschen hypnotisieren, indem Sie ihn von 100 rückwärts zählen lassen (100 ... 99 ... 98 ... 97 ... 96 ... usw.), kann er bereits nach sieben oder acht Zahlen in Trance gehen. Ist dieser Zustand erst einmal erreicht, können Sie den Hypnotisierten herumspazieren oder alles mögliche tun lassen. So lange die Person hypnotisiert ist, können Sie Stunden auf diese Weise verbringen. Wenn Sie dann an den Ort zurückkehren, von wo aus Sie hypnotisiert haben – dasselbe Zimmer, den Stuhl, die Beleuchtung, die Körperhaltung –, können Sie die

Person aus der Trance holen, indem Sie sie bitten aufzuwachen. Oft zählt der Hypnotisierte genau dort weiter, wo er vor vielen Stunden aufgehört hat (95 ... 94 ... 93 ...). Eine Zeitlang wird er nicht wissen, daß viele Stunden vergangen sind.

Das ist ein wunderbares Beispiel für zustandsspezifische Erinnerung. In dem Augenblick, in dem der Hypnotisierte den hypnotischen Zustand verläßt und zum Alltagsbewußtsein zurückkehrt, zählt er genau dort weiter, wo er vor acht Stunden aufgehört hat. Auch bei der Arbeit mit dem Kind stoßen wir auf dieses zustandsspezifische Erinnern. Das Kind, das jene frühen Erfahrungen gemacht hat, befand sich in einem völlig anderen Bewußtseinszustand als der Erwachsene, zu dem es wurde. Dieser Zustand war so anders, daß die meisten Erwachsenen tatsächlich große Schwierigkeiten haben, sich daran zu erinnern, wie sie als Kind waren. Und doch haben diese kindlichen Erfahrungen das Kernmaterial geprägt und beeinflussen noch heute das gesamte Verhalten des Erwachsenen.

Der Kindzustand unterscheidet sich jedoch nachdrücklich vom hypnotischen Zustand. Ein Mensch im Zustand des Kindbewußtseins hat die Verbindung zu der realen, unmittelbaren Situation nicht verloren. Das Kind, das er war, und der Erwachsene, der er ist, sind gleichzeitig präsent. Ein Klient im Kindzustand weiß fast immer ganz genau, wo er sich befindet. Er weiß, daß er in Ihrer Praxis sitzt. Er weiß, daß Sie ein Therapeut sind. Sein reales Erwachsenenleben reißt nicht ab. Und gleichzeitig fühlt dieser Mensch sich wie ein Kind, ein sehr reales, lebendiges Kind, das sich und seine Welt auf ganz eindringliche Weise erlebt – möglicherweise so intensiv, daß der Mensch von den Emotionen des Kindes überflutet wird. Dieser Zustand ist heikel, weil er leicht verlorengeht oder sich in irgendwelchen Zwischenwelten bewegt. Vielleicht kommt der Klient mit einem bestimmten Ereignis oder einer bestimmten Erfahrung in Kontakt, das oder die er über viele Jahre vergessen hatte. Er kann Gesichter sehen oder Stimmen hören, an die er sich lange nicht erinnert hat. Und all das kehrt lebhaft zurück, begleitet von den Bildern und Gedanken, die die ursprüngliche Situation des Kindes begleiteten. Der Klient erlebt die Dinge wieder so, wie er es als Kind tat. Das sind keine Einbildungen, sondern wichtige Puzzlestücke von nicht abgeschlossenen Prozessen.

Die Tatsache, daß sowohl der Erwachsene als auch das Kind präsent sind, hat noch einen weiteren bedeutsamen Aspekt – sie beinhaltet eine großartige Möglichkeit für die Integration. Der Klient kann schmerzliche Erfahrungen erneut durchleben und sich gleichzeitig dabei beobachten. Das ist eine große Chance, die eigene Geschichte zu verstehen und die emotionale Intensität der Kindheit mit der Vernunft des Erwachsenen zu kombinieren. In gewisser Weise beinhaltet dieser Zustand die besten Aspekte beider Welten.

Kinder werden durch Ereignisse geprägt, die auf Erwachsene selten einwirken, denn das Kind ist fast völlig ungeformt. Es ist offen und lernt noch. Es ist noch dabei, seinen Umgang mit der Welt zu entwickeln. Es lernt, seine Erfahrung zu organisieren. Das Leben des Kindes ist ein Leben im Kern. Wenn wir uns also auf die Organisation der Erfahrung, auf Charakterprozesse und Kernmaterial konzentrieren, sind wir dem Reich des Kindes sehr nahe. Wenn wir die Zeichen kennen, können wir mit dem Kind Kontakt aufnehmen, diesen gesamten Bewußtseinszustand in Gang setzen und direkt damit arbeiten.

Wenn Sie im Zustand innerer Achtsamkeit Erfahrungen aufrufen oder vertiefen, sich auf die Suche nach der Bedeutung begeben oder mit Charakterprozessen arbeiten, werden Sie mit ziemlicher Sicherheit das Kind wekken. Denn es ist das Kind, das begann, Charakterstrategien zu entwickeln und anzuwenden. Als ich anfing, psychotherapeutisch zu arbeiten, versuchte ich niemals, mit dem Kind in Kontakt zu kommen. Ich wußte gar nichts von ihm. Im Laufe meiner Erfahrung begann der Kindzustand spontan aufzutauchen. Langsam lernte ich, ihn zu erwarten und schnell wahrzunehmen. Ich ersann sogar einige Techniken, um ihn bewußt herbeizuführen.

Das Kind entwickelte auf der Grundlage seiner Erfahrungen seine Sicht der Welt und sein Selbstbild. Es entwarf die Landkarte der Wirklichkeit. Wenn wir also mit dem Kind Kontakt aufnehmen und mit ihm arbeiten, haben wir die Möglichkeit, diese Landkarten und die Person, die sie heute benutzt, zu verändern. Indem wir mit diesem Kind zusammen sind, mit ihm reden, es halten und ihm Dinge erklären, indem wir liebevoll, anteilnehmend und geduldig sind, bewirken wir, daß es sich selbst und der Welt gegenüber anders fühlt. Und damit verändert sich auch der Erwachsene.

Das Kind kann spontan auftauchen. Der Therapeut kann aber auch helfen, es hervorzulocken. Manchmal taucht ein Bild auf, in dem eine Klientin sich als Kind sieht. Manchmal bekommt sie das Gefühl, in einer bestimmten Situation ein Kind zu sein. Manchmal ist der Kindzustand sofort und vollständig da, begleitet von bestimmten Szenen und Ereignissen, und manchmal entwickelt er sich langsam, ausgehend von einer Empfindung. Er kann sich auch aus der Form des Austauschs mit dem Therapeuten ergeben. Die Person wird kindlich. Ein Mann, mit dem ich arbeitete, erinnerte sich plötzlich an den Geruch von Pappe. Zu diesem Zeitpunkt befand er sich noch im Alltagsbewußtsein und war lediglich etwas neugierig. Ich fragte ihn, ob es trockene oder nasse Pappe sei. Er blieb bei der Erfahrung und bekam plötzlich große Angst. Er durchlebte mit aller Heftigkeit noch einmal die Erfahrung, in einem brennenden Pappkarton zu sitzen. Andere Kinder hatten ihn in den Karton gesetzt und diesen dann angezündet.

Manchmal rufe ich das Kind bewußt hervor. Ich fragte einmal eine Frau, die von außerhalb gekommen war, um mit mir zu arbeiten, wie sie gereist sei. Sie erzählte mir, sie sei geflogen. Während sie antwortete, merkte ich, daß ihre Augen aufglänzten. Also fragte ich sie in einem Tonfall, in dem wir ein Kind, das etwas Aufregendes zu berichten hat, fragen: »Konntest du aus dem Fenster schauen?« Sofort wurde sie zum entzückten Kind und erzählte mir begeistert, was sie durch das Flugzeugfenster gesehen hatte. Ein anderes Mal saß eine Frau in meinem Wartezimmer, als ich in die Praxis kam. Sie hatte eine ganz bestimmte Art, dazusitzen und mich anzuschauen. Ich kannte sie, hatte aber noch nicht mit ihr gearbeitet. Mein Gefühl sagte mir, daß sie eng mit ihrem Kind in Kontakt war. Ich ging auf sie zu, stupste sie auf die Nasenspitze und fragte sie im gleichen Tonfall wie oben geschildert: »Was ist das?« Sie verwandelte sich sofort in eine Dreijährige, zog eine süße kleine Schnute und sagte: »Meine Nase.« Während ich sie bei der Hand nahm und wir in mein Büro gingen, sagte ich zu dem Kind: »Irgendwas macht dich unglücklich, stimmt's?«

Manchmal taucht das Kind in einiger Entfernung als Bild auf. Vielleicht berichtet der Klient, daß er sich als Kind sieht oder sich erinnern kann, wie er als Kind war. Vielleicht sieht er tatsächlich vor sich, wie das Kind in einiger Entfernung etwas tut, während er es als Erwachsener beobachtet. Meiner Meinung nach ist das ein Hinweis darauf, daß der Klient nicht bereit ist, mit dem Kind konkrete Erfahrungen zu machen. Wenn das der Fall ist, können Sie den Erwachsenen anleiten, mit dem Kind zu sprechen, mit ihm umzugehen und Ihnen zu berichten, was geschieht. Manchmal stelle ich dann Fragen wie: »Darf ich mit dem Kind sprechen?« – »Würden Sie für mich mit dem Kind sprechen?« – »Ich würde gern mit ihr reden; könnten Sie ihr das sagen?« Mit solchen Sätzen können wir den Erwachsenen um Vermittlung bitten. Manchmal wird er dann selbst zum Kind, doch in anderen Fällen müssen Sie sich damit zufrieden geben, daß er lediglich vermittelt. Aber auch wenn Menschen noch nicht bereit sind, tatsächlich wieder wie ein Kind zu fühlen, können sie einverstanden sein, sich mit den entsprechenden Themen auseinanderzusetzen.

Wenn das Bild des Kindes in einiger Entfernung auftaucht, kann es auch sein, daß die Person das Kind nicht an sich heranlassen will, weil sie es haßt und diesen Anteil von sich ablehnt. Es ist wichtig, daß Sie dann versuchen, einen Dialog und eine allmähliche Versöhnung in Gang zu bringen. Ich bat einmal eine Frau, die Hand auszustrecken, um das Kind und damit die Seite in sich, die sie haßte, zu berühren. Sie war dazu nicht in der Lage. Sie lehnte das Kind heftig ab und wollte es nicht anfassen. Sie wollte es »weghaben«. Als wir erforschten, was sie an dem Kind nicht ausstehen konnte, sagte sie: »Dieses Mädchen hat mich ständig in Schwierigkeiten gebracht. Es war immer böse.« Sie haßte diesen Anteil in sich, der ihr ständig Probleme bescherte. Die Versöhnung begann, als sie sich daran erinnerte, wie schmerzlich ungeliebt sich dieses Kind fühlte. Auf der tiefsten Ebene wünschen sich Menschen diese Aussöhnung von ganzem Herzen. Die Hakomi-Trainerin Pat Ogden arbeitete einmal mit einer Frau, die ihr ganz kleines Kind als äußerst abstoßendes Reptil sah. Als Pat sie einlud, die Hand auszustrecken und es zu berühren, verwandelte es sich sofort in ein Baby, das ihre Liebe und Aufmerksamkeit brauchte.

Auch wenn das Kind nur als entferntes Bild auftaucht, ist es möglich, weiterhin darauf zu warten. Sie können nach den Zeichen Ausschau halten oder sie erlauschen: ein veränderter Tonfall der Stimme, ein aufblitzender kindlicher Gesichtsausdruck, eine kleine Geste, eine kindliche Wort- und Satzwahl. In dieser Weise reagieren Klienten oft auf eine Sonde. Ich gebe eine Sonde, und während der Klient von seinen Reaktionen berichtet, entdecke ich in seinem Bericht das schwache Echo des Kindes. Oft bemerkt der Klient das selbst gar nicht. Es ist ihm nicht bewußt, daß er sich gerade kindlich verhält. Ich weise dann in irgendeiner Form darauf hin und stabilisiere. Wie jeder andere Zustand muß auch der des Kindes vertieft und verfestigt werden. Wenn ich das Kind bemerke, kann ich nachfragen. Manchmal frage ich: »Wie alt fühlst du dich gerade?« Meist nehme ich direkt Kontakt zu den vorhandenen Gefühlen auf: »Du fühlst dich jetzt ganz klein« oder: »Da ist das Kind.«

Einmal stellte ich diese Frage einer Frau, deren Stimme gerade kindlich geworden war, ohne daß ihr das anfangs auffiel. Als ich sie fragte, wie alt sie sich fühle, antwortete sie: »Mein übliches Alter.« Ich fragte weiter: »Und wie alt ist das?« An diesem Punkt begann sie selbst wahrzunehmen, wie sie sprach und sich fühlte. Sie wollte sagen: »Ich bin 32 ...«, hielt dann aber einen Moment inne und sagte statt dessen: »Nun, vielleicht drei Jahre.« Das Kind war sofort da, und wir erfuhren von ihm, wie sehr es sich vergeblich wünschte, vom Vater geliebt zu werden. Wir arbeiteten eine Weile an diesem Thema und erreichten schließlich, daß sie sich einen liebevollen Vater vorstellen konnte. Damit sie das Gefühl, geliebt zu werden, integrieren konnte, half ich ihr, ihr ganzes Leben in der Phantasie mit diesem neuen liebevollen Vater noch einmal durchzugehen. Sie erzählte mir, wie er sich verhalten hatte, als sie in die Schule kam, was er getan hatte, als sie ihren Abschluß an der High-School machte usw. Das Ganze dauerte etwa 45 Minuten. Als sie wieder 32 Jahre alt war, sah ihr Leben völlig anders aus. Sie arbeitete in einem anderen Beruf und hatte eine andere Einstellung zum Thema Gesundheit. Der Kontrast zwischen ihrem phantasierten und ihrem realen Leben war erstaunlich.

Bei der Arbeit mit dem Kind besteht der erste Schritt darin, Kontakt aufzunehmen. Im wesentlichen gehen wir dabei so vor, daß wir unser Verhalten und den Klang unserer Stimme verändern. Sprechen Sie so, als würden Sie sich an ein Kind wenden. (Einer der Gründe dafür, daß gute Sonden sehr einfach formuliert werden sollten, ist, daß wir damit das Kind ansprechen.) Sie können fragen, was gerade geschieht oder wie die Person sich fühlt. Meistens kann sie ihr Alter sehr präzise angeben. Durch die genaue Altersangabe wird die Erfahrung vertieft. Wir können den Zustand wirkungsvoll stabilisieren, indem wir Kontaktaussagen machen und wiederum so sprechen, als hätten wir ein Kind vor uns. Eine weitere Möglichkeit besteht darin, mehr Einzelheiten über die Erfahrung oder die Situation zu erfragen, mit der das Kind gerade beschäftigt ist. Wenn der Klient die Gitterstäbe seines Kinderbetts vor sich sieht, können Sie sagen: »Gut, schau mal nach unten. Welche Farbe hat deine Bettdecke? Was siehst du sonst noch im Zimmer?« Sorgen Sie dafür, daß er lange genug bei der Erfahrung bleibt, um sie zu verfestigen. Oder Sie können fragen: »Wie wirst du genannt?« Und wenn er zu der Zeit eine andere Sprache gesprochen hat, können Sie ihn bitten, ein paar Worte in dieser Sprache zu sprechen. Manchmal ist das sehr wichtig. Weisen Sie ihn an, in seiner Muttersprache zu reden. Sie müssen nicht verstehen, was er sagt. Es gibt genügend andere Hinweise auf das, was geschieht, und Sie können später herausfinden, was die Worte bedeuten.

Nachdem wir Zugang zum Kind gefunden haben, arbeiten wir mit ihm. Was fangen wir mit dem Kind an, wenn es erst einmal auftaucht und der Kindzustand stabil ist? Ich habe bereits erwähnt, daß wir den Erwachsenen als Vermittler einsetzen können. Wir können ihn bewegen, sich liebevoll um das Kind zu kümmern und mit ihm zu reden. Weil ich ein ziemlich stark-großzügiger Mensch bin, trete ich gern als magischer Fremder auf. Andere Menschen geben der Rolle des magischen Fremden ihr eigenes Gepräge. Ich spreche gern mit dem Kind und zeige ihm, daß ich es verstehe. Ich helfe ihm, seine Welt zu verstehen, und unterstütze es bei der Entwicklung seines Selbstbildes. Empfindet das Kind seine Situation zum Beispiel als ungerecht, könnte es auf die Idee kommen, daß in der Welt immer Unrecht geschieht und es niemals fair behandelt werden wird. Dann spreche ich eine Weile darüber, wie Menschen das Kind besser behandeln könnten und daß dem Kind nicht zwangsläufig immer Unrecht getan wird. Vielleicht bewege ich das Kind auch dazu, mir zu sagen, was seinem Gefühl nach richtig und fair ist. Grundsätzlich spreche ich mit dem Kind, als wäre ich in diesem Augenblick in sein Leben getreten. Und ich gebe dabei mein Bestes, wie jeder intelligente, mitfühlende Erwachsene, der dem Kind in dieser Situation begegnete, es tun würde.

Ich bezeichne die Rolle, die ich übernehme, als die des magischen Fremden. Magisch, weil ich in der ursprünglichen Situation auftauche, die ich in Wirklichkeit nicht miterlebt habe. Und Fremder, weil ich nicht irgendein anderer Mensch bin, sondern ich selbst. Ich bin weder der Vater noch der Onkel des Kindes oder sonst jemand, den es bereits kennt. Ich konzentriere mich darauf, die auftretenden Ereignisse zu verstehen, aufzunehmen und zu integrieren. Die traumatische Situation ist zurückgekehrt, weil das Kind sie damals nicht bewältigt hat. Sie war zu schmerzlich oder zu verwirrend. Das Kind war völlig überfordert. Also helfe ich ihm zu verstehen, was geschehen ist. Ich spreche wie ein Erwachsener mit der entsprechenden Erfahrung. Ich verhalte mich mitfühlend und stelle mich auf den Rhythmus des Kindes ein. Aber ich versuche nicht, seine Geschichte abzuändern oder rosarote Bilder zu malen. Ich biete dem Kind mein aufrichtiges, menschlich begrenztes Verstehen an, um mit den Gefühlen und Sichtweisen, die es der Situation entgegenbringt, in Kontakt zu kommen und sie einbeziehen zu können. Es fällt mir auch leicht zu raten, was geschehen ist, und das hilft dem Kind, mich zu akzeptieren und mir zu glauben. Ich konzentriere mich also darauf, es zu verstehen und gleichzeitig emotional zu unterstützen. Oft berühre ich die Person, halte sie, wische ihr die Tränen ab – all die kleinen, selbstverständlichen Gesten, mit denen Erwachsene einem Kind beistehen. Ich halte das Papiertaschentuch, während der Klient sich die Nase schneuzt.

Ich konzentriere mich auf das, was das Kind in dieser Situation braucht (oder brauchte), nämlich jemanden, der da war und ihm zum Beispiel etwas über den Tod oder über andere wichtige Themen erzählte, damit es begreifen konnte, was die Erwachsenen taten. Dabei lasse ich mich von den Bedürfnissen des Kindes leiten. Aber das tun wir natürlich immer.

Wenn das Kind noch nicht sprechen kann, mache ich viele Kontaktaussagen. Präverbale Stadien sind schwieriger. Hier müssen wir die Körpersprache präzise verfolgen. Typisch ist die Situation, in der der Klient seine Geburt wiedererlebt. Wenn die betreffende Person dann mit den Beinen strampeln möchte, unterstütze ich sie dabei. Ich sorge für eine Art Schutzraum und halte sie, während sie bei ihrer Atmung bleibt. Ich lade sie ein, die Augen ganz langsam zu öffnen, und sorge dafür, daß sie einen freundlichen, liebevollen Menschen vor sich sieht. Manchmal arbeite ich ganz ohne Worte. Wenn der Klient Angst hat, seine Augen zu öffnen, lasse ich einen Assistenten über alles berichten, was in der Außenwelt vor sich geht, während der Klient die Augen geschlossen hält. So nehmen wir ihm das Sehen ab.

Ein Teil meiner Arbeit besteht darin, dem Kind die Eltern real verständlich zu machen. Die kindliche Erfahrung mit den Eltern ist fast immer geprägt von Unsicherheit und Verzerrungen. Es schafft große Erleichterung, diese Ungereimtheiten zu klären und aufzulösen. Ich spreche mit dem Kind darüber, wie die Eltern sich fühlen (oder gefühlt haben), wie sie mit ihren eigenen Schmerzen und Verwirrungen kämpften, wie sie vielleicht zu tun versucht haben, was sie für am besten für das Kind hielten. Damit sollten die Eltern nicht entschuldigt werden, sondern es soll klargestellt werden, daß auch sie nur Menschen sind. Ich arbeite mit der Tatsache, daß die Person als Erwachsene ihre Eltern nicht in der gleichen Weise braucht wie als Kind. Und daß nicht sämtliche Beziehungen nach dem gleichen Muster verlaufen wie familiäre Beziehungen.

Kinder stellen oft Fragen, die nicht zu beantworten sind. Auch wenn ich noch so magisch bin, weiß ich keine Antwort auf Fragen wie: »Warum wollte Gott, daß mir das passiert?« Also sage ich dem Kind ehrlich, daß ich nicht alles weiß.

Je länger die Person bei einer Erfahrung bleibt, desto besser kann sie sämtliche Komponenten zusammentragen. Jeder einzelne Aspekt eines Erlebnisses kann uns den Weg zur gesamten Erfahrung bahnen. Um Zugang zum Kindzustand zu erlangen, halte ich einen Kanal offen. Wenn ich nach den Einzelheiten einer bestimmten Kindheitserfahrung frage, tritt allmählich das ganze Bild hervor. Damit verbunden kommen alte Gefühle, Gesten und Vorstellungen zurück. Und auch das Kind, das all diese Dinge erlebte, ist wieder da. Die ersten Hinweise auf dieses Kind können schon vor jeder deutlichen Erinnerung an das Ereignis auftauchen.

Wenn ich mit einer Klientin arbeite und darüber nachdenke, wer sie ist und wie sie zu diesem Menschen wurde, lese ich auch die Spuren im Hier und Jetzt. Ich betrachte ihren Gesichtsausdruck, ihre Körperhaltung und ihre Gesten. Ich lausche dem Tonfall ihrer Stimme und ihrem Satzbau und warte auf das Kind. Bevor ich anfing, auf das Kind zu warten und ihm zu lauschen, bin ich sicher ständig darüber hinweggegangen. Wenn Sie Menschen in der U-Bahn, im Restaurant oder irgendwo sonst beobachten, die ruhig dasitzen, ohne etwas zu tun, können Sie das Kind sehen. Wenn alte Freundinnen oder Freunde sich treffen, sind sie wie kleine Kinder. Das Kind ist ein wichtiger Teil von uns und dichter an der Oberfläche, als die meisten Menschen sich vorstellen können. »Das Kind ist nicht etwas, worüber wir hinauswachsen, sondern ein lebenslanger Kanal für unseren Lebensgeist«, sagte John Eisman.

Das Kind wünscht sich einfache Dinge. Es möchte, daß wir ihm zuhören, daß wir es lieben. Es wünscht sich Spielgefährten. Es möchte nicht irgendwelche dummen Erwachsenenaufgaben übernehmen müssen, bevor es dazu bereit ist. Vielleicht kann es das noch nicht einmal in Worte fassen, aber es möchte, daß seine Rechte und seine Selbstachtung gewahrt werden. Was tun wir also, wenn das Kind auftaucht? Wie müssen wir mit ihm umgehen? Nein, das Kind muß nicht auf ein Bett einprügeln. Es muß auch nicht in seinen Schmerz hineingehen und ihn herausbrüllen. Es muß weder hyperventilieren, noch Mantras oder Affirmationen murmeln, sondern braucht nur Ihre Präsenz.

Stellen Sie sich vor, was Sie tun würden, wenn Sie diesem realen Kind in der ursprünglichen Situation begegneten. Wie können wir mit einem verwirrten und aufgebrachten Kind vernünftig und mitfühlend umgehen? Sie setzen sich mit ihm zusammen und sprechen mit ihm, Sie hören zu. Sie finden heraus, was das Kind bekümmert, trösten es und halten es im Arm. Später spielen Sie mit ihm, erklären ihm die Dinge und erzählen ihm eine Geschichte. Das Kind braucht gar nichts Außergewöhnliches, sondern nur Freundlichkeit und Geduld.

Meistens ist das Kind verwirrt. Also machen Sie mehrere Kontaktaussagen wie: »Ich möchte wetten, daß dich das wirklich erschreckt hat.« Sie beobachten seinen Atem. Das Kind beginnt sich wohlzufühlen, sobald es weiß, daß Sie es verstehen. Manchmal müssen Sie mit ihm über den Tod sprechen. »Weißt du, Menschen sterben nun einmal. Daran ist niemand schuld. Sie werden alt und verlieren ihre Kräfte.« Vielleicht müssen Sie die Ideen, die das Kind über Menschen, Liebe, Sexualität oder anderes mehr hat, zurechtrücken. Oder Sie müssen ihm helfen, einem anderen Menschen zu verzeihen. Tun Sie, was Sie können, damit sich das Kind besser mit sich fühlt und sein negatives Selbstbild verändert. Verhalten Sie sich wie ein mitfühlender Erwachsener, der sich Zeit nimmt, mit dem Kind zu reden. Dafür brauchen Sie keine speziellen Techniken. Sobald das Kind weiß, daß Sie anteilnehmen und ihm wirklich zuhören, wird es Ihnen erzählen, welchen Kummer es hat. Sie sind also da und zeigen Mitgefühl, und das Kind fängt an, Ihnen seine Probleme zu schildern. Vielleicht versteht es etwas nicht oder fühlt sich schlecht wegen einer bestimmten Situation. Manchmal müssen Sie das Kind nur reden lassen. Es muß einem Menschen sein Herz ausschütten. Vielleicht braucht es auch jemanden, der seine Wahrnehmungen bestätigt. Es ist verwirrt, weil die Erwachsenen versuchten, ihm ihre Sicht der Dinge aufzudrängen, die mit den wahren Gefühlen des Kindes nicht übereinstimmt. Manchmal läuft ein Kind auf Sie zu und sagt: »Ich bin hingefallen und habe mir das Knie gestoßen.« – »Oh, das hat bestimmt wehgetan, oder?« Dann nickt das Kind mehrmals und läuft zurück auf den Spielplatz. Es wollte nur jemandem erzählen, was geschehen war, denn sonst wäre es sozusagen zersprungen. Vielleicht wollte es auch wissen, ob man etwas gegen seine Verletzung unternehmen sollte. »Weißt du, ich glaube, das ist nicht so schlimm. Das wird schon bald wieder besser werden.«

Der Kindzustand löst sich ebenso natürlich wieder auf, wie er auftritt. Wenn die Arbeit getan ist, wenn das Weinen, Zuhören und Nachdenken beendet ist und der Klient sich vielleicht auch ein wenig ausgeruht hat, kehrt das Alltagsbewußtsein zurück. Kein Fanfarenstoß ertönt. Die Anzeichen dafür, daß die Arbeit abgeschlossen ist, sind da, und Sie werden sie erkennen, wenn Sie danach Ausschau halten – genauso wie Sie sehen können, daß dieses Kapitel jetzt zu Ende ist.

12

Die Suche nach Bedeutung

Die Expansion des Bewußtseins liegt nicht in der quantitativen Ansammlung von Erfahrungen, sondern in einem qualitativen Wandel des Menschen, der Erfahrungen macht.

Jedesmal wenn Sie einen höheren Aussichtspunkt erklimmen, erweitert sich das Spektrum Ihrer Sicht, und Sie gewinnen ein neues Verständnis für Ihre gesamte Situation. Sie betrachten die Dinge aus einer umfassenderen Perspektive, was Sie sorgloser und angstfreier macht, und können sich auf Ihre Umgebung so beziehen, wie sie wirklich ist, statt Ihren eigenen Vorstellungen zu erliegen, die auf einer beschränkteren Sicht beruhten.

— Swami Rama & Swami Ajaya

Das Ziel einer Therapie ist nicht eine besondere Erfahrung, sondern eine Veränderung, die bewirkt, daß sämtliche Erfahrungen anders organisiert werden und damit eine Veränderung der Art und Weise, wie Sie Erfahrungen machen. Um zu dieser Veränderung zu gelangen, müssen wir uns mit der Bedeutung von Erfahrungen beschäftigen und nicht nur mit diesen selbst. Wir müssen herausfinden, was es bedeutet, daß wir unsere Erfahrung so organisieren, die Dinge so tun und die Welt so zusammensetzen, wahrnehmen und gedanklich erfassen, wie wir es tun. Wir müssen die Bedeutung erforschen, die unsere Form des Austauschs mit der Welt hat, unser Umgang mit unserem körperlichen Ich sowie unsere Art und Weise, Spannungen zu speichern und körperlich mit Streß umzugehen. Dazu gehören auch Körperhaltung, Gesichtsausdruck, Gesten und Bewegungsgewohnheiten. Das heißt, jede Erfahrung ist eingebettet in und wird organisiert von Bildern und Anschauungen – von Bedeutungen.

Therapie endet nicht dort, wo der Klient mit seiner Erfahrung in Kontakt kommt, sondern fängt erst dort an. Der Therapeut muß wissen, wie er den Klienten zu einer Erfahrung führen und ihn anleiten kann, dabei zu verweilen; und er muß ihm zeigen, was er damit anfangen kann. Das Wichtigste bei jeder grundlegenden Erfahrung ist, dem Klienten zu einem umfassenden Verständnis dieser Erfahrung zu verhelfen. Wir können die Bedeutung einer Erfahrung auf mehrere Weisen zutage fördern: indem wir Zugang zu den damit einhergehenden Erinnerungen schaffen; indem wir mit Gefühlen arbeiten, die die Erfahrung mit organisierenden Anschauungen verbinden; indem wir die Erfahrung in Worte fassen und das Nonverbale verbalisieren. Wenn wir die Erfahrung mit Worten beschreiben, holen wir sie in das Reich von Symbolen, Vorstellungen und Gedanken und können sie erforschen, bezweifeln, manipulieren und neu organisieren.[1]

Mit den oben genannten Techniken führen wir den Klienten zu speziellen, persönlichen, individuellen und einzigartigen Bedeutungen. Diese Techniken sind Teil einer ganzen Reihe von Ereignissen, die die persönliche Therapieerfahrung des Klienten ausmachen. Mit ihrer Hilfe kann der Klient erkennen, wie und warum er seine Erfahrungen auf diese bestimmte Weise organisiert. Der Therapeut sollte sich in seinem Verständnis darüber hinaus von der Theorie, beispielsweise über Charakterprozesse, leiten lassen. Ohne diesen Hintergrund kann eine Therapie im allgemeinen nicht stattfinden. Aber für den Klienten kann Theorie schnell zum Nachteil werden. Der Therapeut muß, um den therapeutischen Prozeß in Bewegung zu halten, den Klienten auch vor dem Hintergrund allgemeiner Begriffe verstehen, die einem nutzbringenden theoretischen Rahmen entspringen; aber der Klient oder die Klientin muß sich als praktische »Tatsache« erkennen – individuell und persönlich. Dem Klienten Etiketten zu liefern, über die er nachdenkt, statt ihm Erfahrungen zu ermöglichen, die die persönliche Bedeutung erweitern, heißt, die wahre Natur des therapeutischen Prozesses mißzuverstehen. Es ist schwerer, zu einer speziellen Bedeutung zu gelangen als zu einer allgemeinen; wir brauchen dafür mehr Zeit und Mitgefühl. Aber für das Wohlbefinden der Klientin oder des Klienten ist dies ganz entscheidend.

Beispielsweise läßt sich mit Hilfe von Verspannungen nach Bedeutung forschen: Bedeutung ist nicht nur kognitiv, sondern in alle möglichen Erfahrungen wie zum Beispiel Muskelverspannungen eingebettet. Diese Verspannungen treten in der Therapie oft auf, manchmal als Reaktion auf bestimmte Erfahrungen, manchmal als Brennpunkt der Schwierigkeiten, die der Klient erlebt. Manchmal nehmen Menschen Verspannungen wahr, wenn sie langsamer machen und innerlich achtsam werden. Jeder erlebt irgendwann Verspannungen, besonders verbreitet sind sie aber bei Menschen, die die Welt sensorisch/motorisch entschlüsseln, Menschen, deren primäre Erfahrungen in Empfindungen und motorischen Impulsen bestehen. Diese Menschen brauchen und lieben Bewegung und haben sich angewöhnt, ihre Überzeugungen und Emotionen unbewußt durch die Muskeln zu filtern. Vielleicht haben sie Erfahrung damit, herauszufinden, was ihre Verspannungen bedeuten. Sollte das zutreffen, um so besser. Wenn nicht, ist es sehr einfach zu erlernen, mit Hilfe von Verspannungen nach der Bedeutung zu suchen.

Im folgenden beschreibe ich ein allgemeines Vorgehen, das aus vier Schritten besteht und angewendet werden kann, um vor dem Hintergrund von Verspannungen nach Bedeutung zu suchen. Für andere Aspekte von Erfahrungen, wie Gefühlen, Erinnerungen, Impulsen, Gesten, Bildern, Körperhaltungen, Bewegungen und Empfindungen, wurden ähnliche Prozesse entwickelt. Natürlich warten Sie immer ab, bis die Person einen Schritt abgeschlossen hat, bevor Sie zum nächsten übergehen. Einigen Klientinnen und Klienten müssen Sie vielleicht auch mit Fragen und Kontaktaussagen bei den Schritten selbst helfen.

1. Stellen Sie einige vertiefende Fragen nach der Verspannung. Ist die Verspannung symmetrisch angeordnet? Welche Art von Verspannung ist es? Wie fühlt sie sich genau an? Diese und ähnliche Fragen verfestigen die Erfahrung und vertiefen den Kontakt zu ihr. Sie werden in einer ruhigen, entspannten Geistesverfassung oder im Zustand innerer Achtsamkeit gestellt. Falls nötig, können Sie die Sonde oder das kleine Experiment, die oder das die Verspannung ausgelöst hat, noch einmal wiederholen.
2. Bitten Sie die Person, darauf zu achten, ob irgendwelche anderen Körperteile an der Verspannung beteiligt sind oder sich beteiligen wollen. Das kann in Form von weiteren Verspannungen, Bewegungen, Worten, Lauten usw. geschehen. Und auch hier können Sie die Sonde oder das kleine Experiment wiederholen, wenn damit etwas bewirkt wird. Durch diesen Schritt beziehen wir den ganzen Körper in die Erfahrung ein und

steuern auf die Bedeutung zu, da die Erfahrung in einen umfassenderen Zusammenhang gestellt wird. Wir nähern uns damit einem Verhalten, an dem der ganze Mensch beteiligt ist und nicht lediglich ein, zwei Muskeln.

3. Der nächste Schritt besteht darin, die Person zu bitten, die Verspannung willkürlich, langsam und mit innerer Achtsamkeit auszulösen, wobei wir sie anweisen, sorgfältig und genau vorzugehen und den Vorgang mehrmals zu wiederholen. Mit diesem Schritt wird die Verspannung von einem unwillkürlichen zu einem willkürlichen und damit von einem unbewußten zu einem bewußten Ablauf. Wir unterstützen damit den Prozeß der Bewußtmachung, der uns die Bedeutung erschließt.
4. Ist das Muster der Verspannung schließlich im ganzen Körper deutlich geworden und kann willkürlich vollzogen werden, bitten Sie die Person, in Worte zu fassen, was sie tut. Die Frage könnte hier zum Beispiel lauten: »Was drücken Sie mit Ihrem Körper aus, wenn Sie sich so verspannen?« Betonen Sie, daß der Klient nicht angestrengt nach Worten suchen oder sie ausprobieren sollte. Die Worte sollten ihm spontan einfallen oder aus seinem Unbewußten aufsteigen. Und sie sollten passen. Sie sollten sich für die Person richtig anfühlen. Wenn sich die Worte auf diese Weise einstellen, sind sie oft ein deutlicher Ausdruck von Kernmaterial, vor allem dann, wenn die ursprüngliche Verspannung Teil der Reaktion auf eine wichtige Sonde sind. Dann sind die Worte bedeutungsvoll, und daran sind wir in erster Linie interessiert.

Zusammenfassung dieses Prozesses: Vertiefen, auf den ganzen Körper ausdehnen, die Verspannung(en) willkürlich vollziehen lassen und schließlich nach der Bedeutung suchen.

Bedeutung und Erfahrung

Hier folgen zwei konkrete Beispiele für die mögliche Bedeutung von Verspannungen. Beim ersten geht es um Verspannung im Bereich der Augen, das zweite betrifft Verspannungen des Kiefers. Verspannungen der Augen bedeuten oft, daß wir etwas nicht sehen wollen, etwa den Haß in den Augen anderer, oder daß wir selbst nicht gesehen oder »durchschaut« werden wollen. Sie können auch für die Suche nach jemandem oder nach Antwort auf eine wichtige Frage stehen. Oder sie können blockierte Traurigkeit ausdrücken. Die Bedeutung ist immer persönlich; nur die Person, die die Erfahrung macht, kann wissen, was diese tatsächlich bedeutet. Mit Verspannungen des Kiefers nehmen wir oft Ärger zurück, indem wir den Mund halten und nichts sagen. Wir können damit aber auch Entschlossenheit ausdrücken – vielleicht die Entschlossenheit, uns nichts aufzwingen zu lassen oder auf keinen Fall etwas anzunehmen.

Die Erfahrungen in der Therapie sind emotional und tiefgreifend. Der Klient braucht Zeit, um sie zu verarbeiten und zu verstehen. Sie brauchen Geduld. Sie müssen dem Klienten helfen, seine eigenen Entdeckungen zu machen. Und selbst wenn Sie etwas vorausahnen, müssen Sie es für sich behalten und dafür sorgen, daß der Klient bekommt, was er braucht, um diese Entdeckungen auf seine Weise und in seiner Zeit zu machen. Vielleicht verspüren Sie den Drang, sich aktiver an diesem Prozeß zu beteiligen und sich als Therapeut einzuschalten. In Wirklichkeit ist es aber viel effektiver, die Umgebung zu schaffen, für Sicherheit zu sorgen, Zugang zu gewinnen, innere Achtsamkeit zu fördern und anderes mehr. Damit unterstützen Sie den Klienten darin, seine Entdeckungen aus eigener Kraft zu machen; Selbstfindung durch entschlossene und oft schmerzliche Bemühungen. Es braucht Mut, zu diesen Entdeckungen zu gelangen, und der Klient verdient es, sie selbst zu machen und sie sich selbst zuschreiben zu können.

Das zentrale Anliegen von Therapie ist Veränderung, eine Veränderung der Bedeutung, die wir unserer Erfahrung verleihen. Wir machen uns also auf die Suche nach Bedeutung, um zu entdecken, wie wir sie geschaffen haben, was wir aus dem machen, was auf uns zukommt, und um die Kontrolle über diesen Prozeß zu gewinnen, damit wir unseren Erlebnissen eine neue Bedeutung verleihen und auf dieser Grundlage unsere Erfahrungen umgestalten können. Wir benutzen die Erfahrung, um die Selbstorganisation zu erforschen und Zugang zum Kernmaterial zu gewinnen. Wir gelangen von Gefühlen, Empfindungen und verspannten Muskeln zu dem, was diese Verspannungen uns sagen. Wir wollen Zugang zu der symbolischen Welt gewinnen, die sämtliche Erfahrungen prägt, und diese Welt verändern. Natürlich besteht das langfristige Ziel bei dieser Suche nach Bedeutung darin, die Fähigkeit wiederzugewinnen, uneingeschränkt fühlen und unsere Erfahrungen machen zu können, ohne daß wir diese unterbrechen, noch nicht einmal, um nach ihrer Bedeutung zu forschen. Langfristig betrachtet, sind Bedeutung und Erfahrung eins und werden auch so empfunden. Nur weil einige Erfahrungen abgeschnitten wurden, schmerzlich oder verwirrend sind und keine klare Bedeutung haben, müssen wir nach ihnen suchen. Und dies geschieht, weil wir die Freiheit schätzen, wir selbst zu sein.

13

Transformation, Integration und Abschluß

Transformation

Tatsächlich sind die Gesetze, die die konventionelle Realität regieren, flexibel ...

— Kalu Rinpoche

Von all den Merkwürdigkeiten des Universums ist nichts merkwürdiger als dies: Die Zeit ist transzendiert, die Gesetze sind unbeständig, und die Beteiligung des Beobachters ist von wesentlicher Bedeutung.

— John Wheeler

Lernen heißt, das Mögliche entdecken.

— Fritz Perls

Nachdem die Emotionen zum Ausdruck gebracht wurden, das Kind bekommen hat, was es braucht, Einsichten gewonnen und Bedeutungen gefunden wurden, kommen wir bei der Durcharbeitung an den Punkt, an dem Transformation stattfindet. Etwas ganz Einfaches geschieht. Ein Same wird gesät. Die zwingende Umklammerung durch ein Stück Kernmaterial läßt nach, und es wird möglich, anders zu handeln und neue Erfahrungen zu machen. Transformation ist die Entdeckung dieser Möglichkeiten. Wir können anders sein – und damit unser ganzes Leben. Transformation geschieht in der Therapie, wenn die Klientin oder der Klient das weiß, auf der Grundlage dieses Wissens handelt und feststellt, daß dieses Handeln wirkungsvoll ist.

Vielleicht beginnt die Transformation damit, daß die Klientin eine neue Überzeugung wie »So, wie ich bin, bin ich in Ordnung« akzeptiert. Oder sie fängt dort an, wo die Klientin ihren Ärger oder ihre Liebe zum Ausdruck bringt, die sie bislang immer zurückgehalten hat. In der sicheren und wohltuenden therapeutischen Umgebung beginnt die Klientin dann, mit ihren neuen Möglichkeiten zu experimentieren. Sie erforscht und beobachtet, wie sie wirken. Diese Experimente im Umfeld der Transformation können eine große Erleichterung sein und uns ein köstliches Vergnügen bereiten. Schließlich hat die Klientin jahrelang darauf gewartet, all dies zu tun, zu sagen, zu fühlen oder zu glauben. Das Neue daran ist, daß diese Möglichkeit bislang nicht ergriffen wurde.

Die sich entfaltende Erfahrung

In jedem autoritären Heilungsmodell ist der Klient ein Problem, das gelöst werden muß. In der Hakomi-Therapie ist der Klient eine Erfahrung, die sich entfalten, die geschehen will. Diese Erfahrung hätte sich bereits im normalen Verlauf seines Wachstums entfalten sollen, aber das war nicht der Fall. Das Ziel von Therapie besteht darin, die Erfahrung hervorzulocken. (Eine Übersicht der fehlenden Kernerfahrungen, die den einzelnen Charakterprozessen entsprechen, befindet sich in Kapitel 3.)

Wie das »Aha-Erlebnis« von Perls oder die »spontane Reorganisation« bei Feldenkrais verläuft auch die Transformation oft spontan. Sie ist als solche fühlbar und sichtbar. Ich arbeitete einmal mit einer Frau in einem Workshop zu den Themen Geburt, Sicherheit und Sie-selbst-sein-Dürfen. Bei dieser Frau ging es darum, daß sie sich nicht verstecken mußte, sondern ihre Augen öffnen und sich umschauen konnte, ohne ängstlich zu erforschen, was und wer es auf sie abgesehen hatte. Wir arbeiteten vormittags. Den Rest des Tages sah ich sie mit großen, erstaunten Augen umherschauen. Sie sah sich die Bäume vor dem Fenster an, die Blumen in der Vase, die Gesichter der Menschen. Sie lebte mit neuen Augen. Wenn Sie einmal eine neue, tiefgreifende und schöne Erfahrung wie diese gemacht haben, sind Sie gewandelt. Sie kennen jetzt beides, das Alte und das Neue, und Sie wollen das Neue. Denn wer sucht schon ein geschlossenes Restaurant auf, wenn er eines findet, das geöffnet ist?

Wenn der Klient die neue Anschauung oder das neue Verhalten ausprobiert und genießt, ist sein Gesicht deutlich verändert. Häufig hat es einen offenen, kindlichen Ausdruck, zumindest aber sieht es jünger aus. Es ist entspannt und lebendig. Oft lächelt der Klient auch. Ich leitete einmal einen Wochenend-Workshop am Primal Therapy Institute in Denver. Während ich mit einem Mann in einem tiefen sensibel-zurückgezogenen Prozeß arbeitete, kamen wir im Verlauf von anderthalb Stunden langsam an einen Punkt, an dem seine entsetzliche Angst, sich auszudrücken, der Freude am Selbstausdruck wich. Er machte einen Luftsprung. Wir hielten ihn und halfen ihm hochzuspringen. Und bei jedem Sprung gab er liebliche Freudenlaute von sich. Diese Töne waren weder übermäßig laut, noch klangen sie gewollt. Sie sprudelten aus ihm hervor wie köstliche Suppe aus einem dampfenden Kochtopf. Die Frau neben mir, die seit sieben Jahren als Therapeutin an diesem Institut arbeitete, wandte sich mir zu und sagte: »Solche Töne haben wir in diesem Haus noch nie gehört.«

In der Hakomi-Therapie ist Transformation unser Ziel. Wir wollen neue Möglichkeiten erfahren und umsetzen können. Indem der Klient diese Möglichkeiten auskostet und genießt, lernt er sie höher zu schätzen als sein früheres Verhalten. Und so kann er sich neue Anschauungen und Lebensweisen aneignen und sie integrieren. Wenn seine Veränderung zum Abschluß gelangt, kann der Klient von Einsichten oder Erinnerungen überflutet werden und mehrmals in die Stromschnellen tauchen und wieder hervorkommen. All diesen Abläufen müssen wir ihre Zeit lassen. Es ist, als würden wir nach dem großen Spiel aufräumen. Die Transformation ist ein Prozeß.

Integration

Die Arbeit in der Therapie ist nur der Same der Transformation. Die neuen Anschauungen, Gefühle und Wahrnehmungen müssen in die Welt hinausgetragen werden. Die Transformation muß Unterstützung finden, um überleben zu können. In der Therapie tun wir unser Bestes, um ihr einen guten Start zu verschaffen. Wir nehmen uns Zeit für die Integration.

Integration beinhaltet, daß wir uns an das Neue gewöhnen, Zusammenhänge herstellen und die neuen Erfahrungen in unserem Leben in einen umfassenderen Rahmen stellen können. Wir nehmen uns also Zeit, um neue Verhaltensweisen auszuprobieren und zu beobachten, wie sie wirken. So können wir zum Beispiel erneut mit einer Sonde experimentieren, die wichtiger Bestandteil des Transformationsprozesses war, und sehen, wie der Klient jetzt darauf reagiert. Wenn er sie annimmt, als stärkend empfindet und sich gut damit fühlt, können wir sie ein paarmal wiederholen, damit noch weitere Aspekte der Erfahrung deutlich werden. In Workshops leite ich aus dem gleichen Grund manchmal Menschen an, anderen gegenüber stärkende Aussagen zu machen. Diese passive Form der Integration geschieht oft im Zustand innerer Achtsamkeit. Auch aktive Ausdrucksformen kommen vor, aber weniger häufig, da wir an der Veränderung von Kernüberzeugungen interessiert sind, und diese von automatischen Reaktionen deutlicher widergespiegelt werden. Aktives Handeln ist willkürlich und vorsätzlich und kann deswegen in bezug auf das Kernmaterial sehr irreführend sein.

Manchmal verläuft die Integration unbewußt. Wenn die Sitzung tief gegangen ist – was häufig der Fall ist –, ist es gut, dem Klienten Zeit zu lassen, damit er, wenn er möchte, reden und beginnen kann, noch weitere Folgen des gerade Entdeckten zu begreifen. Die Ruhepause unmittelbar nach der Sitzung hat eine stark integrierende Wirkung. Das gleiche gilt für Schlaf. Die langfristigen Aspekte der Integration erstrecken sich über Wochen, Monate und Jahre. Hat eine Veränderung erst einmal eingesetzt, muß sie stabilisiert und in das Leben des Klienten integriert werden. Da die Gefühle, die Gedanken und das Handeln neu und anders sind als das, was der Klient bislang gewöhnt war, werden seine Beziehungen zu Familienmitgliedern, Freunden und Kollegen einigen Belastungen ausgesetzt sein. Der Klient verändert nicht nur sich, sondern auch seine Beziehungen zu den Menschen in seiner Umgebung. Und die macht so tiefgreifende Veränderungen nicht leicht. Bei der Veränderung selbst ging es darum, daß der Klient sich gut damit fühlte und sie sich bewußt machte. Im Mikrokosmos der Therapiesitzung braucht er jetzt Unterstützung für die Veränderungen, die er in seinem Leben vornimmt. Der Therapeut ist der erste Mensch, mit dem er experimentieren kann.

In den folgenden Absätzen beschreibe ich mehrere Möglichkeiten, die Transformation zu unterstützen und zu integrieren.

Auskosten Wenn der Klient im Verlauf einer Therapiesitzung eine Anschauung, die ihn unterstützt, zum ersten Mal akzeptiert und ausprobiert, ermutige ich ihn, die Erfahrung auszukosten, vor allem die angenehmen Gefühle, die damit einhergehen. Wie beim Zugangschaffen geht es auch hier darum, bei der neuen Erfahrung zu bleiben, ihr Zeit zu lassen, deutlich zu werden, damit der Klient eine Beziehung dazu entwickeln kann. Ich versuche, dafür zu sorgen, daß der Klient kontinuierlich und fokussiert bei der Erfahrung verweilt. Ich stelle ihm entsprechende Fragen, und wenn das Kind auftaucht, spiele ich mit ihm. Manchmal schlage ich dem Klienten vor zuzulassen, daß Bilder und Erinnerungen aus dem Unbewußten aufsteigen, die der Erfahrung einen Sinn verleihen. Im folgenden werden mehrere weitere Möglichkeiten beschrieben, dem Klienten zu helfen, die Veränderungen auszukosten, die der Transformation folgen: (1) Bitten Sie den Klienten, seine Reaktion auf unterstützende verbale Äußerungen mit seiner Reaktion auf Berührungen zu vergleichen. Oft werden der verbale und der körperliche Ausdruck ein und desselben Themas sehr unterschiedlich akzeptiert und angenommen, vor allem wenn das Kind früher bei den Menschen in seiner Umgebung keine Aufrichtigkeit erlebt hat. (2) Wenn Sie mit einer Gruppe arbeiten, können Sie dem Klienten die stärkende Äußerung von vielen verschiedenen Stimmen zukommen lassen. Sind Sie allein mit ihm, können Sie ihm vorschlagen, sich vorzustellen, daß wichtige Menschen in seinem Leben ihm diese Stärkung anbieten. Und wie immer, wird dann die Erfahrung erforscht. (3) Sie können den Klienten bitten, nach Wegen zu suchen, die Unterstützung noch besser oder befriedigender zu gestalten. Diese Verfeinerung oder Präzisierung bewirkt meistens eine Vertiefung der Konzentration und eine Erweiterung oder Stabilisierung der Erfahrung. (4) Wenn Sie mit dem Kind gearbeitet haben, können Sie den Klienten bitten, sich vorzustellen, daß er das Kind im Arm hält und ihm Zuwendung gibt.

Innerlich achtsam werden Auch die Gewohnheiten in bezug auf das Annehmen und Verweigern von Stärkung lassen sich mit innerer Achtsamkeit untersuchen. Der Klient kann zunächst einmal darauf achten, wie er mit der stärkenden Äußerung oder Berührung unwillkürlich umgeht. Dann kann er mit diesen Reaktionen experimentieren, beispielsweise indem er die Unterstützung einmal ablehnt und dann annimmt und genießt. Die Auswirkungen dieser beiden Verhaltensweisen werden dadurch sehr viel deutlicher, und der Klient kann sich klarer für die eine oder andere entscheiden. Im Zustand innerer Achtsamkeit ist der Klient in der Lage, sich alle möglichen Situationen vorzustellen, die entstehen könnten und wahrscheinlich auch entstehen werden: beispielsweise wie er die neuen Einstellungen und Gefühle im Kreise von Verwandten und Freunden, zu Hause und bei der Arbeit praktiziert. Er kann sich innerlich verschiedene Menschen vor Augen rufen und sich vorstellen, wie es ist, mit ihnen zusammen zu sein, wenn er sich so gestärkt fühlt, wie er es gerade erlebt hat. So kann er herausfinden, was er von diesen Menschen braucht, um das Neue integrieren zu können.

Die augenblicklichen Gefühle lassen sich auch mit denen vergleichen, die in von alten Anschauungen geprägten Situationen zutage treten. Wir können die Integration fast jedes Aspekts des gesamten Prozesses fördern, indem wir ihn untersuchen, vor allem wenn wir dabei innerlich achtsam sind. Das gilt insbesondere für die frühen Phasen der Integration.

Das Kind wertschätzen Menschen ärgern sich oft über sich selbst, weil sie mit negativen Anschauungen leben. Sie müssen zu verstehen lernen, daß diese alten Anschauungen in der Welt des Kindes einen notwendigen Handlungsrahmen darstellten. Sie müssen nicht nur den Schmerz und Kummer des Kindes, sondern auch dessen Kreativität und Findigkeit zu schätzen und zu verstehen lernen. Das wird möglich, wenn wir über diese Themen sprechen, dem Kind zeigen, daß wir es schätzen, oder ihm eine Geschichte im Stil von Milton Erickson erzählen, eine Geschichte, die – ohne es direkt zu sagen – zeigt, wie kreativ und flexibel Kinder sind und sein müssen.

Das Neue mit nach Hause nehmen Einiges von dem, was wir in der Praxis tun, zielt darauf ab zu klären, welche Arbeit der Klient in der Welt draußen zu leisten hat. Wir können dabei wie folgt vorgehen: (1) Lassen Sie dem Klienten nach der Sitzung Zeit, allein zu sein, um die Erfahrung zu integrieren, sich auszuruhen und über alles nachzudenken. Sie können Ihren Klienten raten, nach einer Therapiesitzung nicht sofort zur Arbeit zu gehen. Ein heißes Bad und eine Massage wären sogar noch besser. (2) Der Klient kann in seiner Phantasie sein ganzes Leben noch einmal vor dem Hintergrund seiner neuen Anschauung durchgehen und sich dabei von allen Menschen in seiner Umgebung stärken lassen. (3) Er kann seine Vergangenheit daraufhin untersuchen, wo er diese Form der Unterstützung schon einmal erhalten oder angeboten bekommen hat, damit deutlich wird, daß sie auch in seiner Alltagswelt für ihn da ist. Der Klient kann üben, um das zu bitten, was er haben will, indem er eine Situation durchspielt, in der die alten Anschauungen störend wirken. (4) Der Klient kann auch bewußt mit den Körperhaltungen experimentieren, die mit den alten und neuen Anschauungen einhergehen. (5) Sie können besprechen, wie es ist, wenn der Klient das Neue zu Hause ausprobiert, wie andere darauf reagieren könnten und wie es entstand. Diese kurzen Gespräche und Analysen helfen dem Klienten, seine Erfahrungen mit nahestehenden Menschen zu erörtern. Das sind nur einige Möglichkeiten, wie wir ihn darin unterstützen können, das Neue mit nach Hause zu nehmen. Es gibt noch viele weitere, die darauf warten, entdeckt, erfunden und ausprobiert zu werden.

»Aufräumen« In jeder Sitzung kommt ein Zeitpunkt, zu dem der Therapeut Feedback geben und erhalten muß. »Aufräumen« ist aus mehreren Gründen wichtig und kann auch zur Integration beitragen. Wir können auf diesem Wege die Ereignisse im Verlauf der Sitzung klären, so daß der Klient sich eine Weile von der intensiven Konzentration auf den Hauptprozeß erholen kann. Da der therapeutische Prozeß die meiste Zeit über in außergewöhnlichen Bewußtseinszuständen stattfindet, kann die Zusammenfassung der Ereignisse im Alltagsbewußtsein eine Hilfe für die Integration sein. Diese Unterbrechung der laufenden Prozesse muß, wenn sie zu angemessenen Zeiten erfolgt, nichts Abruptes haben, sondern kann eine notwendige Ruhepause sein, die uns Zeit und Raum gibt, noch einmal durchzugehen, was der Klient erlebt und was er daraus gelernt hat. Der beste Zeitpunkt für diese Art von Aufräumen ist dann gegeben, wenn der Klient ein natürliches Bedürfnis nach Ruhe verspürt.

Aufräumen eignet sich auch für weitere Situationen, beispielsweise für den Fall, daß sich der Therapeut nicht darüber im klaren ist, was wirklich geschieht, oder wenn er in der Beziehung zum Klienten eine gewisse Spannung oder Streß empfindet. Wenn ich das Gefühl habe, daß das Unbewußte des Klienten nicht mit mir zusammenarbeitet oder der Klient unsere Rollen in der Therapie anders empfindet als ich, räume ich auf. Oft ist es für den Klienten auch hilfreich, wenn er ab und zu Erklärungen geliefert bekommt und der Therapeut ihm zum Beispiel eine bestimmte Intervention erläutert, die dem Klienten nicht bekannt ist. Das Aufräumen ist ein ähnlicher

Vorgang, wie aus dem System zu springen (siehe Kapitel 17), und eine der Möglichkeiten, das zu tun. Wir konzentrieren uns dabei auf die Dinge, die verhindern, daß die Sitzung reibungslos verläuft. Der Prozeß selbst erholt sich ziemlich schnell und auf natürliche Weise von solchen Unterbrechungen und profitiert auf lange Sicht davon, wenn wir ab und zu aufräumen.

Hausaufgaben Ich gebe Klienten Hausaufgaben, die sie nach der Sitzung oder nach einem Workshop erledigen können. Diese Aufgaben helfen ihnen, das neue Verhalten in ihrem Alltag zu verankern, und sie sind besonders wirksam in Hinsicht auf Beziehungen, Selbstbilder und unerwünschtes Verhalten. Hausaufgaben können eine Ernährungsumstellung, Körperarbeit (wie Massage, Rolfing, Gymnastik, Bewegung, Yoga, Feldenkrais) und Tagebuchschreiben oder ganz konkrete Anweisungen für bestimmte Situationen beinhalten. Einer Frau in einem leidend-aushaltenden Prozeß schlug ich beispielsweise vor, sich einen Tag lang in Boston, Kenmore Square (einem Hauptknotenpunkt der U-Bahnen) hinzustellen und ein Schild mit der Aufschrift »Alles ist meine Schuld« zu tragen. Wie ich hörte, hat sie meinen Vorschlag befolgt und sich großartig amüsiert. Sie sprach mit vielen Menschen und erntete Fragen, Ratschläge und viel Gelächter. Ich kann mir gut vorstellen, wie diese Erfahrung sie verändert hat.

Abschluß

Manchmal scheinen Sitzungen kein Ende nehmen zu wollen. Das kommt zwar selten vor, ist aber problematisch. Die meisten Sitzungen finden leicht und spontan einen angemessenen Abschluß. Aber hin und wieder ist es schwierig, eine Sitzung zu beenden, vor allem in bestimmten Prozessen wie den expressiv-klammernden und abhängig-gewinnenden. Meist passiert dies, wenn die Sitzung eher oberflächlich war und das tiefreichende Thema Trennung nicht angesprochen wurde. Manche Menschen wollen nicht, daß die Sitzung aufhört, denn sie empfinden das als Trennung oder Verlust. Einige Möglichkeiten, mit dieser Situation umzugehen, sind: (1) »Aufräumen«. Weisen Sie auf das hin, was geschieht, und sprechen Sie darüber. Teilen Sie Ihre Gedanken zu diesem Thema mit. Dann fällt es dem Klienten leichter zu akzeptieren, daß die Sitzung zu Ende ist und er beim nächsten Mal an dem Thema weiterarbeiten kann. (2) Ist das Problem Teil der expressiv-klammernden Strategie, und Sie wollen nicht weitermachen oder sich in lange Diskussionen verwickeln, ist es oft am besten, wenn Sie das Ende der Sitzung selbst einleiten. Sie können zum Beispiel ankündigen, daß Sie gleich Schluß machen werden, und sagen: »Ich erzähle Ihnen noch eine Geschichte, bevor wir aufhören.« Oder Sie fragen den Klienten: »Was würden Sie gern noch tun, bevor wir aufhören?«

Gewöhnlich findet eine gute Sitzung auch ein natürliches Ende. Die Intensität nimmt ab, und wir arbeiten nicht mehr hochkonzentriert, sondern sitzen nur zusammen und unterhalten uns im normalen Gesprächsstil über allgemeinere Themen. Das ist ein gutes Zeichen dafür, daß die Sitzung organisch zum Abschluß gekommen ist. Es ist die beste Form. Weil Therapie so intensiv sein kann, fällt es einigen Menschen schwer, in den Alltag zurückzukehren. Ein Gespräch bei einer Tasse Tee oder ein halbstündiger Spaziergang kann in diesem Fall helfen.

TEIL III

Die Methode

Nichts ist auch nur halb so wichtig,
wie uns gegenseitig tröstlich zu bestätigen,
uns gegenseitig zu antworten.

Jeder trägt in sich –
wie soll ich es nennen?
Eine gute Neuigkeit!

— Ugo Betti

14

Einige grundlegende Aufgaben und die Logik der Methode

Grundlegende Aufgaben

Es gibt einige grundlegende Aufgaben, die den therapeutischen Prozeß prägen. Therapeutinnen und Therapeuten müssen diese Schritte verstehen und beherrschen. Sie haben zwei Hauptaufgaben: den fortlaufenden Prozeß zu führen und Informationen zu sammeln. Diese beiden Aktivitäten gehören zusammen. Sie können einander fördern oder, wie es nur allzu häufig der Fall ist, behindern. Sie stellen zwei umfassende, wichtige Verantwortlichkeiten dar. Wir müssen das, was geschieht, führen. Wir müssen etwas unternehmen, damit der Prozeß seinen Lauf nehmen kann. Konkret beinhaltet das vieles. So ist es zum Beispiel erforderlich, daß wir wissen, wann wir die Führung übernehmen und – was genauso häufig der Fall ist – wann wir sie abgeben und den Dingen ihren Lauf lassen sollten, ohne uns einzuschalten. Wir müssen erkennen können, wann die Dinge aus dem Gleichgewicht geraten, und imstande sein, sie wieder ins Lot zu bringen. Das alles ist Teil der Aufgabe, den Prozeß zu führen. Und auch über das Sammeln von Informationen gibt es viel zu lernen.

Den Prozeß führen

Dies ist die primäre Aufgabe, von der alles andere abhängt. Das Sammeln von Informationen muß für uns zweitrangig sein. Wir müssen unsere Neugier zurückstellen oder Antworten durch stilles Beobachten finden.

Unsere primäre Verantwortung liegt darin, den Prozeß der Klientin oder des Klienten so zu unterstützen, wie er sich entfaltet. Wenn uns Fragen kommen, die wir beantwortet haben möchten, müssen sie hinter dieser Entfaltung zurückstehen. Allzu häufig stellen wir Fragen, wo wir Kontakt aufnehmen oder still bleiben sollten. Das stört den anderen bei dem, was er braucht oder tun möchte. Wenn wir zu häufig nachfragen, hat der Klient schnell das Gefühl, daß wir ihn »bearbeiten«. Er stellt sich dann auf Fragen ein oder wartet auf Anweisungen, die ihm sagen, was er als nächstes zu tun hat. Damit erschließen wir ihm nicht die Erfahrungen, die er machen muß, sondern blockieren den sich entfaltenden Prozeß ebenso, wie es unter anderem auch durch die Unterdrückung des Unbewußten geschieht.

Den Prozeß führen heißt, auf verschiedene Weise intervenieren und spüren, wann wir wie eingreifen müssen. Das kann passiv oder aktiv geschehen und erfordert eine subtile Balance zwischen Richtung geben und Zurückhaltung, wobei wir dem anderen Raum lassen, seine eigene Richtung einzuschlagen. Uns zurückzuhalten heißt, daß wir zum entscheidenden Zeitpunkt still sind, abwarten und dem anderen die Führung überlassen. Die aktive Arbeit besteht aus Interventionen wie Kontakt machen, Zugang schaffen, Vertiefen, aus dem System springen und »Aufräumen«. Die passive Arbeit erfordert, daß wir zurücktreten und dem Klienten erlauben, seine Geschichte zu erzählen, nachzudenken oder das Erlebte zu integrieren. Der andere muß das Gefühl haben, daß er genügend Raum und Zeit für sich hat und den therapeutischen Prozeß primär beeinflußt. Der Therapeut muß also verfolgen, ob der andere bewußt oder unbewußt eine bestimmte Richtung einschlägt, und sich in solchen Zeiten still verhalten.

Den Prozeß zu führen bedeutet auch, Bewußtseinszustände zu steuern – das heißt, sie zu beobachten, neue auszulösen und von einem Bewußtseinszustand zum anderen zu wechseln. Eine typische Sitzung beginnt damit, daß der Klient sich im Alltagsbewußtsein befindet. An bestimmten Punkten aber braucht er es, zu innerer Achtsamkeit, zum Kindzustand oder zur emotionalen Durcharbeitung überzugehen. Das ist der übliche Ablauf. Der Therapeut muß dem Klienten folgen und herausfinden, wann es Zeit ist, von einem Zustand in einen anderen überzugehen. Er muß ein Gefühl dafür haben, wann eine Phase abgeschlossen ist und die nächste sich anbahnt, und wissen, wie er diesen Wechsel mit Hilfe von Interventionen unterstützen kann.

Wenn der Klient seine Geschichte erzählt hat, kann der nächste Schritt geschehen. Es ist gut, an diesem Punkt die Führung zu übernehmen und dem Klienten etwas anzubieten – eine Sonde zum Beispiel. Zuerst bestätigen Sie seine Geschichte, indem Sie sie mit einer Kontaktaussage zusammenfassen. Dann entscheiden Sie, ob jetzt ein guter Zeitpunkt gekommen ist, um etwas zu erforschen oder zu vertiefen. Wenn der Klient zustimmt, besteht der nächste Schritt darin, ihn um innere Achtsamkeit zu bitten und ihn darin zu unterstützen, indem Sie das Tempo und den Tonfall Ihrer Stimme entsprechend verändern. Dann machen Sie ein kleines Experiment oder ähnliches. So können wir vom Alltagsbewußtsein zu innerer Achtsamkeit übergehen. Ähnlich verläuft auch der Übergang zur Durcharbeitung. Sie orientieren sich an verschiedenen Anzeichen dafür, daß die Zeit reif ist. Vielleicht hören und sehen Sie das Kind, oder Gefühle tauchen auf. Die Suche nach Bedeutung kann beginnen, wenn der Klient durch seine Erfahrungen mit dem Kind oder mit emotionalen Zuständen neugierig wird.

Andere wichtige Aufgaben bestehen darin zu entscheiden, was wir tun, wenn der Prozeß entgleist oder so aussieht, als würde er gleich aus der Bahn geraten. Ich nenne das »Im Spiel bleiben«. Auch hier erfordert die Situation ein Gespür dafür, was geschieht und was erforderlich ist.

Wir müssen wissen, wann der Klient

- noch mehr zu erzählen hat,
- seine Geschichte zu Ende erzählt hat,
- langsamer vorgehen muß,
- Sicherheitsbedürfnisse hat,

und wir

- zu innerer Achtsamkeit anleiten,
- Zugang schaffen, vertiefen, experimentieren,
- die Experimente beenden,
- etwas Stärkung anbieten,
- still sein müssen,
- nicht langsam genug sind.

Wir müssen wissen, wie wir

- dem Klienten helfen, nach innen zu gehen,
- ihm beim Übergang zu innerer Achtsamkeit helfen können,
- ihn wissen lassen, daß wir auf seiner Seite sind,
- ihn bewegen, von seiner gegenwärtigen Erfahrung zu berichten,
- ihn bewegen, bei seiner gegenwärtigen Erfahrung zu bleiben,

und ein Gespür dafür entwickeln, wann der Klient

- nicht bei seiner Erfahrung bleiben kann,
- reagiert, statt zu berichten,
- seiner Verantwortung aus dem Weg geht,
- sich in Gefühle verliert und:
- kein Interesse an der Bedeutung seiner Erfahrung hat,
- nur über Bedeutungen spekuliert und:
- kein Gefühl für etwas hat,
- keine wichtigen gegenwärtigen Erfahrungen schildert,
- stark darauf reagiert, geführt zu werden,
- nicht versteht, was innere Achtsamkeit ist,
- kaum oder überhaupt keine Distanz zu eigenen Erfahrungen hat

und Probleme bemerken wie

- häufige Unterbrechungen des Prozesses,
- Verzögerungen im Fluß des Prozesses,
- Feindseligkeit gegen den Therapeuten,
- ein schwaches Energieniveau,
- nicht aufzuhaltende verbale Äußerungen.

Viele von diesen Schritten, wie Tempo und Vorgehensweise, müssen individuell auf den Klienten abgestimmt werden, denn jeder Mensch ist einzigartig.

In jeder gewaltlosen Psychotherapie ist das Lenken, Leiten und Führen generell ein sensibler und subtiler Prozeß. Die Führung zu übernehmen ist nicht identisch mit Gewaltausübung. Gewaltlosigkeit bezieht sich darauf, *wie*, nicht *ob* Sie handeln. Handeln und Leiten als solche sind nicht gewalttätig. Tatsächlich ist es manchmal gewaltsamer, nicht zu handeln. Gewalt tritt nur da auf, wo wir einem anderen Menschen gegen seine Wünsche und Widerstände etwas aufdrängen. Es ist gewalttätig, Partei zu ergreifen, wenn dies trennende und destruktive Folgen hat. Wenn Sie so handeln, daß Sie sowohl mit den Bedürfnissen des Klienten als auch mit Ihren eigenen in Übereinstimmung sind, wenn Sie sorgfältig die Spuren lesen, so tief verstehen, wie es geht, sich zeitlich abstimmen und auf sämtlichen Ebenen von sich und vom Klienten Erlaubnis einholen, handeln Sie gewaltlos.

Innerhalb dieser abgesteckten Grenzen können Sie die Führung übernehmen. Wenn Sie kontinuierlich verfolgen, wie Ihre Vorschläge und Anweisungen aufgenommen werden, besteht jederzeit die Möglichkeit zurückzutreten; und zwar sobald Sie das Gefühl haben, gegen den Strom zu schwimmen. Sie handeln gewaltlos. Zu führen ist dann ebenso einfach, wie Vorschläge zu machen oder direkte Anweisungen zu geben, wie zum Beispiel: »Bleiben Sie eine Weile bei dieser Traurigkeit, und schauen Sie, was diese Traurigkeit Ihnen sagen will.« Die Führung zu übernehmen kann auch heißen, die Person zu bitten, bei etwas Schmerzlichem zu verweilen. Das bedeutet, Sie müssen bereit sein, den anderen in seinem Schmerz zu erleben. Schmerz sagt uns viel darüber, was im Leben eines Menschen falsch läuft und was er braucht. Beim Schmerz zu bleiben ist manchmal die beste Möglichkeit zu lernen. Der Klient hat sich wahrscheinlich angewöhnt, Schmerz zu vermeiden oder davor wegzulaufen; wenn er statt dessen dabei verweilt, hilft ihm das zu begreifen. Wenn Sie zu schnell versuchen, den Schmerz zu lindern, können Sie nicht damit in Kontakt kommen und das hinter dem Schmerz verborgene Kernmaterial nicht verstehen. Dann wird sich auch nicht viel verändern.

Und schließlich ist es klug, sich an folgende Dinge zu erinnern: (1) Sie steuern lediglich den therapeutischen Prozeß, der (zumindest für den Klienten) zweitrangig ist verglichen mit den Prozessen, in denen ein Mensch seine Lebendigkeit bewahrt, in denen er ist, wer er ist, und auf sich achtgibt, sich schützt und fördert. (2) Sie können andere nicht heilen, sondern lediglich ihren Heilungsprozeß unterstützen. Beharren Sie also nicht auf Ihren eigenen Plänen; wenn Sie sich über die Prioritäten des Klienten, wie Sicherheit und Kontrolle, hinwegsetzen, wird der Prozeß aus der Bahn geraten. Sie müssen bereit sein zurückzutreten.

Einige deutliche Anzeichen dafür, daß etwas anderes gebraucht wird

PHASEN	ANZEICHEN
1. Aufbau der Beziehung	
Vertrauen/Sicherheit	Der Klient ist auf der Hut, nervös, kann nicht nach innen gehen, der Körper ist verspannt, die Arme sind vor dem Körper verschränkt, der Kopf ist leicht zur Seite geneigt.
Unbewußt	Der Klient antwortet zu schnell oder gibt keine ernsthaften, überlegten Antworten, kann sich nicht erinnern, interpretiert Dinge falsch.
2. Therapie-Modus	
Innere Achtsamkeit nach innen gerichtet	Der Klient reagiert und abstrahiert, ist nach außen gerichtet, auf Problemlösungen aus. Viele schnelle verbale Äußerungen, muß ständig reden, konzentriert sich zu sehr auf den Therapeuten als »Retter« und Experten, um nach innen gehen zu können.
Langsamer machen	Der Klient will nicht bei einer Erfahrung bleiben, kommt mit neuen Interessen, wenn Sie zu vertiefen versuchen, kann sich nicht erinnern, verläßt den Zustand innerer Achtsamkeit.

Informationen sammeln

Das Sammeln von Informationen ist zweitrangig gegenüber dem Steuern des Prozesses. Wir müssen vor allem Spuren verfolgen und überdenken. Wie bereits erwähnt, achten Sie sorgfältig darauf, daß es bei der Führung des Klienten nicht um die Befriedigung Ihrer eigenen Neugier geht, denn wenn der Klient von seinem eigenen Prozeß abgebracht wird, kann die Therapie leicht entgleisen. Der Therapeut sammelt ohne besondere Hilfe des Klienten Informationen. Er stellt nur wenige Fragen und vermittelt durch sein Verhalten, daß die Zeit ihm, dem Klienten und seinen Anliegen gehört. Wir erfahren also etwas über den Klienten, indem wir dessen gegenwärtiges Erleben verfolgen, Anschauungen heraushören, die Systematik erspüren und die Beziehung zwischen uns und dem Klienten beobachten. Dabei gehen wir so vor, daß wir kleine Experimente durchführen und damit alle möglichen Erfahrungen hervorrufen, die wir dann mit dem Klienten gemeinsam untersuchen.

Therapeutinnen und Therapeuten sind ihr eigenes Instrument. Das gilt auch für Musiker, Schauspieler oder Sportler. Wir nutzen also unsere eigenen Erfahrungen und lassen zu, daß unser Gefühl für die Beziehung deutlich in das verbale Bewußtsein eindringt. Das macht es uns möglich, aus dem System zu springen. Manchmal können wir die Erfahrung des Klienten »ausprobieren«, indem wir vorübergehend seine Haltung, Gesten, Gefühle und/oder seinen Gesichtsausdruck annehmen, um zu fühlen, wie es ist, sich in diesem Augenblick in der Welt des Klienten zu bewegen. Dieses Ausprobieren wird uns zur zweiten Natur, und wir müssen uns dabei kaum oder gar nicht bewegen. Das sind hochentwickelte Fähigkeiten, die man beherrschen muß. Sie sind von großer Bedeutung. Eudora Welty sagte: »Es ist sehr viel schwieriger, *nach* einer Geschichte zu hören, als ihr *zu*zuhören.« Therapeutinnen und Therapeuten tun schwierige Dinge wie diese.

Wir üben auch einen starken Einfluß auf die Art und Weise aus, wie der Klient Informationen sammelt, und zwar indem wir ein Vorbild sind in bezug auf innere Achtsamkeit, Präzision, Langsamkeit, Neugier, Präsenz und die Suche nach der Bedeutung von Verspannungen. Mit alldem bringen wir die Grundsätze zum Ausdruck. Dieses Vorbildverhalten zeigt sich darin, daß wir

- Kontaktaussagen machen, statt Fragen zu stellen;
- manchmal nur zuhören, ohne den Prozeß steuern zu müssen;
- dem Klienten innere Achtsamkeit beibringen sowie
- nach Bedeutung und Kernanschauungen suchen;
- den Prozeß zum gegenwärtigen Erleben und
- zur Organisation von Erfahrung hinlenken;
- die Kanäle offen halten;
- vertiefen, statt von einem Thema zum nächsten zu springen;
- nicht zu Erklärungen und Theorien übergehen;
- nach Bedeutung suchen;
- eine experimentelle, Informationen suchende Haltung bewahren.

Während des therapeutischen Prozesses stellen sich uns einige wichtige Fragen wie: Welche Rolle wählt die Klientin oder der Klient für sich? Welche Rolle wird Ihnen zugeschrieben? In welche Richtung entwickelt sich der Prozeß? Was will geschehen? Auf welches System bewegen wir uns zu? Wenn wir uns schlicht Fragen stellen und neugierig sind, ohne aktiv auf Informationen aus zu sein, entwickeln wir Haltungen und Gewohnheiten, die eine stark intuitive Wahrnehmung ermöglichen. Wenn Sie sich an die Interessen und die Neugierde des Klienten halten, erfahren Sie außerdem etwas über die Ordnung, die dem Prozeß zugrunde liegt und auf die Sie sich beide verlassen können. Dadurch wiederum kann sich Vertrauen entwickeln, denn das, was wir für unsere Heilung und unser Wachsen brauchen, taucht ebenso mühelos auf wie sämtliche Erfahrungen, die geschehen sollen.

Worauf wir uns konzentrieren

Die Methode arbeitet sowohl mit Erfahrungen als auch mit Anschauungen. Anschauungen, vor allem, wenn sie emotional stark besetzt sind, steuern, organisieren und begrenzen die Erfahrung. Also ist jede gegenwärtige Erfahrung ein unmittelbares Beispiel für die gestaltende Macht von Anschauungen. Wir arbeiten mit der Erfahrung, um an Kernanschauungen heranzukommen und sie ins Bewußtsein zu bringen, wo wir Alternativen erforschen können. Wir arbeiten mit alternativen Anschauungen, um Raum für neue Erfahrungen zu schaffen. Wir wechseln zwischen Erfahrung und Anschauung hin und her. Manchmal bezeichnen wir das als Arbeit an der Schnittstelle von Geist und Körper. Indem wir lange genug bei einer bestimmten Erfahrung bleiben, können wir Erinnerungen, Anschauungen und bedeutungsvolle Bilder hervorlocken. Wenn wir mit einer offenen Haltung bei Bildern, Erinnerungen und Anschauungen verweilen, können Erfahrungen entstehen, die reich an Gefühlen sind. In der Therapie bewegen wir uns zwischen diesen beiden Ebenen hin und her.

Die Methode arbeitet auch mit verschiedenen Formen von Stärkung. Eine davon ist Berührung. Wir berühren und halten Klientinnen und Klienten, wenn sie etwas Schmerzliches durchleben, traurig sind und das verletzte Kind zum Ausdruck bringen. Wir bieten auch stärkende Aussagen an. Zum einen tun wir das, um im Zustand innerer Achtsamkeit zu untersuchen, wie der andere sich in bezug auf stärkende Zuwendung organisiert. Wenn Sie vom Leben nicht bekommen, was Sie brauchen, gibt es schließlich nur zwei Möglichkeiten: Entweder die Welt hat es nicht (und in diesem Fall kann Ihnen auch eine Therapie nicht helfen, es zu bekommen), oder sie hat es, und Sie nehmen es nicht an. Wir möchten die Stärkung, die es für den Klienten gibt, von ihm aber nicht angenommen wird, gern entdecken und damit arbeiten. Wir erforschen die Anschauungen, die verhindern, daß er sie nimmt.

Wir geben dem Klienten auch Stärkung, um seine Kraft und seinen Mut wachsen zu lassen. Indem wir freundliche Worte äußern und den Klienten berühren und halten, helfen wir ihm, sich auf die schwierige emotionale Arbeit einer Therapie vorzubereiten. Dabei achten wir ständig darauf, keine stärkende Zuwendung zu geben, die nicht angenommen wird. Damit schützen wir uns davor, Abhängigkeiten zu entwickeln. Wenn wir Stärkung anbieten, verfolgen wir, ob der andere sie wirklich annimmt oder nicht. Manchmal ist der andere mehr an der Idee, Stärkung zu bekommen, sowie den damit verbundenen Rollenspielen interessiert als an der tatsächlichen körperlichen Erfahrung, die mit Wohlbehagen, Erleichterung, Wärme usw. einhergeht. In diesem Fall setzen wir innere Achtsamkeit ein, um das

Thema Stärkung zu fokussieren. Wenn Stärkung angenommen wird, beinhaltet die Erfahrung ein Gefühl von Befriedigung und Abschluß. Wirkliche Stärkung führt immer zu einem Abschluß. Wir akzeptieren sie und lassen sie herein. Früher oder später ist das entsprechende Bedürfnis befriedigt, und eine Neuorientierung findet statt. Viele gute Sitzungen enden damit, daß der Klient irgendeine Form von Stärkung annimmt, der er sich vorher verschlossen hat. Und eine Zeitlang sieht es so aus, als könne er nicht genug davon bekommen. Aber nach zehn, fünfzehn Minuten ist der Klient gewöhnlich bereit zum Abschluß, und sein Interesse wendet sich etwas Neuem zu. Der Prozeß kommt zu einem spontanen und natürlichen Ende. Wenn wir mit Stärkung sorgfältig umgehen und innerlich achtsam werden, wenn Klarheit erforderlich ist, können wir Abhängigkeiten erforschen oder völlig vermeiden.

Wir arbeiten auch viel mit dem Körper. Wie ich oben bereits erwähnt habe, bewegt sich der therapeutische Prozeß an der Schnittstelle von Geist und Körper. Wir wechseln zwischen körperlichen Erfahrungen und der Bedeutung dieser Erfahrungen hin und her. So geben wir zum Beispiel eine Sonde und untersuchen dann die durch sie ausgelöste Erfahrung, wie Verspannungen oder bestimmte Empfindungen im Körper. Dann wieder können wir uns eine körperliche Erfahrung vornehmen und nach der Bedeutung suchen, indem wir die Person bitten zuzulassen, daß das Unbewußte Worte, Bilder oder Erinnerungen liefert, die beispielsweise mit der Verspannung zusammenhängen. Natürlich sollen dabei die zeitliche Abstimmung und die Formulierungen stimmen. Die Verbindung zum Unbewußten muß hergestellt sein. Wir halten auch Ausschau nach körperlichen Anzeichen für die innere Erfahrung wie Gesten, Körperhaltung, Gesichtsausdruck und sogar Körperbau, Hautfarbe, Hautbeschaffenheit, Körpertemperatur und Bewegungsstil. All das sind ständige Hinweise darauf, wie unsere Interventionen sich auswirken.

Wie in früheren Kapiteln bereits beschrieben, arbeiten wir darüber hinaus auch mit bestimmten Bewußtseinszuständen und der Organisation von Erfahrung.

Die Logik der Methode

Einleitung Die Methode, die wir anwenden, besteht darin, uns einen Weg zum Kernmaterial zu bahnen und dessen Einfluß auf das Leben des Klienten zu verändern. Wir versuchen, über das gegenwärtige Erleben des Klienten – Haltung, Körperbau, Gestik, Tonfall der Stimme – Hinweise auf das Kernmaterial des Klienten sowie Zugang zu diesem Material zu finden. Für mich heißt das, an den Informationsprozessen in lebenden Systemen zu arbeiten. Auf dem Hintergrund dieser Perspektive können wir die Logik der Methode entwickeln. Dieser Blickwinkel hilft uns, die Annahmen zu beschreiben und zu klären, auf denen die Arbeit beruht. Auf der Grundlage dieser Annahmen hat sich unsere Form der Arbeit mit Menschen entwickelt.

Hakomi ist ein klar definierter und lehrbarer Weg, mit Menschen zu arbeiten. Auch wenn die Anwendung der Methode auf viel Können, Sensibilität und Kreativität beruht, ist die ihr zugrunde liegende Logik pragmatisch und klar. Für die Hakomi-Therapie wurde ein voll ausgearbeiteter Lehrplan mit Theorie und Hunderten von experimentellen Übungen entwickelt. Ich habe mit anderen Ausbildern und Trainern zusammen inzwischen mehr als zehn Jahre lang Menschen in der Hakomi-Methode unterrichtet.

Die Methode geht aus von der Frage, wie Menschen Informationen verarbeiten. Dabei gibt es zwei Gruppen von Informationen. Die eine bewahrt und fördert die biologische Organisation, die andere die symbolische Organisation einschließlich der Sprache, des Selbstbildes und kultureller Einflüsse. Die Interaktion dieser beiden Systeme, Körper und Geist, schafft und bewahrt sämtliche Operationen, die wir als Charakter bezeichnen. Deswegen konzentrieren wir uns vor allem auf Informationen an der Schnittstelle von Geist und Körper und arbeiten damit; mit Informationen also, die zwischen den symbolischen und den biologischen Prozessen hin- und her wandern und sie zusammenschließen. Aus diesem Grunde ist die Methode körperzentriert, und eines ihrer Hauptziele besteht darin, eine harmonische Interaktion zwischen diesen beiden grundlegenden Systemen herzustellen.

Die damit einhergehende Sicht von Heilung beruht darauf, daß die Therapeutin oder der Therapeut den organischen Prozessen des Klienten folgt, Prozessen, bei denen das Bedürfnis nach Selbstregulierung eine wesentliche Rolle spielt. Die Klientin oder der Klient ist nicht nur ein informationsverarbeitendes System, sondern, in einem höchst technischen und wissenschaftlichen Sinne, ein lebendes System. Daher ist die Methode nicht nur körperzentriert, sondern auch lebenszentriert. Und weil wir Menschen ganz spezielle lebende Systeme in diesem Teil des Sonnensystems sind und einzigartige und wichtige symbolische und kulturelle Fähigkeiten haben, ist die Methode ganz bewußt am Menschen orientiert. Wie den alten Taoisten widerstrebt es auch uns, gegen den Strom zu schwimmen und völlig unnötig Gewalt anzuwenden. Unsere »Medizin« ist auf wunderbare Weise effizient, gewaltlos und ungiftig.

Unser Ziel besteht darin, Veränderungen auf der Ebene des Kernmaterials auszulösen und zu unterstützen. Wir nähern uns diesem Ziel, ohne mit Abwehrmechanismen zu kämpfen. Wir unterstützen sie. Wir betrachten sie als einen Versuch, die Erfahrung zu bewältigen. Indem wir die Abwehr bestätigen, arbeiten wir auf eine Beziehung hin, in der der andere sich so sicher fühlt, daß er sich der Erfahrung und dem Ausdruck von Kernmaterial und Emotionen aus freiem Willen überlassen kann. Wir alle vermeiden den Kontakt mit unserem Kernmaterial, indem wir Lärm veranstalten, und zwar in Form von Ablenkungen und Zerstreuungen, indem wir uns auf andere Dinge konzentrieren und unsere Spannungen so hoch halten, daß wir Gefühle verkleiden und unsere Sensibilität herabsetzen können. Wenn wir uns sicher fühlen, nimmt das Hintergrundrauschen ab, und der Fokus auf die gegenwärtige Erfahrung bringt uns in Kontakt mit dem Kern.

Annahmen

Die Methode gründet in folgenden Annahmen bezüglich Informationsprozessen und Menschen: Jede Erfahrung enthält Zugangswege zu den biologischen und symbolischen Strukturen, die sie unterstützen. Diese Wege beginnen mit bestimmten Aspekten der Erfahrung selbst, wie Empfindungen, Gefühlen, Gedanken, Bildern, Impulsen usw. Unterstützende Strukturen helfen, die Erfahrung zu ermöglichen und zu organisieren, während sie selbst meist nicht in der bewußten Wahrnehmung auftauchen.

Wenn wir bei einer bestimmten Erfahrung bleiben, mehr Informationen sammeln, indem wir sie lebendig halten und die unmittelbar präsenten, überwiegend körperlichen Aspekte immer genauer erforschen, bekommen wir allmählich und automatisch Kontakt und Zugang zu ihren Unterstützungsstrukturen. Wir können die Informationen über eine bestimmte aktive Erfahrung auf zweierlei Weisen vermehren. Die erste Möglichkeit ist, länger als üblich bei der Erfahrung zu verweilen. Die Informationen häufen sich dann mit der Zeit. Zweitens läßt sich die Sensibilität erhöhen. Wir können über jede Erfahrung mehr Informationen gewinnen, indem wir die Sensibilität erhöhen und auf dieser hohen Stufe halten. In der Hakomi-Therapie geschieht dies vor allem durch Techniken, die das Hintergrundrauschen verringern, statt die Signale zu verstärken. Da sämtliche Charakterprozesse Gewohnheiten beinhalten, die den Klienten hindern, sensibel für seine eigenen Prozesse zu werden, finden wir Wege, um:

Unter dem Radar durch(zu)schlüpfen Informationen über Unterstützungsstrukturen sind normalerweise unbewußt, so daß die bewußte Wahrneh-

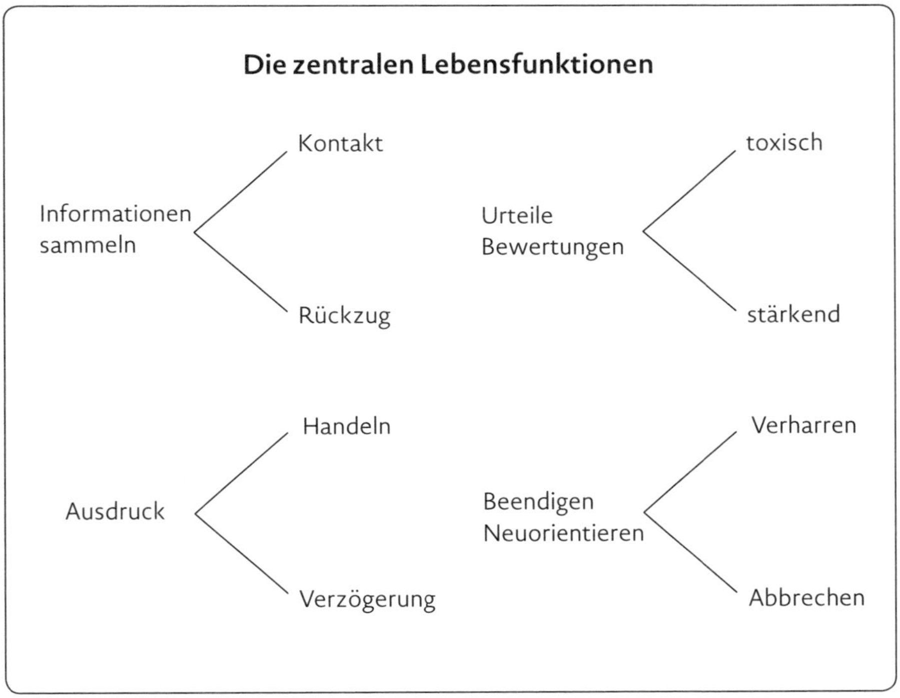

mung sich der Erfahrung, die unterstützt wird, zuwenden kann. Beispielsweise beeinflussen Herzschlag, Atmung und die Regeln des Satzbaus unser Sprechen, aber das geschieht unbewußt und größtenteils unbemerkt. Die Prozesse, die das Kernmaterial vom Bewußtsein fernhalten, verlaufen ähnlich. Statt uns aggressiver Techniken zu bedienen, die diese Bewältigungsprozesse des Bewußtseins wecken, unterstützen wir die ganze Person, vor allem in ihren Sicherheitsbedürfnissen, und schließen uns so dem Prozeß des Klienten als Verbündetem an. Wir verringern das Hintergrundrauschen und erhöhen damit die Sensibilität. Wir bleiben bei der Erfahrung. Wir gehen behutsam vor und lassen uns Zeit.

Das Sammeln von Informationen ist eng verknüpft mit den Funktionen der Distanzbestimmung, der Orientierung und der Einbeziehung. Ähnlich hängt Ausdruck zusammen mit Kontrolle und Inpulsivität, Bewertung und Zuneigung, Bindung und Wertschätzung. Diese drei Variablen – Einbeziehung, Kontrolle und Zuneigung – verwendet William Schutz in seiner Analyse der Persönlichkeit und der Angst. Die Beendigungsfunktion hängt zusammen mit der Erzeugung und Bewahrung organisierter und integrierter Bedürfnis- und Wunschhierarchien. Sie dient dazu, jeder Aufgabe mehr oder weniger gerecht zu werden sowie Ruhe und Aktivität in ein ausgewogenes Verhältnis zu bringen.

Der Prozeßverlauf

Grundlegende Aufgaben

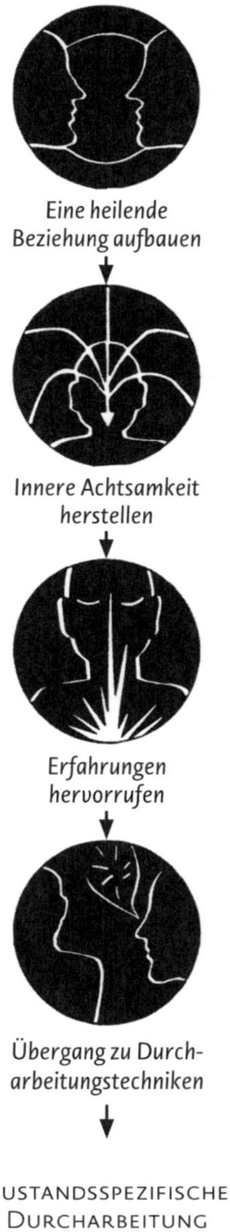

Vergleiche S. 119 f.

Der Sensibilitätskreis

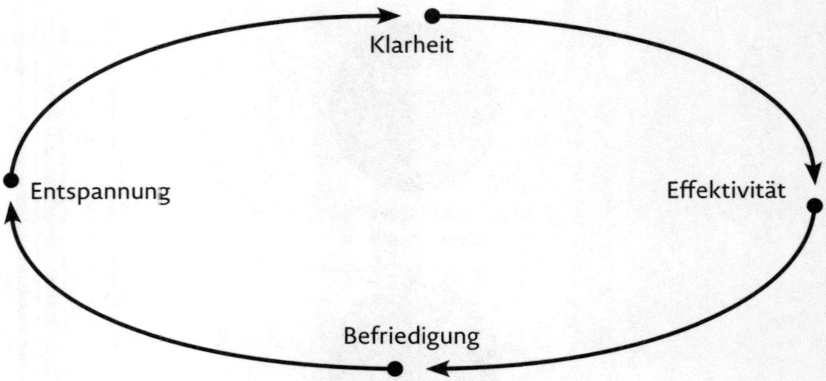

Der Kreis

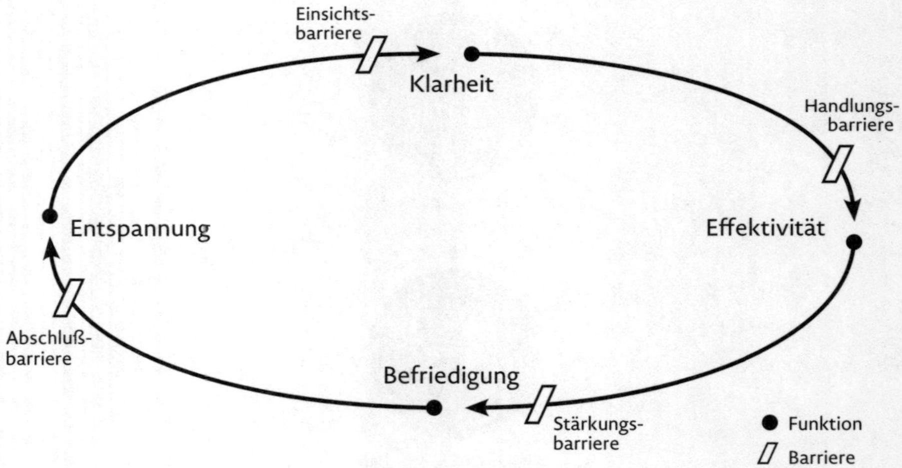

Die Barrieren

15

Verringerung des Hintergrund-rauschens: Der Sensibilitätskreis

Aus der Psychophysik kennen wir das Weber-Fechner-Gesetz, das besagt, daß die Wahrnehmung von Signalen vom Hintergrundrauschen abhängig ist. Je lauter der Lärm im Hintergrund, desto stärkere Signale brauchen wir. Dieses plausible Gesetz weist uns darauf hin, wie wir Menschen helfen können, mit sich selbst in Berührung zu kommen. Es ist unnötig, ihre Probleme zu analysieren und ihnen zu sagen, was in ihrem Leben passiert. Wir müssen ihnen weder Erfahrungen noch Gefühle aufdrängen. Wir können ihnen schlicht helfen, den Lärm zu verringern. Wenn es stiller wird, tritt das Signal deutlich hervor.

Ich habe immer wieder betont, daß Heilung von innen gesteuert wird und organisch verläuft. Das gilt für sämtliche Ebenen, vor allem aber für die psychologische. In der Therapie möchten wir dem Klienten helfen, tief in sich zu gehen und in seinem innersten Kern Richtung und Sinn für sein Leben zu finden. Es ist schwierig, sich auf der Ebene des Kerns zu verändern. Wir alle haben unsere Gewohnheiten entwickelt, mit denen wir verhindern, daß Kernmaterial, besonders traumatisches Material, ins Bewußtsein tritt. Wir haben schon früh gelernt, unsere Wahrnehmung in eine andere Richtung zu lenken, wenn wir diesen Dingen nahekommen. Es fällt uns schwer, in uns zu gehen und uns auf Erfahrungen zu fokussieren, die durch schmerzliches Kernmaterial organisiert werden. Wenn wir dies versuchen, fluten Ablenkungen, Verspannungen und Ängste in unser Bewußtsein und unterbrechen die Suche.

Daraus läßt sich eine Analogie ableiten: Das Material, auf das wir fokussieren möchten, ist wie ein Sender, den wir einstellen wollen. Die Ablenkungen, Verspannungen und Ängste, die uns daran hindern, gleichen dem Hintergrundrauschen, und sie blockieren das Signal. Ein System mit starkem Hintergrundrauschen braucht ein lautes Signal, damit dieses überhaupt wahrgenommen werden kann. Wie eine Kerze im Sonnenlicht oder ein Flüstern während eines Rockkonzerts können wir ein schwaches Signal bei starkem Hintergrundrauschen weder sehen noch hören. Um das zu verändern, können wir nur zwei Dinge tun: das Signal verstärken oder das Hintergrundrauschen verringern. Wir können das Signal verstärken, indem wir ein Feuer statt einer Kerze anzünden oder indem wir brüllen, statt zu flüstern. In der Therapie würde das bedeuten, daß wir die Intensität erhöhen, indem wir zum Beispiel den Gefühlsausdruck übertreiben. Die zweite Veränderungsmöglichkeit besteht darin, den Lärm zu verringern und auf die Dunkelheit zu warten, bevor wir unsere Kerze anzünden, oder erst dann zu flüstern, wenn die Rockmusiker und das Publikum leise geworden sind. Das dürfte bei einem Live-Konzert schwierig sein, aber Ihre Stereoanlage können Sie jederzeit leiser stellen. In der Therapie vermindern wir das Hintergrundrauschen, indem wir uns dem Thema Sicherheit zuwenden, uns entspannen, unser Bemühen abstellen, Spannungen abnehmen und innerlich achtsam werden. In der Hakomi-Therapie bevorzugen wir es bei weitem, das Hintergrundrauschen zu verringern, statt das Signal zu verstärken. Jedes System wird sensibler, wenn Sie das Hintergrundrauschen verringern, und kann dann besser hören, sehen, fühlen oder sich erinnern.

Mit dem Modell des Sensibilitätskreises helfen wir Klientinnen und Klienten, an die innere Information heranzukommen. Wir benutzen viele Techniken, die es dem Klienten ermöglichen, einen Zyklus von Phasen zu durchlaufen, um zu mehr Sensibilität zu gelangen. Wenn die Sensibilität des Klienten zunimmt, wird entweder die innere Information klarer, oder es entstehen Gewohnheiten, die es ermöglichen, die Erfahrung zu bewältigen; sie unterbrechen den Kreislauf wachsender Sensibilität, werden aber dadurch deutlicher. Das hilft uns, Blockaden besser zu verstehen und damit umzugehen, ihnen die Zeit und Aufmerksamkeit zu widmen, die sie brauchen, und sie wieder in den Kreislauf einzubringen. Wenn wir durch wachsende Sensibilität zum Kern gelangen, eröffnet sich uns die Möglichkeit, auf der tiefsten Ebene freie Entscheidungen zu treffen. Wahlfreiheit auf der Ebene des Kerns ist etwas ganz Besonderes.

Wir sind sich selbst erschaffende, sich selbst erhaltende, sich selbst organisierende Wesen. Unsere Entwicklung geschieht von innen. Sie hat eine Identität; sie weiß zwischen dem Selbst und anderen zu unterscheiden. Sie kann sich selbst wieder herstellen und heilen. Sämtliche lebenden Systeme, von Einzellern angefangen, sind auf diese Weise organisiert. Wir haben erschaffen und bewahrt, wer wir als Ausdruck unserer Spezies sind. Der Kern besteht aus dieser Ebene der Identität und Selbstorganisation; zumindest im psychologischen Sinne, vielleicht auch darüber hinaus. Es ist also wichtig zu wissen, wie wir das tun – wie wir uns selbst organisieren und erhalten und wie wir uns heilen, wenn wir geschädigt wurden.

Dieses Selbst, das wir eigenständig erschaffen haben, hat mehrere Ursprünge, wie unser genetisches Erbe, unsere »anfängliche organisierende Konfiguration«, um David L. Shapiros Begriff für die grundlegende emotionale und physische Umgebung zu verwenden. Wir entfalten uns von einem bestimmten Startplatz aus, der durch unser Temperament und unser ererbtes Potential geprägt ist. Wir beginnen mit einfachen Schritten, werden immer komplexer und gestalten jede neue Ebene auf der Grundlage dessen, was wir in bezug auf Organisation und Integration auf der vorigen Ebene erreicht haben. Die Kindheit stellte die Themen bereit, die zu Einstellungen, Anschauungen, Meinungen, Strategien und Gewohnheiten der heutigen Person wurden. So wie der erste Schritt der Reise wichtiger für deren Richtung als für die zurückgelegte Entfernung ist, sind auch unsere frühen Muster wichtig, denn sie bestimmen den Verlauf, der alles Folgende prägt, und werden schließlich zu der Form und dem Stil des Menschen, der wir heute sind.

Als Kinder entwerfen wir eine Landkarte, die festlegt, wer wir sind, wen wir lieben und wie wir kommunizieren. Diese Karte verzeichnet, wie diese Welt aussieht, was in ihr möglich ist und was nicht. Und als Erwachsene bewegen wir uns in der Welt mit Hilfe unserer Karte, ohne sie wesentlich zu verändern. Zuerst sind wir Kartenhersteller und dann Kartenbenutzer. Mit dieser Analogie verwende ich Julian Jaynes Bilder und Ideen aus seinem Buch *Der Ursprung des Bewußtseins.* Aber der Kartenhersteller und der Kartenbenutzer tun sehr unterschiedliche Dinge. In der Kindheit schaffen wir das Selbst, als Erwachsene benutzen wir es. Als Erwachsene bewahren wir aus Gewohnheit das Selbst, das wir vor langer Zeit entwickelten. Den Akt der Selbstschöpfung haben wir vergessen. Wir benutzen das Selbst, ohne es als veränderbar zu empfinden. Je mehr unsere Umwelt droht, das Selbst anzugreifen, desto mehr Energie verwenden wir darauf, es zu festigen. Aber es ist veränderbar. Alle unsere festen Anschauungen waren einmal neue und anzweifelbare Ideen. Alle unsere müden, alten Gewohnheiten waren einmal Experimente, Spiele, die wir ausprobiert haben, selbst diejenigen, die uns heute als unumstößlich erscheinen. Das Selbst was einmal frisch und flexibel. Wir tragen diese Möglichkeit der Neuschaffung immer noch in uns. Tief in uns bleibt der Schöpfer des Selbst erhalten. Das Kind, das Karten herstellt, ist immer noch ein Teil von uns. Seine Entwürfe existieren noch und können neu überprüft werden. Durch wachsende Sensibilität können wir Zugang zur Landkarte, zum Kartenhersteller und zur Möglichkeit der Veränderung gewinnen. Wenn wir den Weg zum Kern finden, stoßen wir dort nicht nur auf das erschaffene Selbst, sondern auch auf die schöpferische Kraft.

Für diese Wende nach innen, diese Selbsterforschung, benötigen wir spezielle Bedingungen und eine Anleitung sowie Zeit, Anteilnahme und Unterstützung. Um uns auf die innere Suche begeben zu können, brauchen wir innere Achtsamkeit und eine ruhige Haltung ohne jede Hetze. Anstrengung, Kampf, Ziel- und Leistungsorientiertheit erschweren die achtsame Aufmerksamkeit. Selbstentdeckung erfordert eine meditative Haltung. Sie können das Selbst nicht im Sturm erobern. Mit Gewalt kommen Sie nicht weiter, sondern bewirken nur, daß der Kartenhersteller sich in sein Versteck zurückzieht. Kartenbenutzer fechten Kämpfe aus. Wir haben keine Zeit, zu staunen und Neues zu erschaffen, wenn die Tore unter Belagerung stehen und das Selbst sich verteidigen muß. Nein! Um das Selbst zu erforschen, um nach innen zu gehen und die Verteidigungswälle und Schlachtfelder verlassen zu können, brauchen wir Frieden. Gewaltlosigkeit, Liebe, die Anwesenheit von Menschen, die uns unterstützen, eine andere Form von Mut – solch Segensreiches ist erforderlich. Nur dann traut sich das Selbst hervor, damit wir es kennenlernen und verändern können. Anders können wir das nicht bewirken.

Als Lebewesen haben wir die natürliche Fähigkeit, uns effizient zu organisieren. Effizienz ist ein Überlebenswert und fühlt sich gut an. Es scheint nur natürlich, daß ein Organismus sein Verhalten auf Effektivität und Ökonomie hin überprüft und die oberflächlichen, nutzlosen und überflüssigen Komponenten seines Handelns fallen läßt. Das gleiche gilt für uns. Wenn wir im Zustand innerer Achtsamkeit unser Handeln beobachten, unsere Bewegungen, Wahrnehmungen und Reaktionen verfolgen, werden wir automatisch besser in unserem Tun. Meisterschaft ist eine natürliche Folge von innerer Achtsamkeit. Die Arbeit von Moshé Feldenkrais beruht auf dieser Tendenz, uns – wenn wir die Möglichkeit dazu haben – auf effektivste Weise zu organisieren. Um Menschen beizubringen, sich besser zu organisieren, ließ Feldenkrais sie ein bestimmtes Bewegungsmuster ruhig und mühelos ständig wiederholen und stellte dabei manchmal Fragen, die der betreffenden Person halfen, bei ihrer Erfahrung zu bleiben. Durch diese Wiederholung, durch dieses Verweilen bei einer bestimmten Erfahrung, entdecken wir, was geschieht, werden uns der Einzelheiten unseres Handelns bewußt und werden dafür sensibel. Aus dieser Wachheit heraus entwickeln wir neue und mühelosere Bewegungsfolgen sowie ein neues Körperbild, das mit mehr Spaß und Lebendigkeit verbunden ist. Und damit wächst auch ein neues Selbstbild. Indem wir ein Bewegungsmuster bewußt wahrnehmen, wiederholen und abändern, machen wir uns klar, daß wir die Dinge auf unterschiedlichste Weise tun können, und entscheiden uns ganz natürlich und automatisch für die effektiveren, effizienteren und angenehmeren Möglichkeiten. Effektives Handeln und Gewahrsein ergänzen einander. Gewahrsein hilft Ihnen, effektiver zu handeln, und da die Dinge durch Effektivität gewöhnlich leichter werden, haben Sie mehr Zeit und Energie, gewahr zu sein. Dann kann sich ein Kreislauf entwickeln, in dem jeder Schritt den nächsten speist und Effektivität und Gewahrsein ständig zunehmen. In einer detaillierter ausgearbeiteten Form ist das der Sensibilitätskreis.

Die Grundlagen des Kreislaufs sind: Durch Gewahrsein, innere Achtsamkeit und Einsicht (Sammeln von Informationen) wird unser Handeln und damit natürlich unser Umgang mit einer Situation effektiver. Stellen Sie sich vor, Sie würden mit geschlossenen Augen herumspazieren. Wenn wir effektiver auf Dinge eingehen, führt das zu positiveren Ergebnissen wie mehr Stärkung, Befriedigung und Vergnügen. Die Befriedigung ermöglicht, unser Handeln abzuschließen, ganz gleich, auf welches Bedürfnis wir gerade eingehen. Das heißt, wenn ein Bedürfnis befriedigt ist, lassen wir unsere Anstrengung fallen. Durch diese Entspannung wiederum wächst das Potential für Gewahrsein – das Hintergrundrauschen nimmt ab. Weniger Lärm, mehr Sensibilität. Weniger Lärm, mehr Gewahrsein. Das ist der vollständige Kreis, vom Gewahrsein zum effektiven Eingehen auf Situationen zu Stärkung, Abschluß und dem Aufgeben unserer Bemühungen um eine neue, größere Wachheit.

Durch eine Atmosphäre des Staunens, des Experimentierens und der Offenheit wird Veränderung gefördert. Gewohnheit, die Trance des Alltagsbewußtseins und das intensive Anstreben eng gesteckter Ziele zerstören unser natürliches Potential für eine gesunde Neuorganisation. Eine verengte Aufmerksamkeit und schnelles Handeln sind zu gewissen Zeiten notwendig, wenn wir ein Ziel ohne Umwege erreichen wollen. Denken Sie beispielsweise an die Fahrt ins Krankenhaus, wenn bei einer Frau die Wehen einsetzen. Das ist nicht die richtige Zeit, um in aller Ruhe die eigenen subtilen Reaktionen zu untersuchen. Konzentrieren Sie sich auf das Fahren, und steuern Sie den Wagen sicher durch den Verkehr. Ja! Für diese Aufgabe sind Geschwindigkeit und fokussierte Aufmerksamkeit genau das richtige Werkzeug. Aber das Selbst können wir damit nicht erforschen. Dafür brauchen wir Zeit und ein entspanntes Sehen, das nicht vom Straßenverkehr beansprucht wird.

Sensibilität und emotionales Material

In meiner Diasammlung befindet sich das Bild eines enorm dicken Mannes, der in einer ruhigen Straße am späten Nachmittag allein an einem kleinen, zarten blühenden Baum vorübergeht. Früher bin ich mit meiner Kamera auf die Jagd nach »freilebenden« Charaktertypen gegangen. Der dicke Mann war einer meiner besten Schnappschüsse. Er wird gut 180 kg wiegen und ist von den Knien bis zu den Ohren rund wie ein Kürbis, der auf seinem schmalen Stiel steht. Er hat etwas sehr Schönes – er ist völlig ausbalanciert. Es sieht aus, als schwebe er über die Straße. Dieser 180 Kilo schwere Körper bewegt sich so leicht, anmutig und mühelos wie der einer Ballerina. Der Mann scheint scheu zu sein und geht schnell, als ob er nicht gesehen werden wolle. Er und der Baum sind völlig gegensätzliche Beispiele für Anmut. Ich bin jedesmal wieder erstaunt, wenn ich ihn sehe, festgehalten in diesem wunderschönen Augenblick. Diese Zartheit und Leichtigkeit, die Art und Weise, wie er zu schweben scheint. Er ist vorzüglich im Gleichgewicht. Und das muß er auch, denn es ist die einzige Möglichkeit, so viel Gewicht zu tragen, ohne umzufallen.

Diese Notwendigkeit, im Gleichgewicht zu sein, lehrte mich etwas über Erfahrung. Um tiefe Erfahrungen zu machen, müssen Sie im Gleichgewicht sein. Wenn das nicht der Fall ist, überwältigt Sie jede Erfahrung bei etwas Sensibilität. Wenn die Sensibilität in der Therapie zunimmt, führt jedes Ungleichgewicht dazu, daß unser Prozeß aus der Bahn gerät oder in ein emotionales Chaos abgleitet. Indem wir uns mit diesem Chaos aufrichtig und mutig auseinandersetzen, lernen wir, wieder auf die Füße zu kommen. Damit wächst unsere Fähigkeit, selbst unter der schweren Last unseres Menschseins klar, aufrecht und anmutig zu bleiben.

Meine Vorstellungen davon, wie wir zu den tieferen Anschauungen von Menschen gelangen können, sind denkbar einfach. Wenn wir uns entspannen, behutsam und bewußt auf die gegenwärtige Erfahrung fokussieren, nimmt die Sensibilität zu, und die Versuche, die Erfahrung zu bewältigen, weichen allmählich dem Akzeptieren all dessen, was auftaucht. An einem gewissen Punkt dieses Prozesses werden wir so sensibel, daß die Erfahrung intensiv und emotional wird. So lange wir klar und im Gleichgewicht sind, tritt dieses emotionale Material zwangsläufig zutage. Das können wir nur vermeiden, wenn wir angespannt und damit unsensibel bleiben oder unsere Wahrnehmung auf etwas anderes verlagern. Wir alle benutzen diese beiden umfassenden Strategien, um Erfahrungen zu verkleiden. Diese Mechanismen stellen unsere Abwehr dar. Wir fixieren uns auf etwas anderes, haben einen anderen Sender eingestellt, der den Schmerz oder ähnliches in den schattigen Hintergrund drängt, oder wir werden sehr laut und betäuben damit unseren Körper und unseren Geist. Die Barrieren gegen Sensibilität bestehen aus Lärm und Ablenkung. Um Anschauungen, Erinnerungen und Gefühle auf einer Erfahrungsebene zu erreichen, die wir nur schwer ertragen können, hilft der Therapeut dem Klienten, sensibler zu werden. Natürlich können wir entspannt bleiben, ohne etwas durchzuarbeiten, aber nicht, wenn wir zulassen, daß Erfahrungen ungehindert auftauchen und wir bei ihnen bleiben. Eine hohe Sensibilität und Offenheit für die Erfahrung führen auf ganz natürlichem Wege zu dem emotionalen und spirituellen Wachstum, das noch vor uns liegt. Der Sensibilitätskreis ist eine Möglichkeit, die Sensibilität genau für diese Zwecke zu erhöhen.

Die Phasen

Der Kreis besteht aus vier Phasen, und jede entspricht einer bestimmten Barriere.

Phasen	*Barrieren*
Entspannen, Neuorientieren	Abschluß
Klarheit	Einsicht
effektives Handeln	Handeln
Befriedigung	Stärkung

Zunächst gibt es einen Ort, an dem wir uns entspannen, uns unserer äußeren Sorgen entledigen und zulassen, daß Geist und Körper sich neu orientieren. In dieser Phase schließen wir eine Sache ab und öffnen uns für die nächste, wobei wir zulassen, daß das, was als nächstes geschehen will, in unser Bewußtsein tritt. Dieser Schritt ist passiv und geht einher mit einer Offenheit für organische Bedürfnisse. Angenommen Sie haben den ganzen Tag lang gearbeitet. Sie hören auf, entspannen sich und stellen fest, daß Sie einen Bärenhunger haben. Sie schließen deshalb ab, was Sie gerade tun, und erlauben dem nächsten Bedürfnis oder der nächsten unerledigten Angelegenheit, in Ihr Bewußtsein zu treten. Damit Erfahrungen wie Hunger, Einsamkeit oder Schmerz erst gar nicht aufkommen, sorgen Menschen aber auch oft dafür, daß bestimmte Aktivitäten niemals zum *Abschluß* gelangen. Sie fixieren sich auf etwas und meiden die Entspannung und Neuorientierung, bei der die schmerzliche Erfahrung spürbar würde. Diese Art des Vermeidens bezeichnen wir als Abschlußbarriere.

Haben wir abgeschlossen, uns entspannt und die neue Erfahrung lange genug wach betrachtet, klärt sie sich, und das heißt, wir gewinnen Klarheit. Manchmal kommt diese Klarheit ganz plötzlich nach einer Phase der Verwirrung, und zwar in Form von *Einsicht*. So wie Hunger sich meldet, nachdem eine Arbeit erledigt ist, kann der Person als nächstes klarwerden: »Ich möchte gern einen Thunfischsalat essen.« Wenn wir sensibel genug sind und lange genug bei einer Erfahrung bleiben, kann sie sich immer präziser entfalten. Wir haben nicht nur Hunger, sondern wissen auch worauf. (Der Sensibilitätskreis bezieht sich ebenso sehr auf das Wissen, was wir essen, wie wir stehen oder uns bewegen wollen, wie auch auf die emotionale Verarbeitung.) Wir verweilen so lange bei einer Erfahrung, bis wir genügend Informationen gesammelt haben, um sie zu klären. Das ist nicht besonders aufwendig. Wie beim Meditieren geht es darum, zu verweilen und die Kanäle offen zu halten. Und doch ist diese Offenheit vorsätzlich und gewollt, ein Beobachten und Annehmen. Was die Psychotherapie wirklich effektiv macht, sind all die Techniken, die wir anwenden, um Menschen zu helfen, bei ihrer Erfahrung zu bleiben. Die Zeit hilft automatisch, Erfahrungen zu klären und auszuweiten. Wenn wir bei einer Erfahrung verweilen, enthüllt sie immer mehr Informationen, und daraus entwickeln sich Einsicht und Verständnis. Die Gewohnheiten, die vermeiden, daß wir Informationen sammeln und Klarheit erreichen, werden als Einsichtsbarrieren bezeichnet.

Wird die Situation erst einmal klar, ist die Person bereit, in irgendeiner Form darauf einzugehen und zu handeln. Hat sie zugelassen, daß die Situation sich klärt, ist ihr *Handeln* effektiver. Sie geht nicht hin und kauft sich eine Pizza, wenn sie eigentlich Miso-Suppe essen möchte. Sie macht keine dummen Fehler. Ihr Eingehen auf eine Situation steht im Einklang mit der Wirklichkeit. Ihr Handeln ist angemessen und sinnvoll. Keine Sackgassen. Gewohnheiten, die verhindern, daß wir vorsätzlich und bewußt handeln, nennen wir Handlungsbarrieren.

Wenn wir uns über unsere Bedürfnisse und Wünsche im klaren sind, ist unser Handeln viel effektiver und effizienter. Wir gelangen zu besseren Resultaten, erfahren mehr *Stärkung* und Befriedigung. Wir bekommen, was wir wollen und brauchen. Gewohnheiten, die uns daran hindern anzunehmen, was wir brauchen, werden als Stärkungsbarrieren bezeichnet. Bekommen wir hingegen, was wir brauchen, können wir uns besser entspannen. Wenn ein Mensch schließlich hat, was er braucht, läßt er einen tiefen Seufzer ertönen. Er gibt seine Bemühungen auf und entspannt sich. Er schließt die Tätigkeiten ab, mit denen er die Befriedigung seiner Bedürfnisse verfolgte. Diesen Vorgang nennen wir »zum *Abschluß* kommen«. Gewohnheiten, mit denen wir diesen Abschluß vermeiden, heißen Abschlußbarrieren. Wenn wir etwas abschließen, können wir uns neu orientieren, uns mehr entspannen, mehr Klarheit gewinnen und effektiver handeln, und das wiederum stärkt uns, und so geht es weiter im Kreis. Ist der ganze Kreis durchwandert, wird Klarheit zu Weisheit, Effektivität zu Meisterschaft und völliger Zuversicht, Stärkung und Befriedigung werden zu Glückseligkeit und Erfüllung und Entspannung zu einem tiefen inneren Frieden. Der Kreis kann einen ganzen Lebensweg oder ein momentanes Handeln darstellen.

Barrieren und Charakter

Die *Einsichtsbarriere* blockiert eingehende Informationen. Diese können von der sinnlichen Ebene aufwärts bis zur Ebene des Verständnisses oder der Einsicht blockiert werden. Es gibt Menschen, die es vermeiden, bestimmte Dinge über sich oder die Welt zu sehen. Das gilt vor allem für Menschen in einem sensibel-zurückgezogenen Charakterprozeß. Für sie gibt es Wahrheiten, die zu schmerzlich sind, um erinnert oder betrachtet zu werden. Einige Erfahrungen, wie schwerer Kindesmißbrauch, waren für sie überwältigend, und sie möchten nicht, daß diese ins Bewußtsein treten. Sie haben aus diesen Erfahrungen den Schluß gezogen, daß das Leben hart und bedrohlich ist, und auch wenn sie sich an ihre Erfahrungen nicht erinnern, steht ihnen diese »Tatsache« deutlich ins Gesicht geschrieben.

Die Folge ist, daß sich Menschen mit Einsichtsbarrieren aus dem Kontakt zu anderen und zu ihren eigenen Körperempfindungen zurückziehen. An der Einsichtsbarriere vermeiden sie Bilder, Erinnerungen, Situationen und/oder Gedanken, die schmerzliche oder sogar schreckliche Gefühle und Erkenntnisse mit sich bringen könnten. Sie blockieren also ihr Sehen, Fühlen, Wissen, Verstehen und den Kontakt zu anderen. Sie schauen weg. Wenn sie unter emotionalem Streß stehen, legen sie sich die Hände vor die Augen oder kneifen die Augen zusammen. Es kann sein, daß sie Sehprobleme haben. Oft konzentrieren diese Menschen sich völlig auf etwas sehr Emotionsloses wie beispielsweise Computer. Häufig arbeiten sie lieber allein als mit anderen zusammen. Der Kontakt zu anderen fällt ihnen schwer, und sie fühlen sich dabei unbeholfen. Sie sind schüchtern und leicht in Verlegenheit zu bringen. Wie auch Sheldons ektomorpher Typ, dessen Körperform sie mit Vorliebe anzunehmen scheinen, bevorzugen sie gedämpftes Licht, kleine Räume und geschlossene Türen. Heutzutage tragen einige von ihnen den ganzen Tag über Kopfhörer und lassen sich mit lauter Musik berieseln. Auch wenn sie als Teil dieses ganzen Prozesses die sinnliche Erfahrung blockieren, ist es grundsätzlich die Bedeutung ihrer Erfahrung, der sie aus dem Weg gehen. Sie wollen sich nicht daran erinnern und erkennen, wie ungeliebt und ungewollt sie sich fühlen, wie schwer sie mißhandelt wurden. In einer Untersuchung von über 1 000 Fällen von multipler Persönlichkeitsstörung bestand die gemeinsame Geschichte der Probanden offensichtlich in schwerem Kindesmißbrauch. (Von dieser Untersuchung berichten Judith Hooper und Dick Teresi in ihrem Buch *Das Drei-Pfund-Universum.*)

Wenn Sie mit Menschen an der Einsichtsbarriere arbeiten, helfen Sie ihnen, die schmerzlichen Erinnerungen auszusperren und ihnen das Gefühl zu vermitteln, daß es in Ordnung ist, das zu tun; und zwar so lange, bis sie bereit sind, sich die Vergangenheit anzuschauen und sie zu verstehen. Wenn sie so weit sind, gestalten Sie die Situation so erträglich und sicher wie möglich, damit sie den Kampf mit diesen Erkenntnissen aufgeben, sie hereinlassen und integrieren können. Wenn jener lange Kampf vorbei ist, sind diese Menschen schließlich frei, sich selbst zu erkennen, sich hier in dieser Welt zu bewegen, in Kontakt zu ihrer eigenen physischen und emotionalen Realität und zu der von anderen. Sie lernen, Ihnen in die Augen zu schauen und sich wohl zu fühlen.

Sie können offen für Informationen und Einsichten sein und trotzdem die nächste Phase blockieren – zu handeln, in irgendeiner Weise auf Situationen einzugehen. Das ist die *Handlungsbarriere*. Es gibt Menschen, die schon früh ermahnt wurden: »Mach bloß nichts falsch!« Von klein auf hat man ihnen Vorwürfe gemacht, und so entwickelten sie entsprechende Schuldgefühle. Ihre beste Antwort auf diese Situation war, gar nicht zu handeln. Sie machten die Erfahrung, daß es leichter und klüger ist abzuwarten, bis der Sturm vorbeigezogen ist. Sie wurden Experten im Verzögern oder Erdulden. Diese Gewohnheiten gehören zum leidend-aushaltenden Charakterprozeß. Menschen in diesem Prozeß haben starke Handlungsbarrieren. Es fällt ihnen sehr schwer, auf Situationen einzugehen. Sie haben das Gefühl, handeln zu wollen, können es aber nicht. Eine Seite von ihnen möchte keine Verantwortung übernehmen. Sie profitieren von der Opferrolle. Die Frustration und Vereitelung der Ziele anderer ist die einzige Form von Sieg, die sie sich vorstellen können. Daß sie selbst Ziele haben könnten, scheint ihnen gar nicht in den Sinn zu kommen. Ihre eigenen Antworten auf das Leben und ihre Verantwortung werden unter den Teppich gekehrt.

Diese Menschen verrennen sich schnell. Wenn man sie drängt, erstarren sie zu Stein. Die therapeutische Aufgabe besteht in diesem Fall darin, ihnen das Gefühl zu vermitteln, daß es sicher ist zu handeln. Ich vermeide es, sie zu irgend etwas bewegen zu wollen. Statt dessen helfe ich ihnen, sich zurückzuhalten. Tatsächlich halte ich sie manchmal körperlich fest, während sie jene Seite in sich mobilisieren, die sich frei bewegen möchte. Auf diese Weise helfe ich ihnen, sich sicher zu fühlen, so daß sie sich ausdrücken können. Das hilft ihnen zu erkennen, daß sie sich bewegen und ausdrücken *wollen*, und einen Geschmack davon zu bekommen, wie sich das anfühlt. Diese Prise Freiheit wird Teil des Wissens darum, daß sie die Verantwortung wert ist.

Die nächste Barriere im Kreis ist die *Stärkungsbarriere*. Manche Menschen haben es sich zur Gewohnheit gemacht, die für sie bestimmte Unterstützung und Stärkung wegzustoßen. Obwohl sie sich dringend Hilfe wünschen, befürchten sie, daß ihnen Zuwendung sofort wieder genommen wird. Sie haben auch Angst vor ihren eigenen Sehnsüchten. Sie sehen vor sich das Bild einer grauen Zukunft, in der sie alleingelassen werden, kraftlos, ohne Hilfe, Liebe, Freunde oder finanzielle Mittel. Das treibt sie dazu, sich dringend alle mögliche Unterstützung und Bestätigung zu wünschen, sie dann aber abzulehnen, weil es sie zu sehr ängstigt, Hilfe anzunehmen oder daran zu glauben.

Dieser schreckliche Konflikt ist das Hauptmerkmal des abhängig-gewinnenden Prozesses. Langfristig führt er zu Depression. Die Gewohnheit, Stärkung zu mißtrauen und sie abzunehmen, wirkt schwächend und löst auf emotionaler Ebene schließlich einen Zusammenbruch aus; ebenso würde eine solche Verweigerung auf physischer Ebene zu einem Zusammenbruch und schließlich zum Tod führen. Die betroffenen Menschen sind davon überzeugt, daß sie immer nur für kurze Zeit bekommen, was sie brauchen und wollen. Sie vertrauen nicht wirklich, daß Sie ihnen weiterhin etwas geben werden. Sie zweifeln an Ihrer Ernsthaftigkeit. Ihre Gedanken kreisen ständig um Vorstellungen von Entbehrung und Armut.

Deshalb arbeite ich daran, das anzunehmen und zu nutzen, was für sie da ist. Ich helfe ihnen zu sehen, in welchem Teufelskreis sie gefangen sind, und gewähre ihnen nur so viel Unterstützung, wie ihnen glaubhaft erscheint. Nur kleine Portionen, damit sie sich daran gewöhnen können – wie ein Mensch, der nach langem Fasten wieder zu essen beginnt. Ich helfe ihnen auch zu lernen (um Blakes schöne Worte zu benutzen), »die Freude in dem Augenblick zu küssen, in dem sie vorüberfliegt«.

Und schließlich kommen wir zur *Abschlußbarriere*, die Teil des arbeitsam-überfokussierten oder rigiden Prozesses ist. Hier liegt die Schwierigkeit darin loszulassen, ganz gleich was. Ob Ideen oder Pläne, Situationen, Gedanken, Beziehungen, Aufgaben, Loyalitäten oder was auch immer – Menschen mit einem rigiden Prozeß fällt es schwer zuzulassen, daß Dinge zum Abschluß kommen. Diese Menschen wurden für ihre Beharrlichkeit belohnt: äußerlich durch die Eltern und innerlich in Form einer gestärkten Selbstachtung. Als Kind bekamen sie von ihren Eltern nicht die bedingungslose Liebe, auf die Kinder ein Recht haben; die Liebe, die zum starken Fundament eines Selbstwertgefühls wird, das nicht von Leistungen abhängig ist. Sie haben also gelernt, wie sie Emotionen und Beziehungen aus dem Weg gehen können, indem sie sich immerzu mit irgend etwas beschäftigen.

Dieser Prozeß hängt eng mit den metabolischen Auswirkungen sympathikotoner Innervierung zusammen. Es ist, als wären Handeln und Fokus dieser Menschen festgeschraubt. Sie haben große Schwierigkeiten, sich zu entspannen. Sie möchten alles ständig noch einmal überprüfen. Sie wollen sich vergewissern. Sie möchten nach Hause zurückkehren und nachschauen, ob alle Fenster geschlossen sind. Sie stellen gern Listen zusammen. Traditionell werden sie als Phalliker bezeichnet. Es fällt ihnen schwer, sich zu entspannen und sich neu zu orientieren, ein Projekt aufzugeben und ein anderes auf sich zukommen zu lassen. Sie bleiben geschäftig. Wenn Emotionen zu stark für sie werden, flüchten sie sich ins Handeln. Denn so lange sie beschäftigt, in Bewegung und auf etwas anderes fokussiert sind, brauchen sie Bedürfnisse, Sehnsüchte und Schmerzen nicht stärker zu spüren.

In rigiden Prozessen versuche ich zu vermeiden, daß ich mich ebenfalls mobilisiere und die Therapiesitzung in eine Suche nach Problemlösungen umwandle. Die Mobilisierung selbst ist nämlich das Problem. Wenn diese Menschen das Gefühl haben könnten, daß mit ihnen alles in Ordnung ist, würden sie sich entspannen und das Leben genießen; sie hätten nicht den Drang, etwas »Großartiges zu vollbringen«, damit sie schließlich doch noch jene Liebe bekommen, die eigentlich ihr Geburtsrecht ist. Solchen Menschen bringe ich bei, sich zu entspannen, zuzulassen, daß sich ihr Herz öffnet in dem Vertrauen, daß es liebevoll angenommen wird. Ich helfe ihnen, ein Selbstwertgefühl zu entwickeln, das nicht von Leistungen abhängig ist. Ich unterstütze sie darin, eine lange, frustrierende Suche nach der Liebe ihrer Eltern, die allzu menschliche Grenzen hatten, zu beenden.

Sensibilität und Feldenkrais-Arbeit

Die Arbeit von Moshé Feldenkrais hängt sehr stark mit Sensibilität zusammen. Er nannte sie *Bewußtheit durch Bewegung*. Feldenkrais zeigte Menschen (unter denen einige lähmungsähnliche Symptome hatten), wie man sich effektiv bewegt. Er brachte ihnen beispielsweise bei, einen Arm so zu bewegen, daß er ein Glas Wasser zum Mund führen konnte – obwohl ihnen das vorher nicht möglich gewesen war. Viele Menschen geraten bei dem Versuch, die Feldenkrais-Arbeit zu verstehen, in Verwirrung, weil sie ihnen letzten Endes als zu simpel erscheint. Er nutzte nicht nur Bewußtheit, um Bewegung zu erforschen; er setzte auch Bewegung ein, um Bewußtheit zu erzeugen. Er schuf ein präziseres Körperbild, eine Wachheit für den Körper, die präzise Bewegungen möglich macht. Zunächst führte er die Bewegung für den Klienten aus und wiederholte sie ständig. Er bewegte den Arm. Er sagte der Person, daß sie zuerst dies, dann das tun müsse, dann die Schulter bewegen usw. Er lehrte aber nicht mit Worten, sondern unterrichtete das Nervensystem über das Erleben der Bewegung. Er geleitete den Klienten in kleinen Schritten durch die Bewegung. Er wiederholte Bewegungsabläufe zwanzig-, dreißig- und manchmal sogar fünfzigmal, bis sie dem Klienten bewußt waren. Wenn eine Bewegung bewußt wird, können wir sie vollziehen. Wir erforschen Bewegung mit Bewußtheit, und Bewegung erzeugt Bewußtheit. Diese Form der gegenseitigen Beeinflussung finden wir bei sämtlichen organischen Systemen.

Laut Moshé Feldenkrais hatten einige der Menschen mit den geschilderten Symptomen niemals ein deutliches Bild davon entwickelt, wie eine präzise, mühelose Armbewegung aussieht; und zwar weil sie die Bewegung aufgrund einer Rückgratslähmung nie häufig genug hatten wiederholen können, um dem Nervensystem zu vermitteln, wie sie vonstatten ging. Sie konnten also nicht zu der entsprechenden Bewußtheit gelangen. Der Arm bewegte sich einmal in die eine Richtung und gleich darauf in die andere. Die Bewegung war nie konsistent genug. Das Hintergrundrauschen im System war zu laut, um ein deutliches Signal zu empfangen. Es gab niemals eine Chance, die Bewegung zu erlernen. Das unbeholfene Bemühen erzeugt Bewegungen voller Lärm. Feldenkrais sagte, daß wir etwa zwanzig sorgfältige Wiederholungen brauchen, um uns eine neue Bewegung zu Bewußtsein zu bringen und sie willkürlich vollziehen zu können. Diese Menschen hatten nie Gelegenheit gehabt, eine Bewegung zwanzigmal zu wiederholen. Also gab Feldenkrais ihnen diese Chance. Und tatsächlich erlernten sie die Bewegung. Sie entwickelten genügend Bewußtsein, um die Bewegung zu spüren, wußten dann eindeutig, wie sie sich anfühlte, und konnten sie ausführen. Bewußtheit durch Bewegung und Bewegung durch Bewußtheit. Diese Macht der gegenseitigen Durchdringung hat etwas Schönes und Ehrfurchtgebietendes.

Ohne diese Rückkoppelung sind Verbesserungen nicht möglich. Wenn Sie nicht sehen, wie es Ihnen geht und wie gut oder schlecht es Ihnen geht, kann es Ihnen auch nicht besser gehen. Innerlich achtsam zu sein heißt, Feedback zu nutzen; aufmerksam zu sein, heißt zu lernen, das Leben zu meistern und in Harmonie mit Ihrer Umgebung zu leben.

Manchmal nehme ich an einem kalten Tag ein Jacuzzi-Bad im Freien. Während ich in dem dampfenden Wasser einweiche und mich von den Wasserstrahlen aus den Düsen massieren lasse, gehe ich mit der Nase unter Wasser, so daß meine Augen gerade noch über den Wasserspiegel schauen. Dann beobachte ich, wie die Luftbläschen platzen. Bei jedem Bläschen, das platzt, fliegt ein winziger Wassertropfen in die kalte Luft. Und jeder Tropfen beschreibt unabänderlich den Weg einer Parabel. Milliarden von Bläschen platzen in Jacuzzi-Bädern überall auf der Welt, und jedes bewegt sich in Form einer Parabel. Jede kurvt zum Himmel und fällt wieder zurück.

Das erinnert mich an ein Gedicht von Robert Frost mit dem Titel »Das Seidenzelt«. In einer Zeile ist die Rede von seinem »Mittelpfosten aus Zedernholz, seiner Zinne, die zum Himmel strebt und von der Festigkeit der Seele kündet.« An diesem Morgen meditierte ich, und nach einer Weile konnte ich diese Ausrichtung in meinem Körper spüren, konnte spüren, wie das System zum Himmel strebt. Mir wurde klar: Es gibt diesen Impuls, diese Tendenz, dieses Streben nach oben. Wir versuchen, dorthin zu gelangen. Wir sind nicht völlig aufgerichtet. Wir ducken uns immer noch unter unseren Lasten und Ängsten. Aber wir bewegen uns in diese Richtung. Das ist unsere Natur, Teil unserer Liebesgeschichte mit der Schwerkraft. Und das Zurückfallen ...

Durch den Tod, sagt Gregory Bateson, kann die Spezies ihre Datenbanken aufbereiten. Er ist Reinigung, ein neues Beginnen, Mit dem Tod des einen schafft die Natur Raum für den nächsten. Die Spezies spielt dieses Spiel, nicht der Einzelne. Mit dem Tod schließen wir ab und orientieren uns neu, genauso wie wir in der Kindheit Wissen und Einsicht gesammelt und als reife Menschen gelernt haben, Verantwortung zu übernehmen und effektiv zu handeln. Und unsere letzten Jahre werden hoffentlich von dem befriedigenden Gefühl erfüllt sein, daß wir unser Leben bewußt gelebt haben.

16

Die gewohnheitsmäßige Unterbrechung von Erfahrung: Barrieren und Charakterprozeß

In jeder Phase des Sensibilitätskreises gibt es Möglichkeiten, die Entwicklung der Sensibilität zu blockieren. Wenn dieses Blockieren zur Gewohnheit wird, bezeichnen wir es als Barriere. Im vorigen Kapitel wurden die verschiedenen Formen von Barrieren bereits kurz erläutert. Die folgenden Ausführungen veranschaulichen, wie die entsprechenden Barrieren den jeweiligen Charakterprozeß beeinflussen bzw. an seiner Entfaltung hindern.

Der Sensibilitätskreis ist ein Prozeß, und Barrieren unterbrechen diesen Prozeß und verhindern, tiefer in die Erfahrung hineinzugehen. Gewohnheiten an den Barrieren stören die natürliche Entfaltung des Kreises. Die Gewohnheiten an der Abschlußbarriere verhindern den Abschluß eines Prozesses und die Neuorientierung auf den nächsten. Gewohnheiten an der Einsichtsbarriere blockieren das Aufnehmen von Informationen.

Manche Menschen möchten bestimmte Dinge nicht sehen oder begreifen. Sie ziehen es vor, nicht damit in Kontakt zu kommen. Sie schauen Ihnen nicht ins Gesicht. Unter Streß geraten sie in Verwirrung und ziehen sich zurück. Sie gehen der Klarheit aus dem Weg. Wenn sie versuchen, sich zu entspannen, erstarren sie. Ihre Erfahrung birgt etwas so Schreckliches, daß sie es nicht wissen wollen. Vielleicht denken sie, daß bei ihnen etwas völlig im Argen liegt. Die Folge ist, daß sie den realen Kontakt zu ihrem Inneren und zur Außenwelt vermeiden. Dadurch schrumpft ihr Lebensraum stark zusammen.

Andere Menschen sehen klarer oder ganz klar, haben aber Gewohnheiten entwickelt, die sie daran hindern zu handeln. Sie fühlen sich festgefahren, steckengeblieben, schwer, dumm und unbeweglich. Und hoffnungslos. Sie haben das Gefühl, nichts gegen diesen Zustand tun zu können. Wenn Impulse aufkommen, sagt eine innere Stimme: »Nein! Tu das nicht! Du könntest jemanden verletzen. Du wirst wieder einen Fehler machen!« Diese zur Gewohnheit gewordenen Verbote verhindern jede Freude und Spontaneität. Wenn sich Impulse anbahnen, legen sich Menschen mit dieser Barriere selbst Schraubzwingen an. Sie bremsen sich. Je mehr Sie sie drängen, desto unwilliger reagieren sie. Als Kinder konnten sie sich nur behaupten, ihre Stärke leben oder ihren Lebensgeist schützen, indem sie Widerstand leisteten. Sie haben sich deshalb verstrickt in das Verhaltensmuster »Ich bin mir nur treu, wenn ich Widerstand leiste oder gar nichts tue«. Durch Zwang können Sie bei solchen Menschen gar nichts erreichen. Wenn sie ahnen, daß Sie etwas von ihnen wollen, verschließen sie sich automatisch. Sie haben keine Möglichkeit, mit dem, was sie als Druck oder Verantwortung empfinden, anders umzugehen.

Es gibt auch Menschen, die sich dem einsamen Pfad verschrieben haben, alles allein machen zu müssen. Sie erwarten keine kontinuierliche Unterstützung und keine Stärkung. Für sie ist die Welt ein verlassener Ort, wo man auf niemanden zählen kann. Wenn Sie ihnen Stärkung anbieten, weisen sie diese zurück. Sie glauben, daß irgend etwas damit nicht stimmt, und verweigern sich. Die Folge ist, daß sie niemals Befriedigung erleben. Sie gehen der Möglichkeit, Stärkung anzunehmen oder auch nur angeboten zu bekommen, aus dem Weg, weil sie sich nicht damit auseinandersetzen wollen, sie wieder zu verlieren. Wenn wir erhalten, was wir uns ersehnten, kann man es uns wieder abnehmen. Bekommen sie, was sie wollen, ruft das bei ihnen Angst hervor.

Natürlich gibt es auch jene, die immer aktiv bleiben, obwohl sie schon längst hätten aufhören und darauf warten sollen, daß sich eine neue Situation entfaltet. Mit dieser Gewohnheit verhindern sie Spontaneität und behalten die Kontrolle. Indem sie die psychische und physische Anspannung ständig aufrechterhalten, verhindern sie jedes Anwachsen von Sensibilität. Diese Menschen betrachten die Welt als Problem, das mit Kraftaufwand und Anstrengung gelöst werden muß, als einen Ort, wo Liebe und Zuwendung durch Leistung errungen werden.

Wir könnten bei der Arbeit so vorgehen, daß wir uns kontinuierlich auf dem Sensibilitätskreis bewegen, die Sensibilität erhöhen und zu Erfahrungen gelangen. Die Therapeutin oder der Therapeut helfen dem Klienten, sich zu entspannen, sorgen für irgendeine Form der Stärkung oder unterstützen ihn in seinem Ausdruck. An der Handlungsbarriere stoßen wir auf die Themen Sicherheit und Verantwortung. Der Therapeut arbeitet darauf hin, das Handeln sicher zu gestalten, indem er den Klienten darin unterstützt, sich auszudrücken, oder indem er den Ablauf verlangsamt, so daß der Klient willkürlich und real handeln kann. An der Einsichtsbarriere besteht die Aufgabe darin, Kontakt aufzunehmen. An der Stärkungsbarriere helfe ich den Menschen zu erforschen, wie sie auf Stärkung reagieren. So können sie begreifen, daß sie genau jene Stärkung von sich stoßen, die sie sich am dringendsten wünschen. Dann zeige ich ihnen, wie sie über ihre Ängste hinausgehen und Stärkung annehmen können. An der Abschlußbarriere bringe ich Menschen bei loszulassen, empfänglich zu werden und ihre hektische Aktivität aufzugeben. Sämtliche Techniken an den Barrieren sind Teil der therapeutischen Strategie und stellen verschiedene Möglichkeiten dar, mit den jeweiligen Charakterprozessen umzugehen.

Wir können die Barrieren aus unterschiedlichen Blickwinkeln betrachten. Oft sind sie Indikatoren für das Kernmaterial und die Charakterprozesse. Jeder Charakterprozeß birgt sein eigenes spezifisches Kernmaterial und tendiert dazu, das Verhalten um bestimmte Dispositionen und Stärken herum auf eine ganz spezielle Weise zu gestalten. Die Blockierung der Sensibilität sieht bei jedem Charakterprozeß anders aus. Im Verlaufe der verschiedenen Therapiephasen zeugen Schwierigkeiten, denen wir begegnen (beispielsweise durch die Herstellung von Kontakt oder das Zugangschaffen), von einem bestimmten Charakterprozeß, der in Aktion tritt. So existiert zum Beispiel ein Zusammenhang zwischen Kontaktproblemen und dem sensibel-zurückgezogenen Prozeß, zwischen dem Zugang zu innerer Achtsamkeit und den leidend-aushaltenden und den täuschenden Prozessen, zwischen der Sperre gegen Stärkung und dem abhängig-gewinnenden Prozeß sowie zwischen dem Abschluß und den expressiven und arbeitsamen Prozessen.[1] Der jeweilige Charakterprozeß benutzt nicht nur eine bestimmte Barriere. Vielmehr setzen die verschiedenen Prozesse die einzelnen Barrieren unterschiedlich ein und zeichnen sich am deutlichsten an ein oder zwei dieser Barrieren ab.

Außerdem beinhaltet jede Barriere ein Ausbalancieren von gegensätzlichen Tendenzen. An der Einsichtsbarriere ist das zum Beispiel die Balance zwischen Kontakt und Rückzug. Das Ausgleichen von Gegensätzen ist in der Natur das am häufigsten benutzte Organisationsprinzip. Einige Beispiele dafür wären die beiden Geschlechter, der sympathische und der parasympathische Zweig des Autonomen Nervensystems und die positiv und negativ geladenen Teilchen des Atoms. Dieses dynamische Zusammenwirken der Gegensätze ist im Universum primärer Bewegungsanstoß und Energieerzeuger. Figur und Hintergrund definieren, enthüllen und beleben einander. Am eindrucksvollsten ist das vielleicht im Yin- und Yang-Symbol dargestellt. Mißlingt die behutsame Integration einer der zentralen Lebensfunktionen, agieren sie konfliktträchtig, so wie der Ausfall einer Ampel auf einer belebten Kreuzung ein Verkehrschaos hervorrufen kann.

Ein Mensch mit starken Konflikten hat eine Disposition zu einer bestimmten Form des Handelns; das heißt, er *reagiert* eher auf das Leben, als darauf einzugehen. Die Disposition zum Rückzug ist Teil des sensibel-zurückgezogenen Prozesses. Impulsivität und schnelle Reaktionen sind typisch für den täuschenden Prozeß, und die gegenteilige Disposition, nämlich zu verzögern, gehört zum leidend-aushaltenden Prozeß. Barriereverhalten ist schmerzlich, zerstörerisch, extrem und beharrlich. Funktionen, die nicht integriert werden, wuchern ins Extrem und erstarren dort. Der Rückzug im sensibel-zurückgezogenen Prozeß zum Beispiel beläßt den Menschen in der verzweifelten Situation, keinen Kontakt herstellen zu können; er findet keinen Zugang zu den Informationen, die wir über einen gelungenen Kontakt gewinnen. Die Folge ist, daß er seine Versuche, sich an andere zu wenden, abbricht oder dabei so ungeschickt vorgeht, daß Kontakte häufig mißlingen oder zu Verletzungen führen und damit Grund für einen weiteren Rückzug liefern. Jede Barriere weist solche Kreisläufe auf.

Die Barrieren dienen dann als Abwehr gegen Verletzungen, Trennungen, Verlust, Versagen usw. Sie setzen Sensibilität herab und lenken ab von schmerzlich besetzten Bereichen. Das beginnt in unserer Kindheit, in der wir äußerst verletzlich sind, und setzt sich fort in unserem Erwachsenenleben – dort haben wir uns dann daran gewöhnt, mit uns selbst kaum oder gar nicht in Kontakt zu sein.

Die Einsichtsbarriere

Die Geburtserfahrung und die Qualität des Kontakts zur Mutter und zur Umgebung in den ersten Tagen, Wochen und Monaten sind entscheidend. Das Kleinkind kennt keine symbolische Zufriedenheit; die kommt erst später. Für dieses kleine Wesen besteht die Welt aus Empfindung und Gefühl. Die Sensibilität und Fürsorge der Mutter kann dem Kind all das geben, was es braucht, um sich in diese Welt zu integrieren. Ist seine Welt unangenehm oder schmerzlich, zuckt das Kind zurück und verschließt sich, so gut es kann. Ist die Mutter ängstlich, besorgt, gewalttätig oder unsensibel, entwickelt das Kind mit ziemlicher Sicherheit eine Einsichtsbarriere. Es kann aber auch ein Bedürfnis nach zu viel Kontakt zeigen. Die Mutter ist für das Kind gewöhnlich der sicherste, wärmste, attraktivste Ort, und jede Trennung von ihr kann extrem schmerzlich sein. Mit der Zeit lernt das Kind, dieses starke Bedürfnis zu integrieren und ein autonomes Selbst zu entwickeln. Wenn diese Entwicklung mißlingt, ist der Same für den expressiv-klammernden Prozeß gelegt.

Dies sind die Faktoren, die für die Einsichtsbarriere ausschlaggebend sind. Ist der Kontakt verletzend, lernt das Kleinkind, sich zurückzuziehen. Welche Wahl hätte es denn auch? Es kann nicht weggehen. Es muß der Welt seine Aufmerksamkeit entziehen und seine Sinne verschließen. Es kann nicht verstehen oder Sie bitten, sich anders zu verhalten. Es hat nur seine Gefühle und Reaktionen. Ist das Rückzugsmuster erst einmal entwikkelt, organisiert das Kind alles, was es später lernt, um dieses Muster. Wenn Kontakt übermäßig wichtig ist und eine Trennung gefürchtet wird, lernt das Kind diesen Kontakt durch Klammern und Verzweiflungsausbrüche zu manipulieren.

Das Verhalten an der Einsichtsbarriere besteht darin, daß Menschen sich abwenden, Kontakte abbrechen oder gar nicht erst aufnehmen und sich auf Dinge fixieren, die ihnen nicht als bedrohlich erscheinen. Die feste, verspannte Muskulatur des sensibel-zurückgezogenen Stils stellt den physischen Aspekt dieses Rückzugs dar; er besteht sowohl in einer Zügelung spontaner Impulse als auch in der Möglichkeit, äußere Härten durch eine Verstärkung des inneren Rauschens zu dämpfen. Dieser mangelnde Kontakt zu sich selbst und der Welt begründet die Erfahrung, die den Kern im sensibel-zurückgezogenen Prozeß ausmacht. Auf einer symbolischen Ebene hingegen können viele Menschen mit dieser Disposition oder entsprechenden Strategien die Welt außergewöhnlich gut verstehen, besonders im fest abgesteckten Rahmen eines engen Interessengebiets. Der expressiv-klammernde Stil produziert »emotionalen Krach«, um einen Kontaktabbruch zu vermeiden. Bei beiden Prozessen geht es um Distanz. Der sensibel-zurückgezogene Mensch versucht einen Sicherheitsabstand zu wahren, indem er sich zurückzieht. Der expressiv-klammernde Mensch fühlt sich nur sicher bei wenig oder keinerlei Distanz und wenn keine Trennung droht. Die Angst dieses Menschen gilt einer ungewollten Erkenntnis, die ins Bewußtsein drängt. All die starken Gefühle, das Lachen und Weinen, sind Versuche, eine Erkenntnis zu vermeiden, die nur allzu nah ist. Durch diese Strategien wird die Einsicht ebenso blockiert wie durch den Kontaktabbruch im sensibel-zurückgezogenen Prozeß. Informationen zu sammeln ist die zentrale Lebensfunktion. Der Mensch im sensibel-zurückgezogenen Prozeß verhindert in der augenblicklichen Erfahrung dieses Sammeln von Informationen durch seinen Rückzug und den Kontaktabbruch. Auch der Kontakt zum Hier und Jetzt ist bei diesem Menschentypus nur schwach entwickelt. Oft gehen ihm ganze Gesprächsinhalte und die Informationen über das unmittelbare Geschehen verloren.

Der Mensch im expressiv-klammernden Prozeß geht auf der emotionalen und körperlichen Ebene enge Beziehungen ein. Aufgrund der mangelnden Distanz bleibt jedoch wenig Raum, die Situation zu verstehen, und es kommt zu verzerrten Wahrnehmungen. Ideal wäre, wenn die gesamte Distanzfunktion in fließender Bewegung wäre, wir von engen, gefühlvollen Erfahrungen zur Konzentration und abstrakten Schönheit des Schachspiels oder der Mathematik übergehen könnten. Der expressiv-klammernde

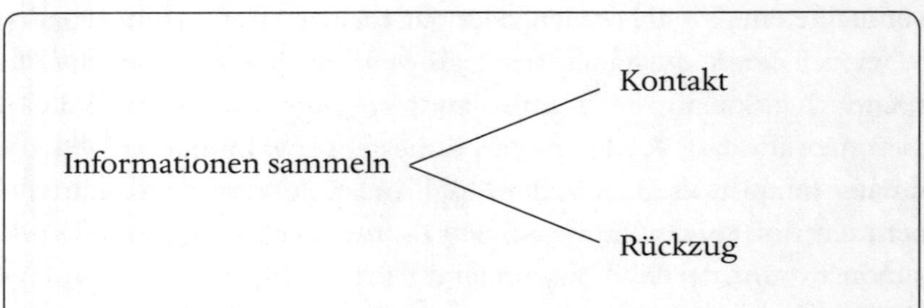

Mensch hat ein verzweifeltes Bedürfnis nach Nähe, überfordert damit jedoch meist diejenigen, zu denen er ein enges Verhältnis hat, und treibt sie in die Flucht. Wenn sie bleiben, fühlen sie sich eingesperrt, unter Druck gesetzt, manipuliert und ähnliches. Dieses Bedürfnis nach Distanz wittert der expressiv-klammernde Mensch sofort und veranstaltet einen emotionalen Aufruhr, der seine Verzweiflung noch verstärkt. Die Mühle dreht sich weiter.

Im expressiv-klammernden Prozeß wird der Trennungsschmerz oft in starke Emotionen übersetzt und als Teil einer entsprechenden Strategie genutzt, um Kontakt aufrechtzuerhalten. Das führt oft zu Verwirrung in bezug auf das anstehende Problem, das dadurch ungelöst bleibt. Das, was als Bedürfnis nach Liebe und Geliebtwerden formuliert werden könnte, bleibt im Dunkeln und wird vermieden. Gefühle sind jedoch vorhanden und werden auch nicht abgewehrt. Menschen, die zu diesem Verhalten tendieren, können sogar aus der kleinsten Sache ein Gefühlsdrama machen. Im Gegensatz zu den meisten anderen Menschen, die sich gegen Verletzungen schützen wollen, indem sie sich ihren Gefühlen verschließen, sind expressive Menschen »Verstärker«. Sie wehren sich gegen die Erkenntnis, daß der andere Distanz braucht. In beiden Fällen dient die Einsichtsbarriere als Filter für Information, die sonst überwältigend wäre.

In Portland, Oregon, arbeitete ich mit einer Frau, die die Angewohnheit hatte, eine Frage zu stellen und dann, während ich ihr antwortete, ihren Kopf abzuwenden und vor sich hinzustarren. Wenn ich meine Antwort beendet hatte, wendete sie sich mir mit einem völlig leeren Blick wieder zu. Es war, als hätte ich gar nichts gesagt und als hätte sie mir auch keine Frage gestellt. Die Folge war, daß nichts, was ich tat und sagte, bei ihr etwas in Bewegung brachte. Natürlich nicht, denn wir stellten gar keine Verbindung zwischen uns her. So fühlt sich das Geschehen an der Einsichtsbarriere an. Ich brauchte eine Weile, tatsächlich mehr als eine Stunde, um herauszufinden, wie ich damit umgehen konnte. Zwei meiner Assistenten waren bei mir, und ich beschloß, direkt am Barriereverhalten zu arbeiten. Ich dachte, wir könnten ihr das Wegdrehen des Kopfes und ihr Weghören abnehmen und dann sehen, was geschehen würde. Deshalb bereitete ich ein kleines Experiment vor, bei dem sie versuchen konnte, mich anzuschauen und mir zuzuhören, während die Assistenten ihr die Tendenz abnahmen, sich abzuwenden und wegzuhören. Ich erklärte ihr den Ablauf. Ein Assistent würde versuchen, ihren Kopf wegzudrehen, und der andere würde ihr ins Ohr flüstern: »Höre nicht auf ihn! Höre nicht auf ihn!« Und sie würde versuchen, mich anzuschauen und mir zuzuhören. Wir hielten uns bereit, und als sie so weit war, gab sie uns ein Zeichen. Während der eine Assistent ihr die Worte zuflüsterte, drückte der andere gegen ihren Kopf, damit sie mich nicht anschauen konnte. Es dauerte nur wenige Sekunden, und diese Frau, die bislang wenig Emotionen gezeigt hatte, brach schluchzend zusammen und wurde sehr emotional. Wir hatten ihr ihre Kontaktvermeidungstechnik abgenommen, so daß sie die Seite, die sie schützte, die Seite, die sich verzweifelt nach Kontakt sehnte, spüren konnte. Das Erste, was ihr einfiel, war, daß man sie in ein Waisenhaus gebracht und sie von ihrer Schwester getrennt hatte. Die Erinnerung an diese Situation, in der sie zum letzten Mal das Bedürfnis nach Kontakt zu einem geliebten Menschen verspürt hatte, überflutete sie. Das war über vierzig Jahre her, und sie war damals fünf Jahre alt gewesen. Wir arbeiteten diesen Schmerz durch und hielten nach Möglichkeiten Ausschau, dieses Bedürfnis in ihrem augenblicklichen und zukünftigen Leben zu spüren und zu befriedigen.

Die Arbeit an der Einsichtsbarriere

Wie am vorangegangenen Beispiel ersichtlich wurde, können wir an der Einsichtsbarriere unter anderem mit den Augen arbeiten. Wenn wir die Gefühle und Reaktionen erforschen, die durch Hinschauen und Wegschauen hervorgerufen werden, gelangen wir an sehr viel Material, mit dem wir weiterarbeiten können, vor allem wenn wir dabei innerlich achtsam sind. Die Angst, hinzuschauen und angeschaut zu werden, hängt unmittelbar mit Kernmaterial zusammen. Ähnlich können wir auch mit Berührungen arbeiten. Das Thema ist Kontakt, und Schauen und Berühren sind nun einmal die beiden primären Kanäle dafür.

Während einer intensiven emotionalen Sitzung wollen Klienten sich oft zusammenrollen und gehalten werden. Dieses Bedürfnis ist ein Ausdruck der Angst auseinanderzufallen, wenn sie mit dem furchteinflößenden Thema in Kontakt kommen. Es kann auch sein, daß sie frieren oder (vor Entsetzen) wie erstarrt zu sein scheinen. Wenn Sie in dieser Situation den Klienten eine Weile ganz fest halten, empfindet er zunächst Trost und kann nach einer Weile den Impuls verspüren, sich zu öffnen. Vielleicht geht er spontan zu Bewegungen oder Erfahrungen über, die mit seiner Geburt zusammenhängen. Diese Art von Geburtsprozeß kann nicht nur eine intensive und reale Erfahrung sein (die oft direkt mit der tatsächlichen Geburt dieses Menschen verbunden ist), sondern ist ein primäres Symbol dafür, daß wir hervortreten, uns zeigen und Kontakt aufnehmen. Nachdem die Person sich hervorgearbeitet hat, ist sie bereit, jemanden anzuschauen. Das kann ein beängstigender Augenblick für sie sein: der erste visuelle Kontakt. Darin liegt jedoch die größte Chance für Veränderungen, die Chance, zu schauen zu lernen. Selbst die physische Sehkraft kann sich durch diese Erfahrung verbessern.

Ich versuche immer dafür zu sorgen, daß ein liebevolles Gesicht in der Nähe ist, wenn diese Augen sich schließlich öffnen. Das kann ein Assistent, eine Assistentin sein oder ein Gruppenmitglied. Dieses Gesicht sowie die sanften Berührungen und die Wärme der Hände bilden das ursprüngliche Empfangskomitee. Wenn Menschen in einem sensibel-zurückgezogenen Prozeß liebevoll empfangen werden, nachdem sie sich in die Welt vorgearbeitet haben und ihre Augen öffnen, ist es, als erwachten sie aus einem Albtraum und würden von zärtlichen, klaren Eltern gehalten.

Als ich einmal in Albuquerque auf diese Weise mit einer Frau im sensibel-zurückgezogenen Prozeß gearbeitet hatte, begann sie die Farben und die Schönheit der Dinge ganz neu zu sehen. Wir hatten am späten Vormittag unsere Sitzung gehabt, und sie entdeckte den ganzen Nachmittag lang plötzlich immer wieder etwas Neues, so daß ihr Gesicht vor Staunen und Entzücken strahlte. Sie schaute auf den Baum draußen, sah seinen Schatten und sein Licht und begann selbst lichter zu werden. Für den Workshop schien sie keine Augen und Ohren mehr zu haben, denn sie schaute ständig umher. Sie hatte bis dahin nicht gewußt, wie die Dinge aussahen. Ich beobachtete mit großer Freude, wie sie ihre Welt neu entdeckte.

Wir können an der Einsichtsbarriere auch daran arbeiten, innere Impulse zu akzeptieren, Kontakt zum inneren Selbst aufzunehmen und jene Seiten zu akzeptieren, die ärgerlich, ängstlich oder was auch immer sind. Hier benutze ich Sonden zum Thema Zugehörigkeit (»Sie sind hier willkommen.«) oder Angst (»Sie müssen sich das nicht anschauen, wenn Sie dazu nicht bereit sind.«). Ich arbeite auch mit Sonden wie »Das ist ganz menschlich« oder »Alles, was in Ihnen ist, ist völlig natürlich«. Solche Sonden sprechen die Themen des zurückgezogenen Prozesses direkt an.

Die Handlungsbarriere

Bei der Handlungsbarriere geht es um zeitliche Abstimmung, Kontrolle und die Gewohnheiten, auf denen das Handeln beruht. Wir müssen unser Handeln deshalb zeitlich abstimmen, strukturieren und auf ein Ziel richten, um effektiv sein zu können. Für jede zweckgerichtete Handlung brauchen wir Zeit, um sie planen und über sie nachdenken zu können. Jede Absicht erfordert eine Überlegung, und sei diese noch so kurz. Nur wenn Zeit, Überlegung und Bewußtheit unser Handeln prägen, haben wir das Gefühl, daß es auf unserer Entscheidung beruht und wir uns die Ergebnisse zuschreiben können. Dann sind wir verantwortlich. Wenn wir frei sind zu handeln, auf Dinge einzugehen oder nicht, sind wir für unser Handeln auch verantwortlich. Sind wir nicht frei, und Handlungen geschehen plötzlich, ohne jede Absicht und Bewußtheit, reagieren wir nur oder stellen fest, daß wir nicht imstande sind zu handeln. In diesem Fall fühlen wir uns auch nicht verantwortlich. Die Handlungsbarriere hat also sehr viel mit Zeit zu tun.

Zwei Charakterprozesse sind eng mit der Handlungsbarriere verbunden, der leidend-aushaltende und der täuschende. Verzögerungstaktiken, festgefahren sein, die Unfähigkeit auf Situationen einzugehen, und die Rolle des unschuldigen Opfers sind Kennzeichen für den leidend-aushaltenden Prozeß. Das Handeln wird bis zum Punkt der völligen Inaktivität kontrolliert. Die Dinge werden so weit verzögert und hinausgeschoben, daß es einem Versagen gleichkommt. Diese Kontrolle ist motiviert durch die Angst vor Verantwortung. Für den leidend-aushaltenden Prozeß sind Verzögerung und Widerstand automatische Taktiken. Das Bemühen, den leidend-aushaltenden Prozeß in Bewegung zu bringen, ruft automatisch noch mehr Widerstand und Verzögerung hervor. Dabei fällt uns unwillkürlich das langsame und widerwillige Arbeiten von Menschen mit sicheren, aber langweiligen Arbeitsplätzen ein.

Beim täuschenden Prozeß hingegen geht es darum, daß zu wenig zurückgehalten und impulsiv und ohne jedes Nachdenken oder bewußtes Planen gehandelt wird. Das führt dazu, daß die Person unverantwortlich handelt und sich überhaupt nicht verantwortlich fühlt. Während der leidend-aushaltende Mensch den Unschuldigen mimt und dabei ziemlich starke Schuldgefühle hat, spielt der Mensch im täuschenden Prozeß den

Verantwortlichen, ohne sich wirklich als solcher zu fühlen. Dieser Mensch ist impulsiv, unzuverlässig und schwer zu fassen. Er schreibt sich Talente, Qualitäten, Reichtum, Status und Macht zu, die kaum oder gar keinen Realitätsgehalt haben. Der primäre Wesenszug der täuschenden Strategie ist eine mangelnde Verpflichtung auf die Wahrheit und kann als Zeichen für grenzenlose Einbildungskraft und einen fast vollständigen Mangel an Schuldgefühlen gelten. Wenn unser Handeln völlig spontan und impulsiv ist, geht das Verantwortungsgefühl verloren. David Shapiro erörtert diesen Gedanken in seinem Buch *Autonomy and Rigid Character*.

Schnelles Handeln wird durch eine sympatikotone Innervierung und eine niedrige kortikale Kontrolle gesteuert. Das Gegenteil wäre eine parasympatikotone Innervierung und eine ausgeprägte kortikale Kontrolle, die ein langsames, überlegtes und überkontrolliertes Handeln vermitteln. Diese Faktoren, der Metabolismus sowie der hemmende Einfluß des Kortex tragen also dazu bei, die Verhaltensmuster im Bereich der Handlungsbarriere zu bestimmen. In den Lebensphasen, in denen das Kind lernt, die Muskeln bewußt zu kontrollieren, und in denen es mit freier Bewegung experimentiert und die Eltern Regeln vorgeben, die das Kind testet, nehmen Handeln und Verantwortungsbewußtsein Form an. Das ist die Zeit, in welcher der leidend-aushaltende Mensch die Erfahrung macht, daß er mit Verzögerungen und Unschuldsmiene den Unterdrücker schließlich außer Gefecht setzen kann, und der täuschende, phantasievolle Mensch lernt, daß man mit der Verletzung von Verboten durchkommt, zum Beispiel wenn man lügt und seinen Charme spielen läßt. Die Geschwindigkeit, mit der solch ein Mensch entwaffnende Ausreden erfindet, hat den gleichen Effekt wie die armselige Unbeholfenheit der leidend-aushaltenden Strategie. Letzten Endes fühlen sich beide nicht verantwortlich.

An der Handlungsbarriere zeigt sich der aushaltende Prozeß darin, daß ein Mensch erduldet, erträgt und abwartet. Durchhalten und niemals nachgeben – das ist die Grundlage für Verzögerungstaktiken. Den Grundpfeiler für Impulsivität hingegen bildet die Vorstellung, frei zu sein von den Bedürfnissen und Ansprüchen anderer Menschen, nicht planen und keine Bilanzen ziehen zu müssen. Wie Superman, der alles kann, den Armen hilft, Menschen rettet, mühelos und ohne jemals zu versagen, der die Bösen bekämpft, ohne daß die eigene unendliche Kraft jemals nachläßt oder er selbst Gefahren ausgesetzt ist. Diese Bilder von Freiheit und Unangreifbar-

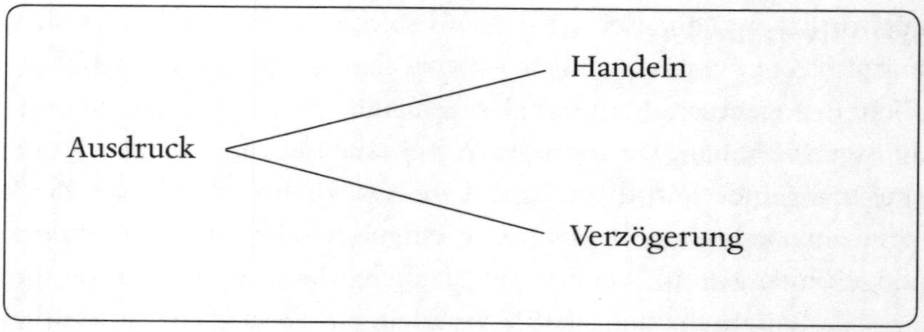

keit bilden den symbolischen Boden für das Verhalten an der Handlungsbarriere.

Die polaren Aspekte von Impuls und Kontrolle müssen integriert sein. Wir müssen für uns und andere entscheiden, wie und wann wir handeln, ob ernsthaft oder leichtfertig, zurückhaltend oder draufgängerisch. Für den leidend-aushaltenden Menschen ist das Leben düster. Für den Täuschenden ist alles ein Witz. Man soll nichts ernst nehmen: »Das habe ich doch nicht so gemeint, Leute. Ich habe nur Spaß gemacht. Warum regt ihr euch alle so auf? Na gut, ich habe keinen Pilotenschein. Ich wollte mir gerade einen besorgen.«

Mit dem Verhalten an der Handlungsbarriere stellen wir uns auf Kontrolle durch andere ein und wehren den Schmerz der Trennung von geliebten Menschen ab, die – wie Eltern – ein gewisses Maß an Verantwortung erwarten oder oft auch verlangen. An der Handlungsbarriere besteht entweder eine Disposition zu Verzögerungen, wie beim leidend-aushaltenden Prozeß, oder zu unbedachtem Handeln, wie beim täuschenden Prozeß. Bei Verzögerungen werden andere ungeduldig. Die Behauptung, unschuldig zu sein, provoziert andere, Handeln und Verantwortungsbewußtsein erzwingen zu wollen und Strafen zu verhängen. Wenn ein Mensch in einem leidend-aushaltenden Prozeß auf Ungeduld und Zwang trifft, reagiert er mit weiteren Verzögerungen, und es kommt zu einem langen, stummen Willenskampf. Menschen mit einem täuschenden Prozeß hingegen reagieren auf Druck mit Versprechungen und Charme und versuchen, die Forderungen anderer nur dem Anschein nach zu erfüllen, womit sie sich weitere Forderungen und Vorwürfe einhandeln. So setzt sich das Spiel fort, bis der gesamte Prozeß überschäumt.

Die Stärkungsbarriere

Die mit der Stärkungsbarriere zusammenhängenden drei Charakterprozesse sind der abhängig-gewinnende, der unabhängige und der täuschende. Das Verhalten an der Stärkungsbarriere ist geprägt von der Tendenz, weniger zu sehen, als wirklich zur Verfügung steht, und wenig oder gar nichts zu wollen und zu erwarten. Ein zentraler Punkt für den abhängig-gewinnenden Prozeß. Der Hang, alles allein zu machen und für sich selbst zu sorgen, sowie die Weigerung, von anderen Unterstützung anzunehmen, kennzeichnen den Prozeß des Unabhängigen. Ein Mensch in einem täuschend-einfallsreichen Prozeß ist oft eifrig darum bemüht, andere zu unterstützen und nett zu sein. Oder er verhält sich dumm und gefährlich; er nimmt sich nicht die Zeit einzuschätzen, was wirklich gut für ihn ist oder was er wirklich braucht.

An der Stärkungsbarriere geht es darum, Dinge anzunehmen, die uns stärken, und zu vermeiden, was uns nicht gut tut. Wir müssen die Konsequenzen unseres Handelns einschätzen können. Im abhängig-gewinnenden Prozeß sehen wir die Tendenz, Dinge abzubrechen oder selbst zusammenzubrechen. Dieser Mensch betrachtet die Welt als verlassenen Ort, der nur von Mühsal geprägt ist. Diese Haltung führt dazu, alle Bemühungen aufzugeben und zusammenzubrechen, wenn die Dinge auch nur im geringsten schwierig werden. Der Starke macht gerade dann weiter, wenn die Situation schwierig wird; wer aber die Angewohnheit hat, sich abhängig und gewinnend zu verhalten, entzieht sich. Die Tendenz, eine Situation als hoffnungslos zu betrachten, hält diese Menschen davon ab, überhaupt irgend etwas anzufangen. Die Unabhängigen besitzen größeres Durchhalte-

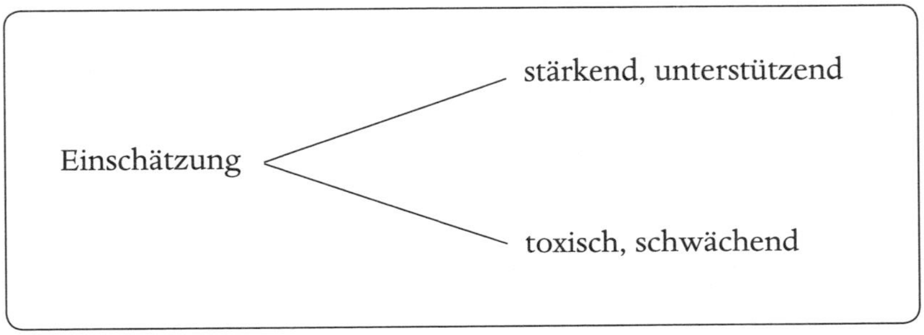

vermögen. Sie haben den Hang, den Herausforderungen des Lebens als einsame Kämpfer zu begegnen, ihre Nase in den Wind zu halten und sich ständig auf die Probe zu stellen. Sie neigen dazu, ihr Bedürfnis nach Kontakt zu anderen, nach Unterstützung und nach Freundschaft zu leugnen.

Probleme an der Stärkungsbarriere wirken sich auf die Fähigkeit aus, die Resultate des eigenen Handelns einzuschätzen. Vieles, was sie unterstützen könnte, wird als unzureichend empfunden und verworfen.

Depressive Menschen haben den Dreh heraus, in jedem potentiell positiven Aspekt ihrer Situation einen beklagenswerten Nachteil zu sehen. Wenn sie eine Million erben, machen sie sich Sorgen um die Steuern. Solche Menschen können auch das Gefühl haben, daß sie von anderen nicht genügend wertgeschätzt werden, und sie richten diese Einschätzung dann gegen sich selbst. Der Unabhängige sieht und akzeptiert die Unterstützung durch andere nicht. Menschen in einem täuschend-einfallsreichen Prozeß hingegen erkennen nicht, was ungut für sie ist; und das kann sowohl heißen, daß sie sich für andere aufreiben, als auch, daß sie in Situationen ausharren, die wirklich gefährlich sind. Für Geschöpfe wie uns, die so stark auf Sprache und Bedeutung angewiesen sind, ist das Täuschen eine brüchige Strategie. Bei Chamäleons funktioniert sie. Sie denken nicht darüber nach, wer gut und wer schlecht ist; wer ihnen freundlich gesinnt ist und wer es auf sie abgesehen hat; wer verdient, daß sie ihre Kräfte für ihn einsetzen, und wer nicht. Um das einschätzen zu können, müssen wir ein wenig nachdenken und sehen können, welche Vor- und Nachteile Menschen und Situationen für uns haben. Die Konflikte, die mit diesen Prozessen einhergehen, kreisen darum, zu geben und zu nehmen. Zuwendung und Unterstützung zu suchen oder abzulehnen.

Die Abschlußbarriere

Bei dieser letzten Barriere geht es vor allem um Ausdauer und das Problem, Dinge abzuschließen. Hat ein Mensch genügend Stärkung angenommen, muß er sich als nächstes entspannen, ausruhen und neu orientieren. Wenn etwas abgeschlossen wurde, beginnt das System, seine Bedürfnishierarchie neu zu organisieren. Ist ein Bedürfnis befriedigt worden, tritt das nächste auf. Dieser Abschluß wird immer dann zum Problem, wenn ein Mensch sich nicht neu orientiert, wenn er nicht zuläßt, daß ein Prozeß zu Ende ge-

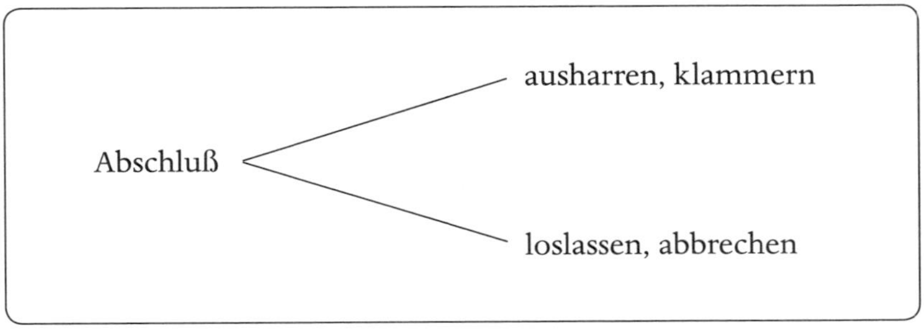

bracht wird. Vielleicht hat er Schwierigkeiten, etwas loszulassen, sei es die kleinste Aufgabe oder eine wichtige Beziehung. Wie der Mann, der Arbeit mit nach Hause nimmt, oder derjenige, der zehnmal am Tag aus dem Büro zu Hause anruft. An der Abschlußbarriere geht es um die Schwierigkeit, Dinge loszulassen. Das kann sich auch in der Angst äußern, spontan zu sein. Um spontan sein zu können, müssen wir die Kontrolle aufgeben. An dieser Barriere aber herrscht die Gewohnheit vor, die Kontrolle zu behalten. Man hat Angst, zu früh aufzugeben. Mit etwas mehr Anstrengung wird man es schon schaffen. Man hält an Dingen fest, bemüht sich noch mehr, gibt sich mehr als hundertprozentig hinein und will es perfekt machen. Die Menschen, die in Prozesse an der Abschlußbarriere verwickelt sind, versuchen, die Dinge in Gang zu halten. Sie harren aus, wo andere aufgeben. Sie machen trotz Müdigkeit und Hunger weiter. Sie schwimmen gegen den Strom, kämpfen harte Gefechte, sind voller Frustration und Selbstverleugnung. Die Betonung liegt auf Leistung, nicht auf Vergnügen. Das Leben ist ein Problem, das gelöst werden muß.

Die Abschlußbarriere zeigt, daß Loslassen und Ausdauer, Kontrolle und Passivität, die ernsthafte, schwere Arbeit der Erwachsenenwelt und das Spiel und der Zauber der Kindheit nicht miteinander in Einklang gebracht werden können.

Diesen Menschen gelingt es nicht, das Bedürfnis nach Fokus und Kontrolle mit dem Bedürfnis, loszulassen, sich zurückzulehnen und den Dingen ihren Lauf zu lassen, zusammenzubringen.

An der Abschlußbarriere gehen wir vom sympathischen zum parasympathischen Zustand über. Wir lassen los, entspannen uns. Sanfte Gefühle wie Zärtlichkeit und Zuneigung tauchen auf. Der arbeitsam-überfokussierte

Mensch hat Schwierigkeiten, weich zu werden und weiche Gefühle wie Traurigkeit zuzulassen. Er drängt darauf, erwachsen zu sein, und läuft vor kindlichen Dingen davon. Wenn er losläßt, kommt das Kind zum Vorschein. Der therapeutische Austausch dreht sich um weiche Gefühle. Es besteht eine Disposition zu ausdauerndem, klammerndem Verhalten. Die meisten Menschen wissen in der Regel, wann sie von etwas genug haben, wann es Zeit ist aufzuhören und wann es sich lohnt fortzufahren.

17

Aus dem System springen

Wir können uns nicht dessen bewußt sein,
was uns nicht bewußt ist.

— Julian Jaynes

Es gibt kein Mitgefühl ohne Humor.

— Da Free John

Der Intelligenz ist zu eigen, daß sie aus dem augenblicklichen Tun herausspringen und sich anschauen kann, was sie getan hat. Sie ist immer auf der Suche nach Mustern, und oft wird sie auch fündig.

— Douglas R. Hofstadter

Gurdjieff nannte es Schlaf. Wir sind uns unserer eigenen Prozesse nicht bewußt. Wir treffen nur selten auf Menschen, die wirklich wissen, wer sie sind. Unser eigenes Verhalten, Charaktermuster wie die sensibel-zurückgezogenen und die abhängig-gewinnenden sind, grundsätzlich betrachtet, Gewohnheiten. Gewohnheiten, die unseren Lebensstil, unser Denken, Fühlen, Tun und Sein bestimmen. Und Gewohnheiten agieren automatisch, ohne daß wir ihrer gewahr werden. So ist zum Beispiel unser innerer Dialog voller Wiederholungen, systematisch und vorhersagbar. Jemand sagte einmal, wir sprechen alle mit uns selbst, ohne zuzuhören. Auch die Art, wie wir Dinge tun, wiederholt sich ständig und ist unbewußt. Unsere systematischen Aspekte sind Ausdruck von Kernmaterial, und sie tauchen in der therapeutischen Situation ebenso auf wie überall sonst.

Mentale Geschäftigkeit

Es fällt unserem Verstand sehr schwer, still zu sein. Ich erinnere mich, wie es war, als ich zum ersten Mal geistige Stille erlebte. Ich meditierte. Innerlich dachte ich: Ah, jetzt ist es still. Nein, stimmt nicht! Ich habe gerade gesagt, es ist still, also stimmt es nicht. Und ich sagte, daß ich das gerade sagte. Und so ging es weiter. Jedesmal wenn mir auffiel, daß es ein paar Sekunden lang still war, brach ich die Stille, um sie zu kommentieren. Nur daß es schien, als ob es gar nicht ich war, der das tat. Ich versuchte, still zu sein. Ich wurde so frustriert, daß ich spontan begann, all diesen Stimmen innerlich zuzuschreien: Ruhe jetzt! Und genau das geschah. Eine kleine Weile, vielleicht eine Minute lang, herrschte eine vollkommene, wunderschöne, friedliche Stille. Für mich eine Offenbarung. Ich begriff, daß es möglich war. Nichts kommt dieser Erfahrung gleich.

Die meisten Menschen erleben nur selten geistige Stille. Innerlich sind sie fast ständig dabei, zu tun, zu planen, zu reden. Wenn Sie nur ein paar Minuten lang beiläufig verfolgen, was in Ihrem Verstand vor sich geht, es benennen und vielleicht sogar aufschreiben, werden Sie feststellen, daß die gesamte innere Aktivität einem bestimmten Muster folgt. Sie hat eine Form und eine Richtung, eine Struktur und einen Zweck. Es wird *etwas getan*. Vielleicht sehen Sie Bilder, phantasieren, spielen Gespräche und kleine Szenen durch oder halten sich selbst einen Vortrag über ein Thema, das Sie interessiert (das tue ich am liebsten). Was es auch ist, es deutet auf Ihre Verwicklung in bestimmte Charaktermuster und Systeme hin. Vielleicht gibt es ein phantasiertes oder stillschweigend vorausgesetztes Publikum. Durch die Tatsache, daß ich (sogar mir selbst) Vorlesungen halte, treten der Lehrer und der dazugehörige Schüler in Erscheinung. In meinem Leben hat es Hunderte, wenn nicht Tausende von Menschen gegeben, deren Beziehung zu mir von der Schülerrolle geprägt war. Die Muster dieser mentalen Geschäftigkeit haben einen starken Einfluß darauf, wie unser Leben sich entfaltet.

Die mentale Geschäftigkeit bewirkt, daß wir uns in gewisser Weise sicherer fühlen – sie bindet die Angst. Wenn wir mit uns selbst reden und uns die Szenen anschauen, die wir uns ausmalen, bereiten wir uns vor; wir üben, planen oder entwerfen Bilder und ersinnen Situationen, in denen wir bekommen, was wir brauchen. Natürlich kann diese innere Aktivität erstickt werden und sich auflösen, wenn unsere Ängste, Sorgen oder Befürchtungen übergroß werden. Trotzdem zielt all diese Geschäftigkeit auf eine gewisse Zufriedenheit hin und hängt mit dem Kernmaterial und dem Charakter zusammen.

Ein paar Beispiele: Nehmen wir an, die mentale Aktivität ist sehr sprunghaft und verweilt niemals lange bei einem Bild, einer Phantasie oder einem Dialog. Das innere »Publikum« wechselt ständig. Dieses Muster könnte zeigen, daß wir nicht zu lange oder intensiv bei etwas bleiben oder keine Verantwortung übernehmen wollen. Meine Vorträge zum Beispiel helfen mir zwar, mich auf gewisse Realitäten in meinem Leben vorzubereiten, halten mich aber auch in einer Autoritätsposition gefangen, und damit in einiger Distanz zu meinem Publikum. In meinem Fall zeigt sich darin eindeutig das stark-großzügige Verhaltensmuster. Auf die gleiche Weise spiegeln innere Phantasien und Dramen oft den klammernd-expressiven Stil wider. Die mentale Aktivität dient dem Charakter.

Durch mentale Geschäftigkeit bewegen wir auch andere zu einem Austausch mit uns, der von wiederkehrenden Mustern geprägt ist. Das zugrunde liegende Bedürfnis ist das gleiche. Wir ersetzen lediglich das innere Publikum durch ein äußeres. Die Reaktionen der äußeren Welt helfen uns ebenfalls, Angst zu binden. So, wie wir für unsere inneren Welten Phantasiemenschen erfinden, schreiben wir auch ganz realen Menschen Rollen zu, die sie nach unseren Wünschen spielen sollen. (Natürlich ist das nicht immer so leicht. Es gibt auch komplementäre Beziehungen zwischen inneren und äußeren Welten sowie zwischen Bewußtem und Unbewußtem. Aber die Themen und das Kernmaterial sind jeweils gleich.) Auch Therapeuten können, da sie doch enge, vertrauensvolle Beziehungen zu anderen Menschen eingehen, Rollen zugeschrieben werden, die den Charakterbedürfnissen der anderen entgegenkommen. Spüren Sie, was da vor sich geht, entdecken Sie es frühzeitig, benennen Sie es für sich und für den anderen, und springen Sie aus dem System, das durch diese Rollen geschaffen wird.

Irgend etwas am anderen – seine Art, seine Rolle – zieht den Therapeuten in eine systematische Form der Interaktion. Mit Hilfe dieser Perspektive können wir die Charaktermuster, die sich im Austausch mit dem Therapeuten zeigen, auf ihre systematischen Tendenzen hin untersuchen. Beim Unabhängigen zum Beispiel finden wir Kernmaterial, das das Verhalten um Anschauungen herum wie »Ich bin besser dran, wenn ich das selbst mache«

oder »Ich gehe nicht davon aus, daß irgend jemand mir hilft« organisiert. In der Therapie erledigen diese Menschen die meiste Arbeit selbst. Sie hören dem Therapeuten einen Moment lang zu und wandern dann in ihren eigenen Kopf, um zu bearbeiten, was er gesagt hat. Kommen sie wieder zurück, reden sie eine Weile, und wenn der Therapeut darauf eingeht, wandern sie erneut nach innen und arbeiten weiter. Der Therapeut hat Pause. Ich nenne dieses Muster der Interaktion mit dem Therapeuten »Boxenstopp«. Es ist, als ob der Klient draußen auf der Rennstrecke fährt und nur gelegentlich hereinkommt, um zu tanken oder einen Reifen zu wechseln. Der naive Therapeut fühlt sich überflüssig oder gelangweilt und denkt: »Was zum Kuckuck mache ich hier eigentlich?« Eine Liste der Systeme der Interaktion zwischen Therapeut und Klient habe ich weiter unten aufgeführt. Wir wollen uns zunächst jene Systeme anschauen, die Therapeutinnen und Therapeuten häufig in die Arbeit einbringen und die den Entfaltungsprozeß des Klienten stören.

Helfen, nicht tun

Es gibt ein System, in das wir nur allzu leicht hineinrutschen: Wir ignorieren, daß der andere ein organisches Wesen ist, und nehmen eine Macht und Kontrolle für uns in Anspruch, die uns nicht zusteht. Mit diesem System sind wir fast alle aufgewachsen. Darin gelten Kinder als Eigentum, und das System wird durch Gewalt und die Androhung von Gewalt aufrechterhalten. In der Therapie wird es widergespiegelt von Therapeuten, die meinen, sie müßten etwas tun und in Bewegung bringen, weil die gesamte Verantwortung bei ihnen liegt. Das ist so, als würden Hebammen sich dafür verantwortlich fühlen, daß Frauen schwanger werden und die Babys aus dem Mutterleib schieben. Natürlich gibt es für Therapeutinnen und Hebammen legitime Aufgaben, etwa die Umgebung für den sich entfaltenden Prozeß zu schaffen und zu wissen, was zu tun ist, um ihn zu unterstützen und anzuleiten. Aber im wesentlichen ist der Prozeß ein organischer. Er beginnt im Klienten und schreitet dort auch fort. Die meisten Therapeutinnen und Therapeuten, die sich in den fortschreitenden Prozeß des anderen einmischen, tun das meiner Beobachtung nach aus dem Bedürfnis heraus, etwas in Gang zu *bringen*. Sie scheinen nicht zu wissen, daß sie einem Geschehen *helfen* sollen, sich zu entfalten.

Dieses System ist in Aktion, wenn Therapeuten nicht auf das eingehen, was beim anderen bereits geschieht (mit einer Kontaktäußerung zum Beispiel), sondern versuchen, Dinge zu erzwingen: indem sie zu viel experimentieren und unnötige Fragen stellen, ihrer Neugier nachgeben und ihrem Hang, den Prozeß in eine bestimmte Richtung zu lenken. Der Prozeß folgt seinem eigenen Weg. Wenn wir befangen sind und die Lebendigkeit des anderen nicht spüren, schauen wir auf das, was nicht geschieht, statt auf das zu achten, was vor sich geht. Wenn wir aber die Erfahrung des anderen erkennen und benennen, können wir am besten auf ihn eingehen und ihn in dem, was sich entwickelt, unterstützen. Wenn wir die Erfahrung benennen und abwarten, welche Richtung der Klient in diesem Augenblick nehmen will, legen wir die Verantwortung und die Autorität wieder in seine Hände. Das ist leicht, wenn Sie aus dem autoritären Modell springen, wird aber schwierig, wenn Sie daran festhalten.

Was hindert die Entfaltung?

Die folgende Übersicht benennt einige typische Systeme der Interaktion, die zwischen Therapeut und Klient stattfindet und aus denen wir herausspringen müssen, wenn wir nicht die Prozeßentfaltung behindern wollen. Diese Systeme bezeichnen nicht nur eine störende Form der Interaktion, sondern spiegeln auch Kernmaterial wider. Jedes System ist eine potentielle Zugangsstraße zum Kernmaterial und wird von ihm organisiert. Die kleine Auswahl der folgenden Beispiele bezieht sich auf systematische Verhaltensweisen von Klientinnen und Klienten. Sie oder er

1. denkt über alles nach, analysiert viel;
2. verzögert automatisch, tut alles betont langsam;
3. verneint automatisch;
4. wiederholt oder verbessert alles, was der Therapeut sagt; übersetzt dessen Worte ständig in ihre/seine eigene Sprache;
5. stellt ständig Fragen;
6. erledigt die Arbeit völlig allein, bleibt nach innen fokussiert oder redet, ohne eine Antwort zu wollen oder zu erwarten;
7. kann oder will nicht bei der gegenwärtigen Erfahrung bleiben;
8. bietet endlose Details und Fakten an, keine emotionalen Inhalte;

9. ist intensiv und kontinuierlich emotional;
10. dramatisiert ihre / seine Situation eingehend;
11. wechselt häufig das Thema;
12. möchte Anweisungen vom Therapeuten;
13. kommt nicht freiwillig mit etwas, sondern muß angeleitet werden;
14. tut alles, was der Therapeut will, hält sogar Ausschau nach dem, was dieser will oder erwartet, ohne eigene Bedürfnisse, Wünsche oder Pläne zu zeigen; versucht, dem Therapeuten zu gefallen.

Herausspringen – wie und wann?

Wenn wir feststellen, daß wir uns in einem System bewegen, springen wir einfach heraus: *Wir verlagern den Brennpunkt unserer Aufmerksamkeit auf das System selbst.* Wir wechseln das Thema. Wir unterbrechen den augenblicklichen inhaltlichen Ablauf und benennen das System. Hierzu zwei Beispiele.

Erstes Beispiel

T.: Wissen Sie, mir fällt auf, daß Sie sehr viel nachdenken, aber ich sehe keine Gefühle.

K.: Ja, das stimmt wohl. Das geht schon mein Leben lang so.

T.: Sind Sie damit einverstanden, daß wir uns das einmal anschauen?

K.: Natürlich.

T.: Gut. Lassen Sie uns mit einer Sonde experimentieren. *(Gibt dann eine Sonde wie »Es ist völlig in Ordnung zu fühlen« oder »Was immer Sie fühlen, ist in Ordnung« oder ähnliches.)*

Zweites Beispiel

T.: Mir fällt auf, daß Sie alles wörtlich wiederholen, was ich sage. Ich kann mir vorstellen, daß man Ihnen als Kind nicht Ihre eigene Welt gelassen hat. *(Was oft der Fall ist.)*

K.: *(Wird sofort emotional)* Nein, hat man nicht. *(Spricht mit emotionaler, leicht kindlicher Stimme.)*

T.: *(Geht dazu über, mit dem Kind zu arbeiten, und sagt mit sanfter, langsamer, liebevoller Stimme)* Nun, ich kann verstehen, warum Sie das so traurig und ärgerlich macht.

K.: *(Sieht jetzt eindeutig aus wie ein bekümmertes Kind.)*

T.: Sie fühlen sich jetzt ziemlich schlecht, das sehe ich. Sie hätten jemanden gebraucht, der wirklich an Sie geglaubt hätte, nicht wahr?
K.: *(Nickt.)*
T.: Das ist wirklich wichtig, nicht wahr?

Und weiter geht es mit der Arbeit mit dem Kind. In beiden Beispielen springt die Therapeutin auf eine andere Ebene der Interaktion. Sie bewegt sich nicht nur von einem Aspekt des Inhalts zum anderen, sondern wendet sich vom Inhalt ab, um sich auf den Stil zu konzentrieren, den Kontext, die Art und Weise, wie der Inhalt präsentiert wird. Solche Unterbrechungen werden in einer etablierten helfenden Beziehung leicht akzeptiert. Wenn wir uns Dingen zuwenden, die für den anderen höchst wichtig sind, ist das Übergehen zu einem neuen Brennpunkt überraschend leicht und erweist sich meist als fruchtbar.

In der Therapie springen wir vom Inhalt zur Form, von der Erfahrung zur Bedeutung, von dem, was wir tun, zu dem, der es tut, und dazu, wie er es tut, vom Gedanken zum Denkenden, vom Puzzle-Teil zum Muster, vom Charakter zum Kern. Der Charakter ist das Mechanische in uns. Er besteht aus Gewohnheiten, Mustern und unbewußten Strukturen, aus ständigen unüberlegten Wiederholungen, die auf Bildern und Anschauungen beruhen, welche selten an die Oberfläche treten. Aufmerksamkeit, Wachheit und innere Achtsamkeit sind die Startkräfte. In dem Maße, wie wir innerlich achtsam sind, können wir das Mechanische sehen, und das ist der erste Schritt in Richtung Veränderung.

Wir bemerken in der Therapie Dinge, die der Klient nicht wahrnimmt. Dabei geht es weniger um unterdrücktes Material als um simple Gewohnheiten. Nehmen wir an, uns fällt ein bestimmter Tonfall auf. Er bekommt unsere Aufmerksamkeit: »Es klingt, als seien Sie nicht sicher, daß ich Ihnen glaube.« Wir bemerken eine typische Geste oder einen bestimmten Gesichtsausdruck: »Ist Ihnen bewußt, wie Sie Ihre Hände bewegen, wenn Sie über sich sprechen?« Wir springen aus dem Inhalt heraus und wenden uns dem umfassenderen Bild zu. Das heißt, wir begeben uns von einer begrenzten Ebene des Prozesses auf eine höhere, allgemeinere Ebene. Statt über eine Sache weiterzureden, beginnen wir darauf zu achten, wie wir darüber reden. Statt in einem bestimmten Muster befangen zu sein, werden wir auf dieses aufmerksam.

Stellen Sie sich vor, daß Sie in Ihrem Lieblingssessel einschlafen und zu träumen beginnen: Sie befinden sich in einem Turmzimmer. Sie betrachten ein Gemälde, das eine Waldszene zeigt. Sie befinden sich in dem Wald. Während Sie in diesem Wald herumspazieren, haben Sie keinerlei Bewußtsein dessen, daß Sie sich in einem Gemälde, einem Turm, einem Traum befinden – fest eingeschlafen in Ihrem Lieblingssessel. Sie befinden sich mehrere Ebenen unterhalb der bewußten Wahrnehmung. Wenn Sie beginnen herauszuspringen, fällt Ihnen als Erstes die Zweidimensionalität der Bäume auf, und Sie erkennen, daß Sie ein Bild betrachten. Sie sind wieder im Turmzimmer und sehen das Bild als das, was es ist. Sie gehen zum Turmfenster und werfen einen Blick auf die Stadt dort unten. Sie sehen die Glocken im Kirchturm hin- und her schwingen. Der Klang dringt zu Ihnen, und Sie wachen allmählich auf. Jetzt wird Ihnen klar, daß Sie geträumt haben und die alte Uhr an der Wand gerade geschlagen hat. Sie sind aus dem Traum in ihr Wachleben gesprungen.

Die schreckliche Zwanghaftigkeit der Charaktermuster, voller intensiver Stimmungen, enger Grenzen und mysteriöser Quellen – das alles ist traumähnlich.

Die Therapeutin oder der Therapeut hat die Aufgabe zu entdecken, wie die Charaktersysteme arbeiten, und dem Klienten zu helfen herauszuspringen. Wenn Sie dabei an Kunst und Philosophie denken, sind Sie auf der richtigen Spur. Fallen Ihnen jetzt innere Achtsamkeit und Meditation ein – gut so! In Kunst, Philosophie, kulturellen Entwicklungen, Wissenschaft und Literatur gibt es zahlreiche Sprünge von einer Verständnisebene zur anderen, von speziellen zu allgemeineren Theorien. Von der Newtonschen Physik zur Quantentheorie und der Relativität aller Dinge. Von der Physik zur Metaphysik, von der Kommunikation zur Metakommunikation. Von Römischen Zahlen zum Dezimalsystem, von der Algebra zur Differentialrechnung, von einfachen zu höchst komplexen Dingen. Von Gewohnheiten zu bewußten Entscheidungen, vom Mechanischen zum Organischen, von »Ursache und Wirkung« zu Feedbackschleifen, vom Ego zur Freiheit.

Da Free John meint: »Es gibt kein Mitgefühl ohne Humor. Keine Liebe ohne Lust. Keine Freiheit ohne Erleuchtung.«

Hofstadter sagt, der Unterschied zwischen Menschen und Maschinen bestehe darin, daß Maschinen sich niemals langweilen. Menschen langweilen sich und werden der immer gleichen alten Muster irgendwann müde.

Aber wir besitzen die Phantasie, die erforderlich ist, um herauszuspringen. Bezüglich Humor, Poesie, Kunst, Mathematik – all dessen, was Phantasie erfordert – sind wir die Besten. Wir sind die großen Springer des Planeten Erde – höher, weiter und schneller. Welches andere Tier könnte zum Mond gelangen? Keine Stallkuh der Welt, soviel steht fest. Noch nicht einmal jene wunderbaren Vögel, die seit Millionen von Jahren um die ganze Erde fliegen. Nicht einmal sie. Nur wir. Zum Mond! Was für ein Sprung!

Wie die Geschichte beweist, fährt sich aber auch diese Supersprungmaschine, der kollektive menschliche Geist, fest. Und der individuelle Geist ist dafür sogar noch anfälliger. Auch wenn das Springen unser Geburtsrecht ist, erfordert es Übung und einen Willen.

Das Danaergeschenk Auch Einbildung spielt innerhalb der schmerzhaften Muster, in die wir uns verstricken, eine wichtige Rolle. In Kurt Vonneguts Roman *Frühstück für starke Männer* wird der Held Tag für Tag verrückter. Seine Mitbürger jedoch, die Kellnerinnen und die Tankstellenwärter, die Menschen, die für ihn arbeiten und ihn täglich sehen, bemerken davon nichts. Sie bekommen nicht mit, wie er durchdreht, weil sie ihn nicht sehen. In Vonneguts Worten: Sie sehen nur »ihre Erwartungen an ihn«. Sie stellen ihn sich so vor, wie sie ihn immer gekannt haben. Sie haben ein festes Bild von ihm. Sie identifizieren ihn anhand bestimmter Anhaltspunkte wie der Stimme, der Kleidung und dem Gang, und den Rest ergänzen sie durch Einbildung. Vonnegut nennt die Einbildung »das Schwungrad auf der brüchigen Maschinerie der schrecklichen Wahrheit«.

Unsere Einbildungskraft ist ein großartiges Geschenk. Ihre dunkle Seite birgt einen entsetzlichen Verlust. Wenn wir die Menschen *um* uns herum hauptsächlich durch die Brille unserer Einbildungen betrachten und sie nicht wirklich sehen und fühlen, bedeutet das den Verlust einer immensen Welt. Wir verlieren den Kontakt zu dem, was ist. Wir verlieren die Intensität der Kindheit, von Magie und Mythos. Wir verlieren uns in den Worten und Bildern unseres Verstandes. Der Mystiker versucht, über die Einbildung hinaus zu gehen, der Gelehrte, ihr Meister zu werden, statt ihr Sklave zu sein. Wenn ihnen das gelingt, sind sie frei, die zu sein, die sie wirklich sind, die Welt als Ganzes zu erfahren und sich sowohl an ihrem Sinn als auch an ihrem Mysterium zu erfreuen.

Wir sind beides, frei und unfrei. In unserer Gefangenschaft sehen wir schließlich nur noch das, was wir erwarten. Wir gewöhnen uns aneinander. Wir handeln aufgrund von Puzzlestücken, einem Wort, einer Geste, bloßen Andeutungen. Wir leben weiter miteinander, ohne uns wirklich zu sehen oder kennenzulernen. Uns entgeht nicht nur der neue Haarschnitt oder das Älterwerden des anderen. Wir verpassen die Erfahrungen, die der andere lebt, und die Bedeutung, die sie für ihn haben. In der Trance des Alltagsbewußtseins, dem unaufhörlichen Geplapper unseres Verstandes, verfehlen wir uns ständig. Wir müssen einen Sprung machen. Bhagwan Shree Rajneesh sagte einmal: »Während ich rede, kannst du in deinem Kopf mit mir diskutieren, nachdenken, Fragen stellen. Aber dann verpaßt du mich. Ich bin hier, bin eine Tatsache! Du mußt hier nicht träumen.« – Wir alle sind hier Tatsachen.

Der Therapeut muß die Therapie zum Leben erwecken – indem er wirklich präsent ist, lebendig, wach für das, was genau in diesem Augenblick geschieht. Es geht nicht nur um Puzzlestücke, nicht nur darum, die Stunde zu absolvieren. Es geht nicht nur darum, Etiketten zu verteilen, sich gegenseitig zu Symbolen zu machen und sich auf dieser Ebene auszutauschen. Nur allzu häufig entwickelt sich der Prozeß von der Frische der ersten Begegnung zu einem dumpfen, schalen Ritual. Das scheint der normale Lauf der Dinge zu sein. Wir versinken in Ritualen, sagen: »Hallo, wie geht's?«, ohne wirklich eine Antwort zu erwarten. Wir halten es für natürlich, daß der reale Mensch verblaßt und durch Gewohnheiten und Altbekanntes ersetzt wird. Es bedeutet harte Arbeit, uns immer wieder mit neuen Augen und Herzen zu sehen, aus der Trance des Alltagsbewußtseins in etwas Lebendiges und Wirkliches hineinzuspringen. Aber in gewisser Weise ist es auch leichter und hat eher etwas von Spaß als von Arbeit. Auf jeden Fall werden wir dafür bezahlt.

Humor kann oft ein Sprungbrett sein. Dazu eine kleine Geschichte. Ich wohnte einmal mit einem Freund namens Eliot zusammen. Ich hatte gerade angefangen, als Therapeut zu arbeiten, und Eliot studierte am örtlichen College. Da er sich keine Therapie leisten konnte, versuchte er sich selbst zu therapieren. »Versuchte« ist hier das entscheidende Wort. Eliot war ein ziemlich rigider Mensch, nun ... Eines Nachmittags lag ich auf meinem Bett und sah fern (Fußball oder etwas Ähnliches). Meine Tür stand offen und

Eliots Zimmertür ebenfalls. Er versuchte, sich in seinem Zimmer bioenergetisch zu behandeln! Er versuchte, eine spontane emotionale Katharsis auszulösen. Versuchte! Natürlich wurde er frustriert. Denn wir können, wie jedes Schulkind und jeder Zenmeister wissen, das Spontane nicht geschehen machen. Eliot verrannte sich völlig. Er brüllte etwas herum, aber es war erzwungen und brachte ihm keine Erleichterung. Das frustrierte ihn, und er strengte sich noch mehr an. So ging es weiter, den ganzen Nachmittag lang.

Nein, ich wollte meine Tür nicht schließen. Erstens hätte ich dazu aufstehen müssen. Und zweitens dachte ich, Eliot müsse seine Tür schließen, aber ich würde ihm das nicht sagen. Ich würde nur weiter auf meinem Bett liegen und immer trotziger werden. Inzwischen kochte ich innerlich, als der gute alte Eliot sich schließlich wie ein Häufchen Elend in mein Zimmer schleppte. Er setzte sich niedergeschlagen auf mein Bett, ließ den Kopf hängen und sagte mit zarter, schwacher Stimme: »Ich habe wirklich Angst, Ron. Ich kann mein Abendbrot nicht essen.« (Eliot wollte etwas Mitgefühl, dabei war ich drauf und dran, ihn selbst zum Abendbrot zu verspeisen.) Ich wandte mich ihm zu. Sein Kopf hing immer noch herab, und er starrte auf seine Knie. Er sah überhaupt nicht ängstlich aus. Er sah aus und hörte sich an wie ein großer Trübsalbläser, und ich empfand nicht das geringste Mitgefühl ihm gegenüber. Nach einer Weile holte ich tief Luft und stellte mich auf »Höchstes Mitgefühl« ein. Dann sagte ich mit sanfter, leiser und liebevoller Stimme: »Mach dir keine Sorgen, Eliot. Ich werde dein Abendbrot für dich essen.« Einen Augenblick lang war es still, dann erhob er seinen Kopf, und Eliot fragte mich mit einem wirklich verblüfften Gesichtsausdruck: »Was hast du gesagt?« Offensichtlich hatte er diese Antwort überhaupt nicht erwartet. Also wiederholte ich mein freundliches Angebot. Und er brach in Gelächter aus. Er lachte so sehr, daß er schließlich in meine Arme fiel. Nach einer Weile ging er sein Abendbrot essen, und ich wandte mich, ein wenig besänftigt, wieder dem Fernseher zu.

Ich mag Humor in der Therapie – herauszuspringen aus unnötig schweren, traurigen Stimmungen und über die Dummheit lachen, sowohl über meine als auch über Ihre. Manchmal stelle ich mir gern vor, oben auf einem Berg zu stehen und das ganze Bild zu sehen, voller Mitgefühl und mit einem lauten Lachen, das tief aus dem Bauch kommt.

Epilog

Es gibt noch mehr zu sagen, noch mehr zu entdecken, was wichtig scheint – und wichtig ist. Es gibt immer etwas Neues, etwas Größeres, als ich im Augenblick fassen kann. Für mich ist dieses Ende also kein wirkliches Ende, sondern nur eine Pause, eine Gelegenheit, auszuruhen und durchzuatmen. Ich schrieb dieses Buch über einen Zeitraum von zehn Jahren hinweg. Dabei habe ich immer mehr dazugelernt. Ich lernte durch Experimente und Anregungen, zusammen mit Studenten, Kolleginnen, Workshopteilnehmern, Klientinnen und Klienten. Ich hatte ein lebendes Laboratorium. Ich hatte Zeit und den unerschöpflichen Wunsch, weiterzuforschen. In diesen Jahren habe ich miterlebt, wie das Hakomi-Institut von einer Idee bis hin zu Ausbildungsgruppen in vielen Städten auf drei Kontinenten gewachsen ist, mit über vierzig unterrichtenden Lehrerinnen und Lehrern und Hunderten von Schülerinnen und Schülern. Ich glaube, daß dieses Wachstum anhalten wird, und zwar aus folgendem Grund: Es ist Teil des Wachstums an Bewußtsein, das wir heute überall finden.

Vielleicht kann es hilfreich sein, einen Blick auf diese globale Veränderung zu werfen, um ihre Qualitäten und ihre Bedeutung zu erfassen. Erstens gibt es in der Wissenschaft neue Modelle. Das Buch *Die Entdeckung des Chaos* von John Briggs und F. David Peat erzählt uns auf wunderschöne Weise, wie sich unsere Sicht der Wirklichkeit verändert. Die wirkliche Welt ist sehr viel komplexer und dynamischer, als wir gemeinhin geglaubt haben. Sie ist immer in Bewegung und organisiert sich selbst. Sie zeigt eine Ganzheit und gegenseitige Verbundenheit, die wir bislang nicht erkannt haben. Die Welt ist sowohl in einem neuen als auch in einem herkömmlichen Sinne lebendig. Ich glaube, daß diese Lebendigkeit in Zukunft noch weiter erkannt, unterstützt und leidenschaftlich verteidigt werden wird. Menschen werden diese Lebendigkeit als ihr Geburtsrecht in Anspruch nehmen. Sie wird zum tragenden Pfeiler der Lehre, der Moral und internationaler Beziehungen werden. Das neue Modell eignet sich besser für den Umgang mit unserer Welt, und diejenigen, die es übernehmen, werden auch seine

Kraft gewinnen. Sie werden sämtliche Aspekte des Lebens besser verstehen und daran mitwirken können. In der Dürre des alten Modells zeigt sich die Abgestorbenheit des Fühlens, die verkrüppelte Fähigkeit zu Erfahrungen. Es führt dazu, daß wir die Schwachen ausbeuten, in unseren Herzen Kriege führen und Menschen befürworten, die Kinder schlagen. Gewalt zerstört unser wahres Selbst, sowohl das des Täters als auch das seines Opfers. Die Schöpferinnen und Schöpfer des neuen Modells, wie der Familienpsychologe und Lehrer John Bradshaw, machen diese schreckliche Wahrheit nur allzu deutlich.

Zweitens befinden wir uns mitten in einer Revolution. Diese Umwälzung bezieht sich auf unsere Selbsterkenntnis und unsere Beziehungen zu einander und zu unserer Umgebung. Wie alle Revolutionen ist auch diese eine Kombination aus Hoffnung und Verzweiflung. Die Hoffnung ist, daß wir diese neuen Wege tatsächlich auch gehen und dem ganzen Planeten fruchtbaren Frieden bringen. Die Verzweiflung gilt der Tatsache, daß wir nicht viel Zeit haben. Die alten Wege bringen uns um. Das ist nicht viel anders als in der Psychotherapie – eine Mischung aus Altem, Totem und der Hoffnung auf Veränderung.

Ich sehe, daß die Arbeit, an deren Entwicklung ich beteiligt war, jetzt selbständig in die Welt hinausgeht, wie ein Kind, das erwachsen geworden ist und zu Hause auszieht. Stark und selbstbewußt kann sie für sich selbst stehen. Die Gefahren, Unsinn damit zu treiben und sie abzuändern, sind geringer geworden. Andere Trainerinnen und Trainer, die die Grundsätze auf ihre eigene, individuelle Weise zum Ausdruck bringen, unterrichten jetzt ihre eigenen Schülerinnen und Schüler. So lasse ich das Kind in der Hoffnung gehen, daß es durch meine Pflege stark und gesund geworden ist. Ich hoffe, es wird sich gut bewähren. Mein Leben wird nun leichter sein, in meinem Kopf mehr Stille herrschen. Mein Blick wird sich der Familie zuwenden – meiner Frau Terry und meiner Tochter Lily. Ich werde mehr an Trainingsunterlagen arbeiten. Es gibt immer Neues zu erforschen und neue Bücher zu schreiben.

Wie ich herausfand …

Zum Abschluß möchte ich erzählen, wie ich herausfand, daß »Gott mich zum Psychotherapeuten bestimmt hat«. Das hängt mit einem Mann zusammen, der etwas merkwürdig atmete.

Ich hatte noch niemals etwas mit Psychotherapie zu tun gehabt, aber an der Westküste an Encountergruppen und ähnlichen Workshops teilgenommen. Einmal, nachdem ich zwei Wochen lang bei Arthur Janov Therapie gemacht hatte und nichts geschah, war ich pleite und verschuldet, und mir ging es schlecht. Ich dachte daran, zurückzugehen und meinen alten Job an der Kegelbahn wieder aufzunehmen. Ich kam durch Albany im Bundesstaat New York. (Niemand würde denken, daß sich für einen Menschen in Albany das ganze Leben ändern kann.) Dort unterbrach ich also meine Reise, um ein paar Tage mit einem alten Freund zu verbringen, einem Psychologen, der am Albany Medical College arbeitete. Dieser Mann, der tief gläubig und ein Anhänger Meher Babas war, sagte zu mir: »Warum kommst du nicht als Gasttherapeut mit ins Krankenhaus?«

Wie erwähnt, hatte ich in meinem Leben noch nicht das Geringste mit Psychotherapie zu tun gehabt. Ich sagte: »Na klar doch. Mache ich gerne.« Weil ich Psychopath bin, ging ich davon aus, auch Psychotherapeut zu sein. (Es ist fast spürbar, daß unsichtbare Hände am Werk waren.) An meinem ersten Tag im Krankenhaus machte mich mein Freund mit einer Gruppe von Menschen von der geschlossenen Abteilung sowie dem Behandlungsteam bekannt, die zusammen in einem Kreis saßen und auf den Beginn der Gruppentherapie warteten. Er stellte mich als Gasttherapeuten vor. Das war's. Jetzt war ich an der Reihe.

Zunächst sah ich mir langsam die ganze Runde an. Ich hielt Ausschau nach der Energie. Ich hatte an Encountergruppen teilgenommen, und in diesen ging man so vor; also machte ich es genauso. Man möchte ja schließlich nicht arbeiten, wenn keine Energie da ist … So schaue ich also in die Runde, betrachte jeden einzelnen im Kreis, und komme schließlich zu diesem Mann, der mich gespannt anstarrt. Ich denke mir, daß dort Energie steckt. Er hat sie. Also sage ich zu ihm: »Ich spüre, daß Sie ärgerlich sind. Stimmt das?«

Und er antwortet. In meinem ganzen Leben hatte ich noch nie solch eine Stimme gehört. Sie klingt, als käme sie aus einem leeren Zweihundert-Liter-Faß. Sie klingt völlig hohl und tief, als er sagt: »Jaaa.« Plötzlich wird mir klar, daß ich in einer Klapsmühle bin. Ich sage mir: »Mach trotzdem weiter. Was hast du schon zu verlieren.?«

Also frage ich ihn: »Möchten Sie damit arbeiten?«

Wieder kommt sein »Jaaa.« Ich beschließe, so vorzugehen, wie ich es bei den Encountergruppenleitern gesehen habe. Ich mache eine Handbewegung und sage: »Warum legen Sie sich nicht hin?« Dann schaue ich mir den Boden an – Linoleum. Ich möchte, daß er um sich tritt und auf den Boden hämmert, aber dieser Fußboden ist kalt und hart. Ich rede eine Weile mit dem Team über den Fußboden, bis jemand hinausläuft und einen Teppich holt, der etwa einen halben Quadratmeter groß ist. Der Teppich beeindruckt mich nicht weiter, wohl aber der Mensch, der losläuft und ihn holt. Die Menschen im Team sind schon länger im Krankenhaus als die Patienten. Sie haben gehört, daß ein neues Zeitalter dämmert, und hier ist ein Gasttherapeut von der sagenhaften Westküste und bittet einen Patienten, den ersten in der Geschichte des Staates New York, sich auf den Boden zu legen. Lohnt es sich, da zuzuschauen? Zu rennen, um einen Teppich herbeizuholen? Das möchte man doch annehmen!

Der Mann legt sich auf den kleinen Teppich. Ich habe vor, ihn dazu zu bewegen, daß er um sich tritt und schlägt und brüllt. Raus mit dem Ärger. So wird es doch gemacht. Als er liegt, fällt mir als Erstes auf, daß er rückwärts atmet. Er spannt den Bauch an, wenn er einatmet. Ich denke mir also, daß wir das besser in Ordnung bringen, ehe es ans Treten und Schlagen geht. Nun ist dies das Zimmer von etwa zwanzig Patienten auf der geschlossenen Station in einer großen Nervenklinik mit Krankenschwestern, Ärzten, Psychiatern und Angestellten, insgesamt etwa fünfzehn Menschen, die alle um mich herumstehen. Ich knie mich neben diesen Mann auf den Boden, lege ihm eine Hand auf den Bauch und streichele mit der anderen seinen Kopf. Ich werde ihm zeigen, wie man richtig atmet, und helfe ihm mit der einen Hand, seine Bauchbewegungen zu spüren, und mit der anderen beruhige ich ihn.

Ich denke gar nicht darüber nach, wie all das auf diese Menschen wirken mag, die ihre Patienten nicht berühren und sich bestimmt nicht zu ihnen auf den Boden setzen. Ich könnte mir vorstellen, daß sie sich fragten: »Was ist das denn für ein Hokuspokus?« Aber darüber denke ich nicht nach, sondern mache munter weiter und sage mir: »Ist es nicht toll, Psychotherapeut zu sein?«

Ich beuge mich über den Mann und flüstere ihm ins Ohr, ohne daß irgend jemand außer mir und vielleicht noch ihm auch nur ein Wort verstehen kann: »Hören Sie, versuchen Sie, meine Hand nach oben zu drücken, wenn Sie einatmen, in Ordnung?« Es dauert etwa zwei Minuten. Schließlich läßt er einen tiefen Seufzer hören und beginnt, richtig zu atmen. Ich sage: »Ganz wunderbar. Genau richtig. Machen Sie so weiter.« Und er fährt fort, zu seufzen und meinen Anweisungen zu folgen. Nach einer Weile atmet er sehr schön und entspannt, und ich flüstere ihm Aufmunterungen zu. Mein Gefühl ist, alles im Griff zu haben. Nur daß er nicht spricht. Er beantwortet meine Fragen nicht. Er hat jetzt schon seit drei, vier Minuten kein Wort mehr gesagt. Tatsache ist, er schläft. Er ist eingeschlafen! Ich möchte etwas zu ihm sagen wie: »Sind Sie wach?« Aber ich habe Angst davor, was all diese Leute denken könnten. Man erwartet von mir, daß ich Therapie mache, und der Patient ist eingeschlafen.

Also beschließe ich aufzustehen, mich in meinen Stuhl zu setzen und ein Gesicht zu machen, als wüßte ich, was ich tue. Ich nehme an, das ist die beste Lösung. Ich kehre mit einem Ausdruck der Zuversicht zu meinem Stuhl zurück, als wollte ich sagen: »Genau das sollte geschehen, Leute. Ich wollte ihn dazu bringen, um sich zu treten, aber er ist eingeschlafen und kann mich nicht mehr hören. Das kommt ständig vor.« Zuversichtlich, wissen Sie. Dann schaue ich wieder zu ihm hin, und was sehe ich? Er hat auf den Boden gepinkelt. Ich nehme an, das ist passiert, während wir uns zusammen dort aufhielten, ich ihm aus nächster Nähe in die Augen schaute, ihm ins Ohr flüsterte und er seufzte. Und ich habe überhaupt nichts bemerkt. Es entsteht eine lange Stille. Ich werde nicht ein Wort sagen, denn ich habe nicht die geringste Ahnung, was da vor sich geht. Ich bin geschlagen. Die anderen sagen auch nichts. Vielleicht denken sie, das ist eine neue Methode – die Pinkeltherapie. Aber wahrscheinlich fragen sie sich eher, ob sie mich aus der Station wieder herauslassen sollen. Die lange Stille wird unterbrochen, als dem Patienten ein wenig kühl wird und er aufwacht. Er stützt sich auf seine Ellbogen und schaut sich um. Ohne etwas zu sagen, sieht er mich ununterbrochen an. Mir fehlen die Worte. Ich stehe unter Schock. Alles hätte dort enden können, meine ganze Karriere. Eine der Schwestern war so geistesgegenwärtig, den Patienten zu fragen, ob er sich umziehen wolle. Er nickte und verließ wortlos den Raum. Ich bin gerettet. Ich denke immer noch, daß ich die Leitung habe; also sage ich: »Irgendwelche Fragen?« Einen kleinen Hinweis, bitte. Ich brauche jetzt ein wenig Unterstützung. Die ganze Gruppe, jeder einzelne, wendet sich mit einer einzigen Bewegung gleichzeitig von mir ab. Die Augen schauen mich weiter an, aber die Köpfe und Körper wenden sich ab. Keine Fragen. Nicht eine einzige. 35 Menschen im Raum, und nicht einer von ihnen möchte mich irgend etwas fragen. Ich denke mir: »Das war's. Das ist das Ende. Ich muß kein Psychotherapeut werden. Ich werde Schriftsteller.« Es ist sehr still.

Genau in diesem Augenblick kommt der Mann zurück. Vielleicht redet er mit mir. Er setzt sich hin, und ich frage: »Wie fühlen Sie sich?« Und mit einer völlig normalen Stimme, einer wunderschönen, sanften und vollen Stimme, sagt er: »Ich fühle mich großartig.« Peng! Es ist, als ob ein Blitz eingeschlagen hätte. Ich höre es bei den Anwesenden knistern. »Donnerwetter, schaut euch das an!« Das ist es, was sie denken. »Schaut euch das an. Wie hat er das gemacht?« Ich bin gerettet. Seit Wochen haben sie versucht, diesen Mann umzukrempeln, und ich mit meiner ruhigen Zuversicht und meinen magischen Händen habe das in fünfzehn Minuten erledigt. Natürlich weiß ich, daß ein kleines Wunder geschehen ist. Wenn nicht im Leben des Patienten, so doch in meinem. Ich kann die Engel um mich herum spüren. Ich nehme an, sie haben strikte Anweisungen, was die Entwicklung meiner Karriere betrifft. Ich kann die Kommandos hören, die auf sie herunterprasseln: »Holt Kurtz da heraus! Holt ihn sofort raus!« Irgend jemand »da oben« wollte, daß ich Psychotherapeut werde, und hat mir aus der Patsche geholfen.

So habe ich es also herausgefunden. Ich meine, wenn Er mich da herausgerettet hat, muß Er gewollt haben, daß ich Psychotherapeut werde. Später, nach dieser schicksalhaften Entwicklung, als ich noch immer in Albany wohnte, traf ich manchmal den Mann, der die psychiatrische Abteilung des Krankenhauses leitete. Das Erste, was er jedesmal zu mir sagte, war: »Er ist immer noch draußen.« Der Mann, der auf den Fußboden gepinkelt hatte, war eine Woche später aus dem Krankenhaus entlassen worden und mußte niemals wieder eingeliefert werden. Tatsächlich lief er herum und erzählte den Leuten, daß ich ihn gerettet habe. Nun, wir wissen ja, wer wen gerettet hat.

Irgendwann muß ich Ihnen auch die Geschichte vom nächsten Tag erzählen, als ich versuchte, meinen Trick zu wiederholen und er total daneben ging. Eine wirkliche Katastrophe. Aber auf meine Karriere hatte das keinen Einfluß. Ich war mir bereits sicher, daß ich Psychotherapeut werden würde.

Anhang

Überblick über Methode und Techniken

1. Eine heilende Beziehung aufbauen (*Techniken:* Spuren lesen, Kontakt machen und bestätigen)

2. Entwicklung und Vertiefung von Zugangswegen
   a. spontanes Auftauchen (*Techniken:* aus dem System springen, Kontakt, Bestätigung)
   b. das Hintergrundrauschen verringern (*Techniken:* Unterstützung, Sicherheit und Stärkung)
   c. bewußtes Hervorrufen/Aufrufen von Erfahrung (*allgemeine Techniken:* Vertiefen und nach der Bedeutung fragen, Passivität empfehlen)
      - Anschauungen (*Techniken:* Sonden)
      - Gefühle:
        Angst (*Techniken:* Abnehmen, Suche nach Sicherheit)
        Traurigkeit (*Techniken:* Frage nach der Bedeutung)
        Ärger (*Techniken:* Abnehmen)
        Schmerz (*Techniken:* Abnehmen, Frage nach der Bedeutung)
        Verwirrung (*Techniken:* innere Stimme abnehmen)
      - Körperhaltungen (*Techniken:* mit innerer Achtsamkeit erforschen)
      - Gesten (*Techniken:* aufhalten und mit innerer Achtsamkeit erforschen)
      - Verspannungen (*Techniken:* erforschen und nach Bedeutung suchen)
      - Bilder (*Techniken:* Gestalt oder Phantasie)

3. Durcharbeitung
   a. Kind (*Techniken:* der/die magische Fremde)
   b. starke Emotionen (*Techniken:* das spontane Bewältigungsverhalten unterstützen)
   c. Suche nach Bedeutung (*Techniken:* Fragen nach der Bedeutung)

4. Integration und Abschluß (*Techniken:* das spontane Verhalten und Geist-Körper-Assoziationen unterstützen, Sonden, Zeit und Raum für ein »Abkühlen« schaffen, Hausarbeit, den Abschluß bemerken und Kontakt dazu aufnehmen)

ANMERKUNG: Es gibt viele Wege, Hakomi-Therapie durchzuführen. Dieser Überblick vermittelt meine persönlichen Vorlieben. Andere Hakomi-Therapeutinnen oder -Therapeuten gehen bei einigen dieser Schritte vielleicht anders vor, ohne die grundlegenden Elemente der Methode zu verändern.

Anmerkungen

Kapitel 2

1 Georg Feuerstein, *Structures of Consciousness.*

2 Ilya Prigogine / Isabelle Stenger, *Order out of Chaos.* New York: Bantam Books 1984.

3 Humberto Maturana / Francisco Varela, *Der Baum der Erkenntnis.*

4 Erich Jantsch, *Die Selbstorganisation des Universums.* München: dtv. 1982; Ervin Laszlo, *Evolution: The Grand Synthesis.* Boston: Shambhala Publication, Inc. 1987.

5 Es gibt verschiedene Übersetzungen des Taoteking von Laotse. Chuangtse ist eine weitere taoistische Figur, und ein gutes Buch über ihn ist, *When the Shoe fits* von Bhagwan Shree Rajneesh.

6 Douglas Hofstadter zitiert dies als den Unterschied zwischen Maschinen und Lebewesen, »Maschinen kennen keine Langeweile«.

7 Einige Bücher: Kalu Rinpoche, *Der Dharma. Der wie Sonne und Mond alle Wesen ohne Unterschied erleuchtet*; Nyanaponica Thera, *The Vision of Dharma.* York Beach: Samuel Weiser, Inc. 1986.

8 Vergleiche Fritjof Capra, *Wendezeit.*

9 *Das Ich und sein Gehirn* von Karl Popper und John Eccles (München, Zürich: Piper 1982) ist ein gutes Buch über die Interaktion von Körper und Geist. Hier wird die »Oben-unten-Kausalität« betont, ein Begriff, der für Reduktionisten meist unverständlich bleibt.

10 Ken Wilber, *Das Spektrum des Bewußtseins.* Reinbek: Rowohlt 1991.

11 »Es gibt in der Biologie keine Systeme, in denen mehr grundsätzlich besser ist.« Das ist ein weiteres Bateson-Zitat.

Kapitel 3

1 Alle Chinesen sind verschieden, und das gilt auch für Weiße, Schwarze und amerikanische Ureinwohner. Und trotzdem können wir einen Chinesen von einem Schwarzen, einen Schwarzen von einem Weißen usw. unterscheiden.

Charaktermuster stellen keine Verleugnung der Einzigartigkeit von Menschen dar, sondern lediglich deren Begrenzung.

2 Vergleiche James Millers zukunftsweisende Arbeit *Living Systems*. Miller beschreibt acht Prozesse der Anpassung an Informationsüberlastung: Weglassen, falsch Wahrnehmen, Filtern, Abstrahieren, mehrfache Kanäle, Anstehen, Flüchten und Abprallen lassen. Einige Zusammenhänge zwischen der Anpassung an Informationsüberlastung und Charakterstrategien werden in dem Abschnitt über den Charakter als Strategie dargestellt.

3 Eine gute Abhandlung des Themas »persönliche Mythologie« ist David Feinsteins und Stanley Krippners Buch *Persönliche Mythologie. Die psychologische Entwicklung des Selbst*. Basel: Sphinx 1987.

4 Alexander Lowen: *Narzißmus. Die Verleugnung des wahren Selbst*. München: Kösel 1986.

5 Ich habe lange Zeit die Bezeichnungen für Charaktertypen verwendet, die Freud, Reich und Lowen entwickelt haben. Die Entsprechungen waren folgende: Der Sensibel-Zurückgezogene war der Schizoide, der Abhängig-Gewinnende der orale, der Unabhängige der kompensierte Orale, die beiden Formen des Täuschens entsprachen dem Psychopathen, der Leidend-Aushaltende dem Masochisten, der Expressiv-Klammernde dem Hysteriker, der Arbeitsam-Überfokussierte dem Phalliker. Mir schien es an der Zeit, diese klinischen, krankheitsorientierten Zuordnungen aufzugeben.

6 Eine ausführliche Erörterung der Frage, wie der Körper diese Charaktermuster widerspiegelt, enthält das Buch *Botschaften des Körpers* von Ron Kurtz und Hektor Prestera sowie Ken Dychtwalds Buch *KörperBewußtsein*. Essen: Synthesis 1981.

7 Siehe David Shapiro, *Neurotische Stile;* M. Erickson & E. und S. Rossi, *Hypnose: Induktion, therapeutische Anwendung, Beispiele*; Anthony Storr, *The Essential Jung*. Princeton: Princeton University Press 1983.

8 Ebd.

Kapitel 4

1 Siehe Gregory Johansons Text *A Curious Form of Therapy: Hakomi*. Hakomi Forum, Ausg. 6, Hakomi Institute, Boulder, Co. Ein weiterer schöner Artikel zu diesem Thema ist: *Hypothesizing, Circularity, and Neutrality Revisited: An Invitation to Curiosity* von Gianfranco Cecchin, M. D., in *Family Process,* Vol. 26, Nr. 4, Dezember 1987.

2 In *Das starke Selbst* (Frankfurt a. M: Insel 1989) beschreibt Moshé Feldenkrais eine reife Bewegung als eine, die an jedem Punkt umgekehrt werden kann. Diese Fähigkeit, eine Bewegung umzukehren oder zum eigenen Handeln Abstand zu gewinnen, zeugt auch bei Therapeutinnen und Therapeuten von Reife. Es gibt vier Anzeichen für eine reife Bewegung: Reversibilität ist eine, Mühelosigkeit, das Fehlen jedes Gefühls von Widerstand und fließender Atem sind die anderen. Mit diesen Merkmalen können wir auch die emotionale Haltung von Therapeutinnen und Therapeuten messen.

3 Dieses Thema wird ausführlich in Kapitel 17, »Aus dem System springen«, behandelt.

Kapitel 5

1 Der Rolfer Jeff Maitland nannte das »willentliche Passivität«. Wenn wir uns entspannen, mit dem Prozeß mitgehen und bei der augenblicklichen Erfahrung bleiben, wirkt sich diese Kombination sehr tiefgreifend auf die Heilung aus.

2 New York: Concord Grove Press edition 1983.

3 Siehe Ilya Prigogines Text »Die Wiederverzauberung der Natur«, Kapitel 10, in: Renée Weber, *Wissenschaftler und Weise*. Grafing: Aquamarin 1987.

Kapitel 6

1 In »The Bearg« von Richard Heckler, erschienen im Lomi School Bulletin, Winter 1981, schreibt der Autor: »Im Aikido sagen wir manchmal, daß die Lösung im Kern des Problems enthalten oder die Energie des Angriffs dessen eigene Lösung birgt. Wir sagen das deshalb, weil es im Aikido eine Bewegung gibt, die diese Qualität, sich Dingen zuzuwenden und sich ihnen zu stellen, verkörpert. Sie heißt ›Irimi‹, was soviel bedeutet wie ›eintreten‹. Mit Irimi-Techniken bringen wir uns bei, uns direkt in den Kern des Angriffs oder der Situation zu begeben. Diese Bewegung des Eintretens ist nicht aggressiv, denn sie zielt auf eine Überlagerung mit dem Problem des Angriffs ab und nicht darauf, ihm etwas entgegenzusetzen oder ihn zu bekämpfen. Wir bewegen uns auf diese ankommende Energie – sei es ein körperlicher oder verbaler Angriff – zu, um sie im Kern zu erfahren und dann kreativ damit zu arbeiten.«

2 Im Taoteking sagt Laotse: »Der beste Führer ist der, der folgt.«

3 Wie Sie sehen, habe ich für Fragen nicht viel übrig.

4 Laut Douglas Hofstadter besteht der Unterschied zwischen Maschinen und Menschen darin, daß Maschinen sich nicht langweilen. Fritz Perls sagt: »Langeweile ist unterdrückte Erregtheit.«

5 Gelegentlich fällt es Klienten schwer, ihre Geschichte zu Ende zu bringen. In solchen Fällen ist es erforderlich, aus dem System zu springen (vgl. Kapitel 17).

Kapitel 9

1 Karl Popper & John Eccles, *Das Ich und sein Gehirn*. München: Piper 1982.

2 Joseph Campbell, *Lebendiger Mythos*. München: Dianus-Trikont 1985, und *Mythic Images*.

3 David Boadella, *The Journal of Energy and Character*.

4 Eugene Gendlin, *Focusing. Technik der Selbsthilfe bei persönlichen Problemen*. Salzburg: Otto Müller 1981.

5 Fritz Perls, Ralph Hefferline, Paul Goodman, *Gestalt-Therapie*.

6 M. Erickson & E. und S. Rossi: *Hypnose: Induktion, therapeutische Anwendung, Beispiele*.

Kapitel 12

1 Diese Bilder können selbst sehr fruchtbar beeinflußt und neu organisiert werden. Wenn auf diesem Weg Heilung geschieht, können wir sagen, daß sie eine starke unbewußte Bedeutung haben, auch wenn sie sich auf der bewußten Ebene vielleicht nicht in Worte übersetzen lassen.

Kapitel 16

1 Auch wenn Begriffe wie täuschend-einfallsreich oder leidend-aushaltend gelegentlich umgangssprachlich benutzt werden, beziehen sie sich hier auf Menschen, die sich diese Verhaltensmuster zur Gewohnheit gemacht haben.

Literatur

Anderson, W. (1983). *Der tibetische Buddhismus als Religion und Psychologie.* Bern: O. W. Barth.

Bandler, R., & Grinder, J. (1981/1982). *Die Struktur der Magie.* Paderborn: Junfermann.

Becker, R. O., & Seldon, G. (1985). *The Body Electric.* New York: Quill Publications.

Bradley, D. (1979). *Robert Frost: A Tribute to the Source.* New York: Holt, Rinehart & Winston.

Briggs, J., & Peat, F. D. (1993). *Die Entdeckung des Chaos.* München: dtv.

Buber, M. (1966). *Ich und du.* Köln: Jakob Hegner.

Capra, F. (1987). *Wendezeit. Bausteine für ein neues Weltbild.* Bern: Scherz.

Clark, E. T. (Autumn 1988). »Believing is Seeing – not the reverse«. *The Quest.*

Dyson, F. J. (1988). *Infinite In All Directions.* New York: Harper & Row.

Erickson, M. H., Rossi, E. & S. (1978). *Hypnose.* München: Pfeiffer.

Feldenkrais, M. (1978). *Bewußtheit durch Bewegung.* Frankfurt: Suhrkamp.

Feuerstein, G. (1987). *Structures of Consciousness.* Lower Lake: Integral Publishing.

Gould, St. J. (1984). *Darwin nach Darwin.* Frankfurt: Ullstein.

Grossinger, R. (1982). *Wege des Heilens.* München: Kösel.

Hofstadter, D. R. (1985). *Gödel, Escher, Bach.* Stuttgart: Klett-Cotta.

Jaynes, J. (1988). *Der Ursprung des Bewußtseins durch den Zusammenbruch der bikameralen Psyche.* Reinbek: Rowohlt.

Johnson, St. (1990). *Charakter-Transformation.* Oldenburg: Trans-Form.

Kurtz, R., & Prestera, H. (1991). *Botschaften des Körpers.* München: Kösel.

Lowen, A. (1988). *Bio-Energetik.* Reinbek: Rowohlt.

Maturana, H. R., & Varela, F. J. (1987). *Der Baum der Erkenntnis.* Bern: Scherz.

Miller, J. G. (1977). *Living Systems.* New York: McGraw-Hill.

Nhat Hanh, T. (1988). *Das Wunder der Achtsamkeit.* Zürich: Theseus.

Pearson, C. (1990). *Der Held in uns.* München: Droemer Knaur.

Perls, F. (1979). *Gestalt-Therapie in Aktion.* Stuttgart: Klett-Cotta.

Perls, F., Hefferline, R., & Goodman, P. (1979). *Gestalt-Therapie.* Stuttgart: Klett-Cotta.

Peterfreund, E. (1983). *The Process of Psychoanalytic Therapy*. Hillsdale: The Analytic Press.

Rajneesh, B. S. (1976). *When the Shoe fits*. India: Ma Yoga Laxmi, Rajneesh Foundation.

Rama, S., & Ajaya, S. (1976). *Creative Use of Emotion*. Pennsylvania: Himalayan International Institute.

Reich, W. (1989). *Charakteranalyse*. Köln: Kiepenheuer & Witsch.

Rinpoche, K. (1990). *Der Dharma*. Mechernich: Kagyü-Dharma Verlag.

Rogers, C. (1977). *Therapeut und Klient*. München: Kindler.

Rossi, E. L. (1991). *Die Psychobiologie der Seele-Körper-Heilung*. Essen: Synthesis.

Schuurman, C. J. (1984). *Intrance*. Claremont: Hunter House.

Shapiro, D. (1991). *Neurotische Stile*. Göttingen: Vandenhoeck & Ruprecht.

Snyder, G. (1984). »Good, Wild, Sacred«. In: W. Jackson & W. Berry (Hrsg. Colman, B.), *Meeting the Expectations of the Land*. San Francisco: North Point Press.

Tart, Ch. (1991). *Hellwach und bewußt leben*. München: Heyne.

Trungpa, Ch. (1983). »Becoming an Full Human Being«. In: J. Welwood (Hrsg.), *Awakening the Heart*. Boulder: Shambhala.

von Bertalanffy, L. (1990). *Das biologische Weltbild*. Köln: Böhlau.

Watts, A., & Chang-Liang, A. (1982). *Der Lauf des Wassers*. Frankfurt: Suhrkamp.

Webster's II New Riverside Dictionary (1984). Boston: Houghton Mifflin.

Whitaker, C., & Malone, Th. P. (1981). *The Roots of Psychotherapy*. New York: Brunner/Mazel.

Wilber, K. (1988). *Die drei Augen der Erkenntnis*. München: Kösel.

Hakomi-Kontaktadresse für Seminare sowie Fort- und Weiterbildungen:

HAKOMI INSTITUTE OF EUROPE e.V.

HAKOMI
INSTITUTE OF EUROPE

Weißgerbergasse 2a
90403 *Nürnberg*
www.hakomi.de
eMail: info@hakomi.de
Tel.: + 49(0)911 30 700 71
Fax: + 49(0)911 30 700 72

TITELLISTE – Auswahl

Eine ausführliche Präsentation sämtlicher lieferbaren und geplanten Titel unseres Verlages finden Sie im Internet unter *www.gp-probst.de*

Band 2 – Emerson & Hopper: *Trauma-Yoga* (4. Aufl.)
Band 3 – Williams & Poijula: *Das PTBS-Arbeitsbuch* (3. Aufl.)
Band 10 – Hyman & Pedrick: *Arbeitsbuch Zwangsstörungen* (2. Aufl.)
Band 12 – Putnam: *Handbuch Dissoziative Identitätsstörung* (2. Aufl.)
Band 13 – Scaer: *Das Trauma-Spektrum*
Band 14 – Kluft: *Pacing in der Traumatherapie*
Band 17 – Paulsen: *Trauma und Dissoziation mit neuen Augen sehen* (2. Aufl.)
Band 18 – NurrieStearns: *Trauma-Heilung durch Yoga und Meditation*
Band 21 – Powell, Cooper, Hoffman & Marvin: *Der Kreis der Sicherheit*
Band 22 – Wallin: *Bindung und Veränderung in der psychotherapeutischen Beziehung*
Band 23 – van der Kolk: *Verkörperter Schrecken* (7. Aufl.)
Band 24 – Emerson: *Trauma-Yoga in der Therapie*
Band 25 – Stoddard & Afari: *Metaphern und Übungen für die ACT-Arbeit*
Band 27 – Bentzen & Hart: *Neuroaffektive Therapie mit Kindern & Jugendlichen*
Band 28 – Shapiro: *Ego-State-Interventionen – leicht gemacht* (3. Aufl.)
Band 29 – Porges: *Die Polyvagal-Theorie und die Suche nach Sicherheit* (4. Aufl.)
Band 30 – Burns: *Feeling Good in zehn Schritten*
Band 31 – Scaer: *Acht Schlüssel zur Gehirn-Körper-Balance*
Band 32 – Steele, Boon & van der Hart: *Die Behandlung traumabasierter Dissoziation* (2. Aufl.)
Band 34 – Schwartz: *Arbeitsbuch Komplexe PTBS* (2. Aufl.)
Band 35 – Najavits: *Trauma, Sucht und die Suche nach Sicherheit*
Band 36 – Dana: *Die Polyvagal-Theorie in der Therapie* (3. Aufl.)
Band 37 – Anderson, Sweezy & Schwartz: *Therapeutische Arbeit im System der Inneren Familie*
Band 38 – Porges & Dana (Hrsg.): *Klinische Anwendungen der Polyvagal-Theorie*
Band 39 – Rahm & Meggyesy (Hrsg.): *Somatische Erfahrungen in der psychotherapeutischen und körpertherapeutischen Traumabehandlung*
Band 40 – Mischke-Reeds: *Somatische Psychotherapie – ein Werkzeugkasten*
Band 41 – Bentzen: *Neuroaffektive Meditation* (2. Aufl.)
Band 42 – Schwartz & Maiberger: *EMDR-Therapie und Somatische Psychologie*
Band 43 – Dana: *Arbeiten mit der Polyvagal-Theorie*
Band 45 – Delahooke: *Mehr als Verhalten*
Band 46 – Schwartz: *Vom Trauma genesen – ein Übungsbuch*
Band 47 – Miller: *Gut(es) Zuhören*